今さら聞けない 麻酔科の疑問 108

基本事項から専門医が知っておきたい知識・テクニックまで

監修 山蔭道明
札幌医科大学麻酔科学講座 教授

編集 枝長充隆
札幌医科大学麻酔科学講座 准教授

平田直之
札幌医科大学麻酔科学講座 講師

文光堂

執筆者一覧

■監修
山蔭　道明　　札幌医科大学医学部麻酔科学講座教授

■編集
枝長　充隆　　札幌医科大学医学部麻酔科学講座准教授
平田　直之　　札幌医科大学医学部麻酔科学講座講師

■執筆（執筆順）
山蔭　道明　　札幌医科大学医学部麻酔科学講座教授
枝長　充隆　　札幌医科大学医学部麻酔科学講座准教授
藤村　直幸　　聖マリア病院麻酔科中央手術センター長
鈴木　利保　　東海大学医学部医学科外科学系麻酔科教授
齋藤啓一郎　　東海大学医学部医学科外科学系麻酔科
渡邊真理子　　東海大学医学部医学科外科学系麻酔科
齋藤　繁　　　群馬大学大学院医学系研究科脳神経病態制御学講座麻酔神経科学教授
久保　和宏　　群馬大学大学院医学系研究科脳神経病態制御学講座麻酔神経科学
小板橋俊哉　　東京歯科大学市川総合病院麻酔学教授，副病院長
新山　幸俊　　札幌医科大学医学部麻酔科学講座准教授
中山　禎人　　札幌南三条病院麻酔科部長
君島　知彦　　札幌医科大学医学部麻酔科学講座
木山　秀哉　　東京慈恵会医科大学麻酔科学講座教授
三枝　里江　　群馬大学大学院医学系研究科脳神経病態制御学講座麻酔神経科学
門井　雄司　　群馬大学医学部附属病院中央手術部診療教授
廣木　忠直　　群馬大学大学院医学系研究科脳神経病態制御学講座麻酔神経科学
岩崎　達雄　　岡山大学病院小児麻酔科教授
金澤　伴幸　　岡山大学病院集中治療部
名和由布子　　北海道立子ども総合医療・療育センター麻酔科
平田　直之　　札幌医科大学医学部麻酔科学講座講師
折茂　香織　　札幌医科大学医学部麻酔科学講座
浅井　隆　　　獨協医科大学越谷病院麻酔科教授
鈴木　康之　　国立成育医療研究センター病院手術・集中治療部部長
糟谷　周吾　　国立成育医療研究センター病院手術・集中治療部麻酔科
川名　信　　　宮城県立こども病院麻酔科科長
末盛　智彦　　岡山大学病院麻酔科蘇生科
水口　亜紀　　札幌医科大学医学部麻酔科学講座
戸田雄一郎　　川崎医科大学附属病院麻酔・集中治療科教授
吉川　裕介　　札幌医科大学医学部麻酔科学講座
室内　健志　　北見赤十字病院麻酔科副部長
山口　重樹　　獨協医科大学医学部麻酔科学講座主任教授
木村　慶信　　JR札幌病院麻酔科主任医長

序

　麻酔科医は，よく『縁の下の力持ち』といわれます．例えば，外科手術においては，麻酔科医が麻酔管理および呼吸循環を含めた全身管理を行うことで，患者さんが安心・安全な手術を受けられるよう対応します．集中治療領域では，手術時のみでなく呼吸循環動態が不安定な患者さんの手術後あるいは病棟で急変した際に対応します．ペインクリニック領域では，何らかの痛みを持つ患者さんに必要に応じて神経ブロックや薬剤処方をしているように，いろいろな領域にわたってまさに心技体をもって取り組んでいます．

　それでは，医師を目指す高校生あるいは医学部生にとって，麻酔科医あるいは麻酔科学はどう映っているのでしょうか？　私も医師を目指して大学に入学したわけですが，入学した当初は漠然と外科医を目指しており，麻酔科医など存在すら意識していませんでした．麻酔科医を志し，父にその気持ちを伝えた際も，「それは医師がやる仕事なのか？」とさえいわれたほどです．最近でこそメディアでその重要性や必要性が伝えられるようになり，そのようなことはないと思いますが，第1章では，麻酔科に興味を持っているあるいは『麻酔科学』というものを知りたい現役の医学生向けに，麻酔科学をメインテーマとしてＱ＆Ａを説明しました．

　続いて，2004年に始まった初期臨床研修制度も10年以上が経過し，研修内容も各施設で特色を出しています．研修制度が始まった数年は麻酔科研修が必須でありました．しかし，2017年の現状においては，麻酔科研修は選択制を採用している病院が多いと思います．それによって，麻酔科自体を研修する機会が少なくなり，麻酔科に関するインフォメーションが伝えにくい状況となっています．そこで，第2章においては，初期研修医向けに麻酔科の魅力や麻酔科研修の重要性ほか，研修医が麻酔科を研修するうえでよく悩むと思われる知識など麻酔科の紹介をメインテーマにＱ＆Ａで説明しました．

　そして，ようやく2018年度から専門医機構が主導する専門医制度が始まり，また翌2019年度から新たな更新制度が順次導入されることになりました．それに伴って麻酔科専門医の条件も現状より厳しくなることが予想されています．そこで，第3章では，麻酔科専門医を目指す麻酔専攻医向けに，臨床上判断に苦慮する多くの問題を取り上げ，専門医にふさわしい麻酔科医へと進むことをメインテーマにＱ＆Ａ方式に説明しました．

　さて，Ｑ＆Ａ方式の質問項目を，90を目標に挙げ進むうちに，どうしても「コラム」として説明を加えたほうがいい項目が18となり，合わせて108となりました．108とはご存じの通り仏教でいうところの煩悩の数です．煩悩とは身心を乱し悩ませ智慧を妨げる心の働き（汚れ）のことをいい，それだけ私たちは多くの心の乱れと戦って生きているわけです．この著書のほとんどは麻酔科学の技術や知識に重きを置いていますが，麻酔科医とは何か？　という大きなテーマにも

挑戦したつもりです．執筆者は，監修者の講座に所属する医師が多くなっている一方，実は研修病院として評判のいい施設の先生を選ばせていただいたつもりです．ぜひ，関連するコラムを含めて隅々まで読んでいただき，共感して医学部を目指すひと，麻酔科研修を希望するひと，そして麻酔科専門医を目指して麻酔科専攻医となるひとが一人でも増えたのであれば，本企画をした者として望外の喜びです．

平成 29 年 1 月 1 日
北海道内関連病院出向中にて

山蔭　道明
札幌医科大学医学部麻酔科学講座　教授

目 次

I章　基礎編：麻酔科学ってどんなもの？ 誰もが知っておくべき基礎知識Q&A　　1

Question 1	麻酔科学ってどんな学問ですか？	（山蔭道明）	2
Question 2	麻酔薬ってどう効くのですか？	（山蔭道明）	4
Question 3	麻酔はなぜ怖いと思われるのでしょうか？	（藤村直幸）	6
Question 4	麻酔薬は，どういった根拠で使い分けする？	（藤村直幸）	8
Question 5	手術の違いと麻酔法の選択について麻酔科医はどう考えているのですか？	（藤村直幸）	11
Question 6	麻酔に必要なものは何ですか？ 麻酔器がなくても麻酔は可能ですか？	（齋藤啓一郎・鈴木利保）	13
Question 7	手術室，集中治療室および病棟で患者を鎮静するために使用する薬剤は何をどのような根拠で選ぶのですか？	（渡邊真理子・鈴木利保）	15
Question 8	脊髄くも膜下麻酔の穿刺を上手に行う麻酔科医は，盲目的であるにもかかわらず，何を指標にしながら針を進めていますか？	（久保和宏・齋藤 繁）	18
Question 9	手術終了後，患者の覚醒に向けて麻酔科医は何を考えどのように行動していますか？	（小板橋俊哉）	21
Question 10	麻酔による起こりやすい合併症は？ さらに起こらないようにどんなことに注意する？	（新山幸俊）	24

II章　実践編：初期研修ではここまで押さえておこうQ&A　　27

Question 11	笑気ガスをほとんど使用しなくなったのはなぜですか？ また，笑気の利点は？	（中山禎人）	28
Question 12	気管挿管が上達するコツは？	（君島知彦）	31
Question 13	術中輸液のスタンダードを教えてください	（新山幸俊）	34
Question 14	麻酔導入・維持における筋弛緩薬の上手な使用法は？	（木山秀哉）	37
Question 15	麻酔からの覚醒をスムーズに行うコツは？	（小板橋俊哉）	40
Question 16	硬膜外麻酔における薬剤の濃度と追加のタイミングは？	（三枝里江・齋藤 繁）	43
Question 17	硬膜外麻酔時の血圧低下時は，輸液or血管収縮薬？	（門井雄司・齋藤 繁）	46
Question 18	術後硬膜外鎮痛に麻薬は必要？	（廣木忠直・齋藤 繁）	48
Question 19	子どもの点滴を上手にとるコツは？	（金澤伴幸・岩崎達雄）	51
Question 20	小児はどのくらいの時期からラリンジアルマスクによる管理が可能ですか？	（名和由布子）	55
Question 21	小児人工呼吸時の適切な呼吸回数は？	（金澤伴幸・岩崎達雄）	58
Question 22	血液ガス分析で酸素化の良し悪しはどう判断するのですか？	（君島知彦）	61
Question 23	内頚静脈以外の中心静脈ラインの選択は？	（枝長充隆）	63

III章　応用編：ここまでわかれば専門医レベルのQ&A　　65

Question 24	術前検査は，どこまで必要ですか？	（新山幸俊）	66
Question 25	術前診察時のリスク評価は，どうしているのですか？	（枝長充隆）	69
Question 26	糖尿病患者は，どの指標がどこまでコントロールされていれば麻酔が可能でしょうか？	（藤村直幸）	71
Question 27	子どもの発熱時に麻酔は可能ですか？	（名和由布子）	74
Question 28	低流量麻酔はどこまで許容できますか？	（平田直之）	77
Question 29	デスフルランは何％で管理しますか？	（平田直之）	80
Question 30	セボフルランとデスフルランの使い分けを知りたいです	（平田直之）	83
Question 31	MAC-awakeと実際の覚醒時の吸入麻酔薬濃度が違うのはどういうことでしょうか？	（平田直之）	86
Question 32	術中に投与するフェンタニルの適正量は，どのように判断したらよいでしょうか？	（木山秀哉）	88
Question 33	脱分極性筋弛緩薬はいつ，どんなときに使うのですか？	（木山秀哉）	91
Question 34	腎不全時の筋弛緩拮抗はどうしたらよい？	（木山秀哉）	94
Question 35	手術中の膠質液と晶質液の使い分けは，どんな指標を使って判断したらよい？	（君島知彦）	97
Question 36	人工呼吸管理している場合の鎮静薬は何がよい？	（君島知彦）	100
Question 37	現在における肺動脈カテーテルの適応は？	（齋藤啓一郎・鈴木利保）	103
Question 38	デクスメデトミジン（プレセデックス®）の上手な使い方は？	（渡邊真理子・鈴木利保）	105
Question 39	尿量計測は，循環管理のモニタリングとして重要ですか？	（新山幸俊）	109
Question 40	INVOSとNIROの評価法は違うの？	（齋藤啓一郎・鈴木利保）	111
Question 41	血小板数，凝固機能悪化時のCVC穿刺はどうする？	（枝長充隆）	114
Question 42	フェンタニルでのIV-PCA時，呼吸抑制をどうやってモニタリングする？	（枝長充隆）	116
Question 43	脳外科手術の際の全静脈麻酔（total intravenous anesthesia：TIVA）はどうやってモニタリングして行うのですか？	（小板橋俊哉）	118
Question 44	適正な鎮静度は何を指標に判断するのですか？	（小板橋俊哉）	121
Question 45	外傷時の輸血はどうしたらよい？	（枝長充隆）	124
Question 46	回収血輸血は出血を助長するの？	（枝長充隆）	127
Question 47	新鮮凍結血漿製剤の投与についての適切な指標は？	（枝長充隆）	129
Question 48	ラリンジアルマスクの適切なリーク圧はいくつ？	（浅井　隆）	131
Question 49	頭頚部後屈制限のある患者の麻酔導入はどうする？	（浅井　隆）	134
Question 50	声門上器具はさまざまな種類があります．どう使い分けるのですか？	（浅井　隆）	137
Question 51	覚醒下挿管をスムーズにする方法は？	（浅井　隆）	140
Question 52	気管支ブロッカーとダブルルーメンチューブをどう使い分ける？	（中山禎人）	143
Question 53	一側肺換気中のSpO$_2$低下はどこまで許容できる？	（中山禎人）	147
Question 54	一側肺換気の際の換気量はどうしたらよい？	（中山禎人）	150

Question 55	小児の前投薬の是非について教えて下さい	（糟谷周吾・鈴木康之）	153
Question 56	小児のMRI時にどう鎮静する？	（糟谷周吾・鈴木康之）	156
Question 57	小児の気道異物，麻酔はどのように行うのがよい？	（糟谷周吾・鈴木康之）	159
Question 58	小児の挿管チューブはカフなしあるいはカフあり？	（糟谷周吾・鈴木康之）	162
Question 59	小児硬膜外麻酔のコツは？	（川名　信）	165
Question 60	小児挿管困難患者に扁桃摘出術を施行しました．術後の抜管方法は？	（名和由布子）	168
Question 61	小児をラリンジアルマスクで管理した際，どのように覚醒させるのでしょうか？	（名和由布子）	171
Question 62	新生児手術時の体温管理はどうしたらよい？	（末盛智彦・岩崎達雄）	173
Question 63	先天性心疾患術後の肺高血圧症にNO吸入を行うとき，どのくらいの量でいつまで必要？	（末盛智彦・岩崎達雄）	176
Question 64	高度肥満の妊婦の帝王切開術の麻酔方法は？	（水口亜紀）	180
Question 65	帝王切開時の適切な子宮収縮薬と適切な投与方法は？	（水口亜紀）	183
Question 66	超緊急帝王切開時の全身麻酔はどういう方法で行う？	（水口亜紀）	185
Question 67	severe aortic stenosis（AS）患者の麻酔導入法は？	（戸田雄一郎）	188
Question 68	心臓手術時，手術が始まるまでにTEEで何を評価したらよい？	（戸田雄一郎）	190
Question 69	心臓血管麻酔時においてβ刺激薬はどう使う？	（戸田雄一郎）	193
Question 70	ニトログリセリンとニコランジルの適切な使用法は？そしてどのように使い分ける？	（吉川裕介）	195
Question 71	OPCABの脱転時の血圧低下にはどうする？	（吉川裕介）	199
Question 72	高度頚動脈狭窄がある狭心症患者のOPCABが予定されました．どう対応する？	（吉川裕介）	202
Question 73	腕頭動脈の解離の有無を確認したい．どうしたらよい？	（戸田雄一郎）	205
Question 74	COPDで低肺機能患者のステントグラフト手術はどういった麻酔管理がよいですか？	（吉川裕介）	207
Question 75	人工心肺時，αスタットあるいはpHスタットどちらで管理すべき？	（吉川裕介）	210
Question 76	麻酔中の発作性心房細動に対してどう対応する？	（平田直之）	213
Question 77	さまざまな非侵襲的心拍測定装置は，どんな症例に必要ですか？	（新山幸俊）	216
Question 78	抗血小板薬あるいは抗凝固薬内服時の神経ブロックはどうする？	（室内健志）	219
Question 79	TKA手術時に坐骨神経ブロックはどうしたらよい？	（室内健志）	222
Question 80	末梢神経ブロックのカテーテル留置（チュービング）はいつまでするのでしょうか？	（室内健志）	225
Question 81	ステロイド投与中の患者の神経ブロックはどうしたらよい？	（室内健志）	228
Question 82	上肢と下肢ブロック施行は，全身麻酔前あるいは後にする？	（室内健志）	231
Question 83	末梢神経ブロック時の針は，どんなものがあり，どう使い分けるのですか？	（室内健志）	234
Question 84	ケタミンが必要な場面は？	（山口重樹）	237
Question 85	オピオイド治療中の開腹術の麻酔はどうする？	（山口重樹）	241

Question 86	顔面帯状疱疹になぜSGBが効くの？	（山口重樹）	245
Question 87	痛みの評価はどうしたらよい？	（山口重樹）	249
Question 88	オピオイドスイッチングって？	（山口重樹）	252
Question 89	TRALIの原因・対策は？	（木村慶信）	256
Question 90	術後感染を防ぐにはどうしたらよい？	（木村慶信）	259

索引　262

COLUMN

麻酔科医の仕事にはどういったものがありますか？	（枝長充隆）	3
ケタミン（ケタラール®）ってどんな薬ですか？	（山蔭道明）	12
レミフェンタニル（アルチバ®）ってどんな薬ですか？	（山蔭道明）	26
筋弛緩拮抗薬とはどのようなものですか？	（山蔭道明）	36
麻酔科医の魅力は？	（枝長充隆）	45
Bezold-Jarisch（BJR）反射とは？	（門井雄司・齋藤　繁）	50
専門医制度が変わるのですか？	（平田直之）	60
麻酔科専門医研修プログラムとは？	（平田直之）	76
女性支援事業として麻酔科ができることは？	（折茂香織）	85
麻酔科医以外の医師は，なぜ，子どもに麻酔科医をすすめるのですか？	（山蔭道明）	96
麻酔科を研修する利点は？	（君島知彦）	99
麻酔科医のサブスペシャリティーは？	（枝長充隆）	102
開心術からカテーテル治療への変遷は？	（枝長充隆）	108
DOACって何ですか？	（枝長充隆）	170
橈骨動脈も可視化できるのですか？	（枝長充隆）	179
超高齢化社会でも麻酔科医は活躍できる？	（枝長充隆）	198
周術期管理チームへの麻酔科医の関わりとは？	（枝長充隆）	209
Nitric oxide（NO）の適応拡大は？	（枝長充隆）	212

Ⅰ章 基礎編

麻酔科学ってどんなもの？

誰もが知っておくべき基礎知識 Q&A

Question 1 麻酔科学ってどんな学問ですか？

はじめに

　麻酔科学は，ひと言で言えば，"外科治療を必要とした患者に対して，鎮痛・鎮静・不動化の三要素を提供し，外科侵襲から患者の生体機能を守ること"と言えます．そのため，最近では麻酔科学を侵襲制御医学と言い換える場面も多くなりました．次の項で述べるような麻酔薬を駆使して，患者が痛みを感じることなく，また眠っている状態で手術を安全・確実に施行できるようにするのが麻酔科医です．

「麻酔科」が特別なところは？

　日本では，自由標榜といって，医師免許を取得すればどのような研修をしていようがどの標榜科を掲げて診療していいことになっています．例えば，内科であっても小児も診ることができれば小児科の看板を出してもいいわけです．ですが，麻酔科だけはその特殊性が認められ，麻酔科研修を専従で2年間研修しないと，麻酔科という科を掲げてはいけないことになっています．

　私自身も，医学生の頃は漠然と内科医や外科医を目指していましたが，麻酔科学を勉強したときのあるいは実習で実際に麻酔を行っている現場を見たときの衝撃は今でも忘れられません．完全に意識をとり，気道を確保し，患者が痛みを感じることなく，循環を制御し，そして手術が終われば何事もなかったかのように覚醒させるわけです．このような急性期医療に身を委ねて，早30年近くが経とうとしていますが，いまだにその魅力に取り憑かれています．

日本麻酔科学会の責務は？

　日本麻酔科学会は，創設以来60年以上が経っていますが，その専門性の重要性からかなり厳しい専門医試験をかなり以前から会員に課してきました．知識を問う筆記試験以外に，技量を問う実技試験，それに専門医としての資質を問う口頭試験まで行っています．その内容は，厚労省が目指す専門医制度の先を行く内容で進化し，その信頼性は確固たるものになっています．

麻酔行為は飛行機の操縦にたとえられる

　さて，上記のような鎮痛・鎮静・不動化を自在にコントロールし，そのうえでスムーズに覚醒させ，安全にご家族の元に帰っていただく，まさに麻酔行為は飛行機の操縦にたとえられることがあります．乱気流もあれば，急な悪天候や落雷，いろいろな気象条件の変化もあるかもしれません．それでも，われわれ麻酔科医は安全に患者を外科侵襲からお守りする責務があります．もし，この本を読んでいる方が医学生や初期研修医であれば，ぜひ将来の専攻科として麻酔科も考えてみませんか？ また読んでいる方が高校生であれば，このような分野の医師を目指して医学部に挑戦してみませんか？

まとめ ▶麻酔科医は上記のように呼吸循環を制御して，また術後の鎮痛をも考慮した周術期管理を行っています．そのため，その知識と技術を活かして全身管理学としての集中治療・救急医療，鎮痛制御を活かしたペインクリニック・緩和医療，そして病院の中央部門を司っていることから病院長や管理者として働くなど，その活躍の場は大きく広がっています．

（山蔭道明）

COLUMN　麻酔科医の仕事にはどういったものがありますか？

　麻酔科医は，手術室における手術麻酔をメインとして他部門においても活躍できます．救急・集中治療，ペインクリニックおよび緩和医療です．救急・集中治療部門では，呼吸・循環管理を専門にし，ペインクリニック・緩和医療部門では，神経ブロックや麻薬を含めた投薬治療を専門に行います．多くの部署にわたって患者さんと関われるのは，普段の手術麻酔における全身管理の中で，呼吸循環や疼痛緩和を行っているからであります．

（枝長充隆）

Question 2 麻酔薬ってどう効くのですか？

はじめに

Q1のように，麻酔科医は鎮痛・鎮静・不動化の三要素を提供し，外科侵襲から患者の生体機能を守るために，鎮痛薬，鎮静薬，筋弛緩薬を駆使して患者を外科侵襲から守っています．

どうして"眠る"のか？

患者にとって手術中に意識があるのは耐えがたいものがあります．そのためにわれわれ麻酔科医は手術中に鎮静薬なるものを使い，患者の意識を一過性にとります．鎮静薬にはいくつかの種類がありますが，主に静脈麻酔薬に代表される$GABA_A$受容体に作用するものと，機序はわかっていませんが確実に作用する吸入麻酔薬があります．

プロポフォールやベンゾジアゼピン系薬物さらにバルビタール系薬物が$GABA_A$受容体のそれぞれの結合部位に作用し，受容体を活性化させ，塩素イオン（Cl^-）が細胞内に流入し，その結果として細胞膜が過分極します．つまり，脳細胞は活動を止めることになり，したがって"眠る"という現象になります．これら麻酔薬は主に肝臓で代謝を受けますが，その速度によって覚醒までの時間が異なってきます．麻酔科医は，手術終了後に速やかな覚醒を狙って，投与量や投与速度を調節しています．一方，これら鎮静薬の作用は，呼吸中枢にも影響するため，麻酔中に使用する強力な鎮静薬は呼吸を強く抑制することになり，麻酔科医は何らかの方法で呼吸を補助しています．

さて，鎮静薬として静脈麻酔薬以外に広く使用されている麻酔薬に吸入麻酔薬があります．しかし，吸入麻酔薬の正確な作用機序はわかっていないのが現状です．でも，確実に鎮静することが可能ですし，また確実に覚醒します．脂肪に溶けやすいほど，作用力価が強いことがわかっています．脳細胞膜は脂質二重膜（リン脂質）と受容体タンパク質から構成されています．したがって，吸入麻酔薬はこの細胞膜に溶け込む量が多いほど，作用が強いとされています．一方，脂肪に溶けやすいと，身体を構成する他の脂肪組織にも溶け込みやすいことを意味するため，麻酔の導入が遅れたり（脳細胞に行きづらい），覚醒が遅れたり（体脂肪から出てきづらい）します．これでは臨床上，都合が悪いです．そのため，現在では麻酔の作用は弱いけれども，調節性のい

い(覚醒の早い)セボフルランやデスフルランが広く使用されています．

寝ていても痛い刺激が伝わるのはなぜ？

　鎮静薬を十分量使用すれば，もしかしたら全身麻酔は可能かもしれません．でも，痛み刺激は脳に伝わり，交感神経が興奮し，カテコラミンやストレスホルモンが過度に分泌され，高血圧，頻脈，発汗，高血糖など，不都合な反応が起きます．そのため，われわれ麻酔科医は鎮痛薬を使用したり，痛み刺激の伝達を遮断したりします．鎮痛薬としては，アスピリンなどに代表される非ステロイド性消炎鎮痛薬があります．発痛物質であるプロスタグランジンの産生を抑制します．頭痛や生理痛によく使用されます．ですが，これだけで十分に手術による痛みを防御することはできません．もっと強力な鎮痛薬として，麻薬性鎮痛薬があります．モルヒネやフェンタニルが代表的な薬剤です．これらを投与することによって，痛みを伝える神経の興奮を抑えることが可能です．これら薬剤も静脈麻酔薬と同様，呼吸を抑制するので注意が必要です．一方，これらの薬剤は投与量や投与時間によって，作用する時間が大きく変化します．それを見越してわれわれ麻酔科医は投与量などを加減しています．

　別の鎮痛薬として局所麻酔薬があります．歯科の治療が痛くないのもこの薬剤のおかげです．局所麻酔薬は，神経のナトリウムチャネルをブロックします．それによって，痛み刺激による神経の伝達(興奮)を抑制します．歯科の治療以外にも，俗に下半身麻酔と呼ばれる脊髄くも膜下麻酔や硬膜外麻酔に用いられます．最近では，超音波機器の進歩に伴い，手術部位を支配する末梢神経を選択的にブロックすることによって，術中のみならず術後の良好な鎮痛にも役立っています．

動いたら手術できないよね

　患者が十分に鎮痛・鎮静されていても動いていては手術ができません．そのために筋弛緩薬なるものを使用します．運動神経末端からはアセチルコリンが分泌され，それが筋肉にあるアセチルコリン受容体に作用して筋肉は収縮します．アセチルコリンが受容体に邪魔をするように結合する薬剤が筋弛緩薬(非脱分極性筋弛緩薬)です．代表的なものにロクロニウムがあります．気管挿管などの侵襲の大きな操作をする際に使用するほか，腹腔鏡下の手術をする際に使用すると視野が広くなり，手術がやりやすくなります．

 ▶内科などと比べると，非常に特殊な薬剤を駆使して麻酔管理をしていることがわかると思います．臨床薬理学を実践し，常に呼吸循環管理を行っているのが麻酔科医です！

（山蔭道明）

Question 3 麻酔はなぜ怖いと思われるのでしょうか？

はじめに

　術前診察した際に「本当に麻酔から醒めますか？」，「手術中は痛くないですか？」，「麻酔が途中で切れることはありませんか？」と言われた経験がある麻酔科医は多いと思います．

　手術を受ける患者は，目的や手術内容により程度の差は異なりますが，期待や不安を持ちます．手術が成功するか否か，手術で失う機能・外観の変化など，手術に起因する不安だけでなく，日常生活や社会とのかかわりの変化などさまざまなストレスにさらされます．

　さらに患者は手術に伴う"痛み"に対する恐れがあります．多くの患者は，麻酔に対し痛みや意識の消失を期待します．しかしながら専門的知識や経験を持ち合わせていないため，"手術中に痛くならないか"，"麻酔が切れたりしないか"など麻酔薬の効果に対する疑問や不安を感じます．また麻酔により重篤な後遺症をきたした症例もマスコミで多々報道されており，"麻酔がかかったまま意識が戻らないかもしれない"，"もしかしたら死んでしまうかもしれない"という不安が生まれます．

手術患者に対するアンケート〜患者が不安に思うこととは？〜

　手術患者に術前の不安内容について質問したアンケートでは，"術後の疼痛"の頻度が最も多く，"麻酔から醒めるか"，"麻酔が効くか"，"麻酔事故"の順に続きました．また女性，初回手術，脊髄くも膜下麻酔などに比べ全身麻酔を受ける患者が，不安を多く感じたと報告しています[1,2]．

麻酔術前診察の意義は？

　麻酔術前診察の意義として，患者の疾患，身体状態，合併症など，麻酔や鎮痛方法の選択に必要な情報を得るだけでなく，医師−患者間の人間関係を構築することがあげられます．麻酔術前診察により，麻酔・手術に関する患者の不安が軽減されるといわれています[1]．麻酔の必要性，安全性，術後疼痛管理，起こりうる合併症などについて説明し，患者が不安や疑問に思っていることに対してていねいに答え，術前の不

安軽減に努めることが必要です．麻酔科医は手術中，ひと時も患者のそばを離れず，呼吸・循環・疼痛管理を行い，また手術が終わった後も，患者の呼吸・循環が安定し意識が回復するのを確認していると説明し，理解してもらうことが患者の不安を軽減するうえで重要です．

　日本麻酔科学会は，麻酔関連偶発症に関して継続的に調査を行っています[3]．2009年から2011年に行われた危機的偶発症に対する粗集計結果では，麻酔管理に原因が認められる術後7日以内死亡率は，1万例につき0.04例で年々低下しています．麻酔事故が起こる確率は非常に低いことを示すのも，患者の不安や恐怖を軽減させる方法の一つです．

▶術前診察時に麻酔の必要性・安全性などを十分に説明し，患者の不安軽減に努めましょう．

（藤村直幸）

● 文献
1）吉沼裕美ほか．日臨麻会誌．2008：28：32-38．
2）栗山陽子ほか．日臨麻会誌．2007：27：326-331．
3）（社）日本麻酔科学会 安全委員会・偶発症例（肺塞栓）WG．偶発症例調査2009〜2011：危機的偶発症に関する粗集計結果．

Question 4 麻酔薬は，どういった根拠で使い分けする？

はじめに

麻酔薬にはいろいろな利点，欠点があります．麻酔薬を使い分けるためには，その特徴を知ることが重要です．

麻酔導入薬にはどんなものがある？

① **プロポフォール**（ディプリバン®）：バルビツール酸に代わって麻酔導入薬として最も使用されています．気管支拡張作用があり喘息患者にも使用可能です．咽頭・喉頭反射を抑制するためラリンジアルマスクなどの声門上器具の挿入に適しています．注入時の血管痛や，呼吸循環抑制が強いという副作用があります．

② **バルビツール酸**：チアミラール（イソゾール®），チオペンタール（ラボナール®）に代表されるバルビツール酸は，導入が速いため麻酔導入薬として用いられますが，持続・反復投与では体内蓄積するので，麻酔維持には通常は用いません．呼吸循環抑制作用は，プロポフォールより弱いとされています．副交感神経を緊張させ，ヒスタミン遊離作用があるため喘息患者には禁忌とされています．

③ **ミダゾラム**（ドルミカム®）：プロポフォールやバルビツール酸に比べ，循環抑制作用が軽微なため，心臓血管手術や心機能が低下している患者の麻酔導入薬として使用します．

④ **ケタミン**（ケタラール®）：他の静脈麻酔薬と異なり，呼吸循環抑制作用が少なく，逆に血圧，脳圧，眼圧などが上昇します．気管支拡張作用も有します．ショック状態にある患者や喘息患者の麻酔導入に用います．頭蓋内圧亢進，緑内障の患者の麻酔には適しません．悪夢を見ることもあり，ベンゾジアゼピンを前投薬として投与すると軽減されます．体性痛に対する鎮痛効果を持ちます．

麻酔維持薬にはどんなものがある？

1）吸入麻酔薬（表1）

吸入麻酔薬は，セボフルラン（マイラン®），イソフルラン（フォーレン®），デスフルラン（スープレン®）などに代表される揮発性麻酔薬と，ガス麻酔薬である亜酸化窒

表1　吸入麻酔薬の特性

	セボフルラン	イソフルラン	デスフルラン	亜酸化窒素
血液ガス分配係数（37℃）	0.63	1.43	0.42	0.47
MAC（%）	1.71	1.15	6.6	104
生体内代謝率（%）	3.3	0.2	0.02	0.002

素（笑気）に分けられます．吸入麻酔薬を使い分けるためには，血液/ガス分配係数と最小肺胞濃度（minimum alveolar concentration：MAC）を理解することが必要です．

　血液/ガス分配係数は，麻酔導入と覚醒の速さを決定する因子の一つです．血液/ガス分配係数が小さい麻酔薬は，吸入麻酔薬が血液に速く飽和されるため，導入が速やかで覚醒も早くなる特徴があります．例えば麻酔からの覚醒遅延が懸念される高齢者や日帰り手術患者では，血液/ガス分配係数が小さい麻酔薬を使用するほうがいいでしょう．

　MACは50%の患者が侵害刺激（外科的執刀）に対して体動を示す吸入麻酔薬の最小肺胞濃度です．MACが小さいほど麻酔作用が強いことを示します．MACは加齢とともに減少します．デスフルランはMACが高いため，麻酔薬消費量が多くなるため低流量麻酔で行うのが一般的です．

　また生体内代謝率も，麻酔薬を選択するうえでの重要な要素となります．デスフルランは生体内代謝率が低いため，腎機能低下患者に対する麻酔薬として優れています[1]．肝機能障害患者に対しては，セボフルラン，イソフルラン，デスフルランともに安全に使用できます[2]．

2）静脈麻酔薬

　プロポフォールは生体内蓄積が少なく代謝も早いため，意識回復が速やかです．覚醒の質も優れています．術後悪心・嘔吐（postoperative nausea and vomiting：PONV）抑制効果があります．吸入麻酔薬使用後PONVが出現した症例に対しては，プロポフォールで麻酔維持を行うとよいでしょう．鎮痛作用はありませんので，鎮痛薬の併用投与が必要です．

　脳代謝，脳血流を減少させ，脳圧を上昇させないことから脳神経外科領域の麻酔によく用いられます．運動誘発電位（motor evoked potential：MEP）に与える影響が吸入麻酔薬より少ない[3]ため，MEP測定時に用います．気管支拡張作用があり，吸入麻酔薬と異なり低酸素性肺血管収縮（hypoxic pulmonary vasoconstriction：HPV）を抑制しないため，肺外科手術の麻酔にしばしば用いられます．成人はTCI（target controlled infusion）を用い目標血中濃度を予測し投与することができますが，小児では

ステップダウン法[4]を用います．肥満患者に対しては，理想体重でなく実体重を用い投与します[5]．また性差があり，女性は男性より早く覚醒する[6]といわれています．静脈麻酔薬は，吸入麻酔薬に比べ個人差が大きいためBIS（Bispectral Index）などの脳波モニターを使用すると，より安全に麻酔管理を行うことができます．

3）鎮痛薬

①**レミフェンタニル**（アルチバ®）：超短時間作用性で，鎮痛作用の発現と消失が速やかです．血液・組織中の非特異的コリンエステラーゼにより速やかに代謝され，蓄積性がなく，肝腎機能障害患者でも使用可能です．投与量や投与時間は麻酔からの覚醒に影響を与えません．投与終了後，急速に鎮痛効果が終了するので，術後鎮痛が重要です．肥満患者に対しては，実体重でなく理想体重を用い投与します[7]．添加物としてグリシンを用いているため硬膜外腔への投与はできません．

②**フェンタニル**（フェンタニル®）：レミフェンタニルより循環抑制が少なく，開心術などで，大量に投与しても循環が破綻することはあまりありません．硬膜外投与も可能であり，術後疼痛管理にも使用されています．繰り返し投与により作用が遷延する可能性があります．

 まとめ ▶麻酔薬を使い分けるためには，薬理学的特性を十分に理解することが必要です．

（藤村直幸）

●文献

1) Litz RJ, et al. Anesthesiology. 2002：97：1133-1136.
2) Martin JL. Miller's Anesthesia 7th Edition. Miller RD eds. Elsevir 2010：pp633-666.
3) Macdonald DB, et al. Clin Neurophysiol. 2013：124：2291-2316.
4) McFarlan CS, et al. Paediatr Anaesth. 1999：9：209-216.
5) La Colla L, et al. Eur J Anaesthesiol. 2009：26：362-369.
6) Hoymork SC, et al. Acta Anaesthesiol Scand. 2000：44：1138-1144.
7) Egan TD, et al. Anesthesiology. 1998：89：562-573.

Question 5 手術の違いと麻酔法の選択について麻酔科医はどう考えているのですか？

はじめに

　術式の違いにより，麻酔方法の選択は大きく変わります．麻酔科医は術前に患者の状態，術式，手術部位，予定手術時間，術後鎮痛などを考えて麻酔法を選択します．

開腹手術と腹腔鏡手術

　上腹部開腹術は術後痛が強いため，血液凝固異常など硬膜外麻酔の禁忌がなければ，全身麻酔に胸部硬膜外麻酔を併用します．胸部硬膜外麻酔は呼吸機能を改善し，上腹部開腹術後に多くみられる呼吸合併症を予防します[1]．高度肥満患者など硬膜外穿刺が困難な症例に対しては，TAP（transversus abdominis plane）ブロックなどの末梢神経ブロックを行いますが，鎮痛効果は胸部硬膜外麻酔に劣ります．下腹部開腹手術も胸部硬膜外麻酔を併用しますが，TAPブロックなどの末梢神経ブロック用いても良好な鎮痛が得られます．

　一方，腹腔鏡手術は，低侵襲であり術後痛も開腹手術ほど強くありません．TAPブロックはオピオイド全身投与に比べ，良好な鎮痛効果が得られ，術後悪心・嘔吐（postoperative nausea and vomiting：PONV）も少なく入院期間を短縮する[1]といわれています．胸部硬膜外麻酔の必要性に関しては，議論が分かれます．特に結腸に対する腹腔鏡手術では胸部硬膜外麻酔はオピオイド全身投与に比べ，術後鎮痛や消化管機能回復に優れていますが[2]，入院期間が長く，尿路感染症の発症率も上昇したと報告されています[3]．術前の情報で開腹手術に移行する可能性が高いと判断されている場合や，術後呼吸合併症が危惧される症例では，胸部硬膜外麻酔を併用したほうがよいと思います．

開胸手術と胸腔鏡手術

　開胸手術も術後痛が強く，硬膜外麻酔の禁忌がなければ，全身麻酔に胸部硬膜外麻酔を併用します．胸部硬膜外麻酔を併用することで，術後呼吸合併症を予防します[4]．傍脊椎ブロックも胸部硬膜外麻酔と同等の鎮痛効果を持ち，尿閉，血圧低下などの合併症も少ないため有用です[5]．胸部硬膜外麻酔や傍脊椎ブロックが施行できな

い場合，肋間神経ブロックを行います．鎮痛効果は，硬膜外麻酔や傍脊椎ブロックより劣ります．胸腔鏡手術に対する麻酔方法に関しては議論が分かれます．肺切除範囲が大きく胸腔ドレーン留置期間が長い症例では，胸部硬膜外麻酔や傍脊椎ブロックを併用するとよいでしょう．若年者の気胸の手術のように，胸腔ドレーン留置期間が短い症例では，肋間神経ブロックのよい適応と考えられます．

▶ 術後痛の強さや術後合併症を考え，麻酔方法を選択しましょう．

（藤村直幸）

● 文献
1) Fawcett WJ, et al. Anesthesiology Clin. 2015：33：65-78.
2) Zingg U, et al. Surg Endosc. 2009：23：276-282.
3) Halabi WJ, et al. JAMA Surg. 2014：149：130-136.
4) Carli F, et al. Reg Anesth Pain Med. 2011：36：63-72.
5) Joshi GP, et al. Anesth Analg. 2008：107：1026-1040.

COLUMN｜ケタミン（ケタラール®）ってどんな薬ですか？

中枢神経系のシナプス後膜にあるNMDA受容体を選択的にブロックすることによって麻酔作用をきたします．筋肉注射で作用し，また呼吸中枢は抑制しないため，動物の麻酔によく使用されます．ちまたではKなどと呼ばれ，乱用薬物して使用されたため，わが国では2007年から麻薬指定されました．

（山蔭道明）

Question 6

麻酔に必要なものはなんですか？
麻酔器がなくても麻酔は可能ですか？

はじめに

　麻酔にはさまざまなものが必要となりますが，麻酔の種類により必要なものは異なります．麻酔の種類には大雑把に分けると区域麻酔と全身麻酔があります．

区域麻酔に必要なもの

　区域麻酔は以前，局所麻酔と呼ばれていました．用いる薬剤は，局所麻酔薬です．あと専用の針が必要です．例えば硬膜外麻酔にはTuohy針（トーイ針）です．極論をいうと区域麻酔に必要なものは，局所麻酔薬と針だけです．しかし，局所麻酔薬中毒や全脊椎麻酔といった合併症が出現する可能性があるので気道確保のための器具や蘇生のための薬剤はいつでも使えるようにしておかなければなりません．

全身麻酔に必要なもの

　全身麻酔の目的は鎮静，鎮痛，筋弛緩です．区域麻酔では1剤で済んでいましたが，全身麻酔では，鎮静薬（吸入麻酔薬や静脈麻酔薬），鎮痛薬（主に麻薬），筋弛緩薬の3種類の薬剤が必要となります．全身麻酔では意識が消失します．そのため気道確保のための器具が必要です．また全身麻酔は区域麻酔に比べ循環呼吸抑制が強いので蘇生のための薬剤はいつでも使えるようにしておかなければなりません．鎮静に吸入麻酔薬を用いる場合は麻酔器が必要です．麻酔器は気化器と人工呼吸器が一体となったものと思ってもらって結構です．麻酔器がなければ吸入麻酔薬は使えません．エーテルによる開放点滴法は気化器を必要としませんがいまではほとんど行われていません．鎮静に静脈麻酔薬を用いて麻酔維持を行う場合，静脈麻酔薬の持続静注を行います．持続静注する際に正確な輸注を必要とするためシリンジポンプが必要です．麻酔に必要なすべての薬剤を静注剤で行う方法を全静脈麻酔といいます．

麻酔器がなくても麻酔はできる

　全静脈麻酔であれば，麻酔器（厳密にいうと気化器）を必要としません．しかし，筋弛緩薬が投与されている場合は，人工呼吸器は必要です．当然，持続注入のためのシ

リンジポンプなども必要になります．麻酔器がなくても麻酔はできますが，その場合，手術室以外での麻酔になると思います．手術室以外での麻酔は結構大変です．手術室には，安全に麻酔を行うために必要なものがほとんど揃っていますが，手術室以外ではそうはいきません．例えば，酸素供給や患者監視などは，どこにでもあるわけではありません．酸素の配管がなければ酸素ボンベが必要になり，患者監視には移動式の患者モニターが必要になるでしょう．

▶麻酔に必要なものは，麻酔薬と気道確保のための器具，蘇生のための薬剤などとなります．

（齋藤啓一郎・鈴木利保）

Question 7

手術室, 集中治療室および病棟で患者を鎮静するために使用する薬剤は何をどのような根拠で選ぶのですか？

はじめに

　検査や処置, 手術室や集中治療室での治療中に適切な鎮静を行うことは, 循環動態や呼吸状態, 意識レベルや患者の不安を安定させます. 鎮静薬は正しい知識に基づいて安全で適切な鎮静評価, 鎮静薬選択を行うことが必要です.

鎮静の評価方法

　鎮静している患者には, 鎮静深度の評価を行いながら鎮静薬の調整を行う必要があります. 以下は頻用されている2つの鎮静の評価方法です.

1) Richmond Agitation-Sedation Scale（RASS）[1, 3]

　−5から＋4までのスコア. 使用頻度が高く, 日本呼吸療法医学会の「人工呼吸器中の鎮静のガイドライン」でも推奨されています. 覚醒・興奮状態の判定にも配慮され, 精神障害のスクリーニングの観点からの評価も可能です.

2) Ramsay Sedation Scale（RSS）[2]

　1から6までのスコア. 有名で簡便な鎮静深度スケールです. 麻酔薬の効果判定目的で考案されたものであり, 覚醒性のテストとして設計されました. 容易に判定が行える利点がありますが, 評価が鎮静状態のみに置かれ, 覚醒・不穏・興奮状態は細かに判定できないことが弱点です.

鎮静薬の種類と使い分け

　現在, 集中治療中の患者に用いる鎮静薬としては, **ミダゾラム（ドルミカム®）・プロポフォール（ディプリバン®）・デクスメデトミジン（プレセデックス®）**の3剤が認可されています. それぞれの特徴を理解し, 目的に応じて使い分けることが重要です（表1）.

① **ミダゾラム**：1988年に臨床使用が始まった鎮静薬. 麻酔前投薬と全身麻酔の導入維持を保険適用としていましたが, 2000年に**「集中治療における人工呼吸中の鎮静」**が適用追加となりました.

② **プロポフォール**：1999年に臨床使用が始まった鎮静薬.**「全身麻酔の導入および維持」**ならびに**「集中治療における人工呼吸中の鎮静」**が保険適用です.

表1　鎮静薬3剤の比較

	ミダゾラム	プロポフォール	デクスメデトミジン
作用部位	GABA_A受容体	GABA_A受容体	中枢性α₂アドレナリン受容体
性質	水溶性 血中では脂溶性	脂溶性	水溶性 血中では脂溶性
分布 効果発現	速やか	速やか	投与方法によっては やや時間を要する
鎮静の質	意思疎通は困難	意思疎通は困難	自然睡眠と類似 刺激で容易に覚醒
半減期	1.8〜6.4時間	分布相：2〜4分, 消失相：25〜60分	分布相：約6分 消失相：1.6〜3.1時間
代謝	肝代謝 肝機能低下で代謝遅延	肝代謝 肝機能低下で薬物動態は変化少ない	肝代謝 肝機能低下で代謝遅延
循環器系	影響は少ない	交感神経系, 刺激伝統系が抑制	影響が生じやすい
呼吸器系	呼吸抑制されやすい 気道確保された症例のみが適応	気道確保が必須 気道反射が抑制	呼吸抑制少ない 1回換気量や呼吸回数が維持
せん妄症状	発生しやすく注意必要	少ない	抑制しうる
薬物耐性	長期持続投与で形成	長期持続投与で形成	少ない
健忘作用	あり	あり	ない
抗不安 抗痙攣作用	あり	あり	あり
退薬症状	発現することが多い	ほとんど認めず	ほとんど認めず
蓄積性	あり	ほとんど認めず	ほとんど認めず
代謝産物活性	微力に持つ	なし	なし
鎮痛作用	なし	なし	持つ．単独では不十分 併用オピオイド減量，局所麻酔の効果延長が得られる
拮抗薬	フルマゼニル	なし	なし
投与時血管痛	なし	あり	なし
小児使用	使用できる	禁忌 最大の原因はPRISの発生の危険性	18歳未満の患者に対する安全性，有効性は確立されていない

③デクスメデトミジン：2004年に臨床使用が始まり，2010年に24時間以内投与の制限が解除，2013年から**「集中治療における人工呼吸中および離脱後の鎮静」「局所麻酔下における非挿管での手術および処置時の鎮静」**に対する保険適用が得られ，手術室でも使用可能になりました．

プロポフォール注入症候群（propofol infusion syndrome：PRIS）

48時間以上，4.0 mg/kg/時以上の容量での投与で生じえる病態で，高度徐脈，高トリグリセリド血症，脂肪肝，代謝性アシドーシス，横紋筋融解，高カリウム血症，急性心不全を伴う心筋症を主徴とする症候群です．小児だけでなく成人での報告もあります．病態の機序は，ミトコンドリアの電子伝達系，呼吸鎖への影響による遊離脂肪酸代謝不全と考えられています[3]．

ICUせん妄について

人工呼吸患者の60〜80％にせん妄が発生しています．せん妄とは，意識・注意および認識の障害を特徴とする総合的な脳機能障害と定義されます．せん妄の発生が患者の予後に影響し人工呼吸期間および入院期間を延長させ，6ヵ月後の生存率を低下させることが明らかとなっています[2]．

- 健忘，抗不安効果を得るために，硬膜外麻酔や脊髄くも膜下麻酔・末梢神経ブロックの際に先立ってミダゾラムを使用する方法もあります．
- プロポフォールは脂肪乳剤であるため製剤や輸液ラインの細菌汚染のリスクがあり，12時間ごとの交換が推奨されています．また，脂肪負荷が問題となるため，2日を越える場合は定期的なトリグリセリドの測定を行うことが望まれます．
- 日本呼吸療法医学会では，2007年に「人工呼吸中の鎮静のためのガイドライン」が作成され，その中でデクスメデトミジンは，鎮痛鎮静効果に加えてせん妄の予防に有用であると記載されています．

鎮静からの回復評価

回復期の観察・記録は麻酔の回復と同様に行います．評価を誤ると上気道閉塞を含めた呼吸合併症や循環合併症を引き起こします．PACU（post anesthesia care unit）での観察記録として世界標準はAldrete Scoring Systemがあります[1]．

 ▶鎮静を行う際は，患者の年齢や全身状態に対し，それぞれの薬剤の利点や特徴を考慮して鎮静薬を選択します．

（渡邊真理子・鈴木利保）

●文献
1) 日臨麻会誌．2014：34(2)：252-258，275-280．
2) 臨床麻酔．2014：38(12)：1658-1663，1684-1690．
3) Precedex Clinical Guidelines with other sedatives and analgesics. 2nd ED, 2014.7：丸石製薬株式会社．

Question 8

脊髄くも膜下麻酔の穿刺を上手に行う麻酔科医は、盲目的であるにもかかわらず、何を指標にしながら針を進めていますか？

はじめに

脊椎くも膜下麻酔の穿刺は、目標とする椎弓間に対し針の刺入点 (point) と刺入角度 (angle) の2つの要素から構成されています。これを念頭に置き、脊椎周囲の解剖を理解しましょう。

椎弓間の同定

左右の腸骨稜を結ぶ線は Jacoby 線（ヤコビー線）と呼ばれており、Jacoby 線は第4腰椎上を通過しているとされています。これをもとに第3/第4もしくは第4/第5の腰椎棘突起間を触れ、目標の椎弓間を決定します。

刺入点・刺入角度の決定

目標の椎弓間が決定した後は、その内側に存在するくも膜を穿刺するために皮膚の刺入点を決定します。

1）正中アプローチ

上下の棘突起間の中点から刺入する方法です。この刺入点から垂直に穿刺すれば最短距離でくも膜穿刺が可能になるはずですが、実際の診療ではうまく穿刺できないことが多々あります。その原因を考えてみましょう。脊椎周囲の靱帯は、図1のように構成されています。そのため棘上靱帯、棘間靱帯が骨化していて針が刺さらない、棘突起の変形・傾斜により針がまっすぐに刺入できない（図2a）、椎弓の重なりにより椎弓孔がほとんどない……などいろいろな原因があげられます。そのため皮膚に垂直ではなく、棘突起の傾斜に合わせるように上方向に針の刺入角度を傾けていきます。目標の穿刺エリアは拡大します（図2b）。

2）傍正中アプローチ

正中アプローチの刺入部位から外側に0.5～1cm程度、尾側に0.5～1cm程度の位置に刺入点を移動する方法です。これにより針の刺入経路は正中アプローチでは問題となる棘突起、棘上靱帯、棘間靱帯に干渉されなくなります。また、斜め下方からアプローチすることにより狭い椎弓間にも到達しやすくなる効果もあります（図2c）。

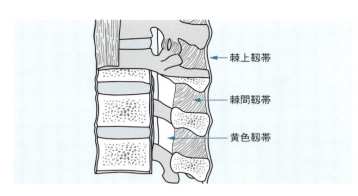

図1 脊椎周囲の靱帯の構成

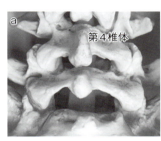 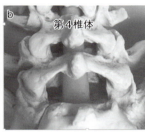 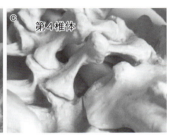

図2 刺入点・刺入角度のアプローチ
a：L4/5の棘突起の重なりのため正中から垂直に針を刺入することは困難である．
b：正中からでも上方に向ければ穿刺可能になる．
c：左下方からは穿刺エリアがさらに大きくなる．

しかし，三次元的に穿刺するために正常な骨格のイメージが必要となります．針が椎弓に触れた情報を基に刺入角度を修正していく作業を行います．どちらも利点，欠点がありますが解剖学的な異常に対応しやすいのは傍正中アプローチです．

脊椎モデルによるトレーニング

刺入点の決定（point）と刺入角度（angle）は，脊椎モデルによるトレーニングが有効です．骨格標本を観察することにより正常な骨格を理解します．最近の穿刺トレーニング用モデル（エピトレ®）は靱帯も再現されており，また，狭い椎弓間を再現してあるものも発売されています．やみくもに穿刺するのではなく椎弓の形状を観察しながら刺入経路を修正するトレーニングを繰り返しましょう（図3）．

さいごに

実際の臨床では棘突起さえも触れない高度肥満，体位のとりづらい妊婦，高齢者の

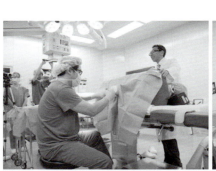
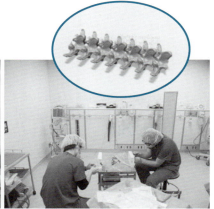

図3　エピトレ®を用いた練習風景

　骨化した黄色靱帯などの原因により麻酔科医でも一度の穿刺では成功しないことはよくあります．
　また，椎弓間が骨癒合するような解剖学的に穿刺が不可能な患者も存在しますので必ず成功する手技ではありません．患者の負担を考えた場合にほかの麻酔方法を検討することも麻酔科医の判断として重要です．

 まとめ
▶経験豊富な麻酔科医は，お気に入りの point and angle を持っています．
みなさんも自分の point and angle を見つけてください．

（久保和宏・齋藤　繁）

Question 9

手術終了後，患者の覚醒に向けて麻酔科医は何を考えどのように行動していますか？

はじめに

　手術終了後に麻酔科医が考えていることは，Q15に示すようにいかに速やかに覚醒させるのかということと，患者が術後痛に苦しまないように配慮することの2点になります．この2点の詳細についてはQ15に譲りますが，いずれも手術終了後というよりも手術終了前から麻酔科医が考えなければならないことです．筋弛緩効果の残存程度をチェックし，筋弛緩薬の拮抗薬を準備するのは当然のことなので，本項では，麻酔科医が考えなければならないそれ以外のこととして，抜管後の偶発症を予防することを取り上げます．

抜管後の上気道トラブル

　全身麻酔に伴う偶発症の一つに抜管後の上気道閉塞に代表される気道トラブルがあります．ひとたび気道トラブルを発症すると患者は重篤な危機に陥ることになりますので予防することが重要です．欧米では術後に鎮痛目的で用いるオピオイドによる呼吸抑制，呼吸停止が問題となっており，2011年10月にアメリカ麻酔学会のAnesthesia Patient Safety Foundationから提言も出されています．わが国においては，術後に長時間作用性のモルヒネを単回静注として用いることは少ないことから，喉頭浮腫を除けば抜管後に患者が再鎮静することによって呼吸停止や舌根沈下をきたすことが上気道閉塞の主因と考えられます．

抜管後の再鎮静はなぜ生じる？

　抜管後に再鎮静に陥る背景には，抜管時の鎮静薬濃度が高い状態が関与しています．手術終了に向けて鎮静薬濃度を漸減していくと，気管チューブが挿管されている刺激が徐々に増大します．この挿管刺激を抑制するためには鎮痛薬の投与が必要であり，通常はフェンタニル（フェンタニル®）を用います．フェンタニルを投与し手術終了時まで1.5〜2μg/mL前後の濃度を維持すると，揮発性麻酔薬の場合，揮発性麻酔薬の濃度がMAC awake（Q32参照）の濃度以下になるまで患者は反応しません．セボフルランであれば0.3％に終末呼気濃度が低下するまで静かに人工呼吸を継続可能で

あり，その時点で呼名開眼，十分な自発呼吸を確認後抜管すれば，再鎮静は生じません．実際にセボフルラン投与中止時にフェンタニルを2μg/kg静注すると抜管時期の咳を90％抑制可能であるとの報告もあります[1]．一方，フェンタニルなどの鎮痛薬が投与されていないと，MAC awake の濃度よりも高濃度の時点で患者は開眼したり体動を生じたりします．鎮静薬濃度が十分に低下する前に挿管刺激に患者が反応した状況で抜管すると，抜管後に刺激がなくなり再鎮静する可能性が生じるため危険なのです．したがって，手術終了に向けて鎮静薬濃度を漸減していく過程で体動が生じた場合には，迷わずフェンタニルを少量静注すべきです．

BISモニタによる鎮静度判定と鎮痛

　鎮静薬効果の判定にはBIS（bispectral index）モニタなどの脳波関連モニタが汎用されています．しかし，鎮痛薬用量が不足しているなどの理由によって鎮痛が不十分だと，鎮静薬濃度が十分に低下する前に体動などによりBIS値は上昇するので，見かけ上，全覚醒と見誤ることになりかねません．BIS値は脳波信号だけでなく筋電活動の影響も受けます．ですから，鎮痛が不十分だと顔面筋の活動が亢進し脳波信号に筋電活動が混入し，BIS値が誤上昇することが多いのです（詳細はQ44参照）．一方，鎮痛が十分な麻酔においては，覚醒直前までBIS値が低値を示します．このときには，呼名などの刺激が加わってからBIS値が急上昇します．

他の上気道トラブル

　上気道トラブルとして他に生じる可能性の高い偶発症に**喉頭浮腫**と**陰圧性肺水腫**があります．喉頭浮腫は，挿管困難症例などで喉頭展開，挿管操作を繰り返し行った後や喉頭腫瘍術後などに生じることが多いです．浮腫が強いと抜管後に上気道の狭窄や閉塞が生じ危険な状態になります．喉頭浮腫の重症度を判定するためにカフリークテストが行われています．カフリークテストは，気管チューブのカフの空気をすべて抜き，調節換気を行った際のリークの有無によって判定するものです．カフの空気をすべて抜去したのにリークが生じない場合には気道に高度の浮腫が生じている可能性があり，安易な抜管は危険です．また，術中に喉頭浮腫の進展が疑われるような場合には，浮腫を抑制するためにステロイドを使用することもあります．

　陰圧性肺水腫は，通常の自発呼吸状態の患者に上気道閉塞が生じた際に，強い吸気努力を伴っているとわずか1分程度で生じる肺水腫のことで，強い吸気努力によって胸腔内の陰圧が過度になることによって肺水腫を発症するのです．

　筆者の施設でも，鎖骨骨折手術後に問題なく抜管した若い患者に陰圧性肺水腫を生

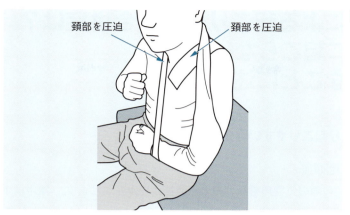

図1　頚部を圧迫　頚部を圧迫

じたことがありました．創部を固定する絆創膏が長く片方の頚部を圧迫していたところに，術側の腕を吊る三角巾代わりのストッキネット（綿100 %で編まれた伸縮性のある包帯）がもう一方の頚部を圧迫したことによって，気道閉塞をきたしたのです（図1）．

まとめ ▶フェンタニルを併用しながら，鎮静薬濃度が十分に低下するまで刺激を与えずに覚醒させ，抜管する方法が抜管後の再鎮静を防止し患者安全に貢献するのです．

（小板橋俊哉）

● 文献
1) Yoo YC, et al. Acta Anaesthesiol Scand. 2011：55：1215-1220.

Question 10

麻酔による起こりやすい合併症は？さらに起こらないようにどんなことに注意する？

麻酔により起こりやすい合併症は？

1）嗄声・咽頭痛

全身麻酔の際の気管挿管などの上気道操作により生じます．嗄声は14.4〜50％，咽頭痛は40〜60％と高い頻度で認められる合併症です[1, 2]．原因としては挿管操作，挿管チューブのサイズ，カフの形状，過度なカフ圧，手術時間，体動などがあげられます．適切な挿管チューブのサイズを選択するために超音波診断装置の有用性が示されています[3]．カフ圧計を用いて適切なカフ圧を維持することも重要です．通常は数日で軽快・消失しますが，ごくまれに披裂軟骨脱臼などを生じて回復しないことがあります．

2）術後悪心・嘔吐（postoperative nausea and vomiting：PONV）

発生頻度は20〜30％です[4]．PONVはそれ自体が生命にかかわることはほとんどありませんが，患者にとっては大きな苦痛を伴い，摂食，離床の妨げとなります．PONVは生じた際の対応よりも予防が重要です．リスク因子として，①術後のオピオイド使用，②乗り物酔いまたは過去のPONVの既往，③女性，④非喫煙者の4つがあげられます[5]．PONVには複数の機序が混在しているため，リスクが高い症例に対しては作用機序の異なる複数の制吐薬の予防的投与や術後のオピオイドの減量，術中の静脈麻酔薬の使用などが有用です（図1）．制吐薬としてはセロトニン受容体拮抗作用を有するオンダンセトロン（ゾフラン®）が推奨されていますが，わが国では保険適用がないため，ドロペリドール（ドロレプタン®）やメトクロプラミド（プリンペラン®）がよく用いられます．また，作用機序は不明ですが，デキサメタゾン（デカドロン®）の術前1回投与が有効です．

3）循環変動

多くの麻酔薬やオピオイドは交感神経を抑制して，副交感神経優位にするため，徐脈・低血圧をきたします．患者の合併症と全身状態に配慮して適切な量と速度で投与すべきです．また，覚醒時や浅麻酔の状態では頻脈，高血圧をきたし，心血管系の合併症を有している症例では症状を増悪させる可能性があります．十分な鎮痛を図り，適宜，β遮断薬などの循環作動薬を使用して抑えます．また，周術期には出血，副交

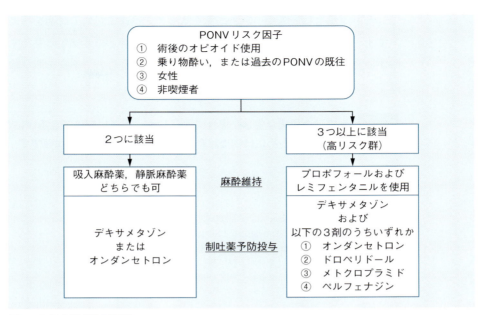

図1 PONV対策の実際

感神経反射，アナフィラキシーなどさまざまな原因で循環抑制が生じます．初期治療を行いながら，原因を同定して迅速に適切な処置を行うことが必要です．

4）医事紛争事案で最も多いのは…

日本麻酔科学会が行った麻酔関連偶発症例 第3次調査（2004〜2008年）の医事紛争解決事案症例調査（closed claim project）の報告によると最も多いのは硬膜外麻酔に関わる合併症です．ブロック針による神経損傷，血腫・膿瘍などが生じると重篤な後遺症を呈し，患者のADL（activities of daily living）を著しく低下させます．凝固異常や強い炎症所見が認められているような症例では硬膜外麻酔は避け，別の鎮痛法を選択すべきです．

合併症を起こさないために注意すべきこと，起きてしまったときにすべきこと

合併症が生じないようにするためには術前の詳細な病歴聴取とていねいな身体診察，術中の愛護的な処置，適切な管理を行うことにつきます．しかし，適切な医療水準を保っていても合併症は生じえます．起こらないようにすることも大切ですが，起きてしまった際の対応も重要です．患者側から見ると麻酔は「上手くいって当たり前」という認識があります．診察にかける時間も少ないうえに診察した医師と実際に担当する医師が違っていたりすることも多く，信頼関係が希薄になりがちです．したがっ

て，合併症が生じた場合，いかに早く気づき，迅速に対処，説明を行えるかがポイントです．術後診察を確実に行い，術者や病棟看護師との連携が必要です．比較的生じやすい合併症については術前から十分な説明を行うことで不安を取り除くことも重要です．

▶麻酔合併症が生じた場合には，いかに迅速に対処できるかにかかっています．そのためには術後診察をていねいに行うことが重要です．

（新山幸俊）

● 文献
1) Biro P, et al. Eur J Anaesthesiol. 2005；22：307-311.
2) Gulhas N, et al. Acta Anaesthesiol Scand. 2007；51：239-243.
3) Shibasaki M, et al. Anesthesiology. 2010；113：819-824.
4) Dolin SJ, et al. Br J Anaesth. 2002；89：409-423.
5) Apfel CC, et al. Br J Anaesth. 2012；109：742-753.

COLUMN レミフェンタニル（アルチバ®）ってどんな薬ですか？

レミフェンタニルは，モルヒネやフェンタニルと同様，麻薬性鎮痛薬の一種です．異なるのはその代謝です．血中や組織中にある非特異的なエステラーゼによって速やかに鎮痛作用をもたない代謝物に変化します．そのため，持続投与でなければ効果が維持できず，投与中止前に何らかの鎮痛を加えないと，患者は痛がります． （山蔭道明）

II章 実践編

初期研修では
ここまで押さえておこう Q&A

Question 11　笑気ガスをほとんど使用しなくなったのはなぜですか？　また，笑気の利点は？

はじめに

近年は笑気ガス（以下：笑気）の使用経験がない研修医もいるようです．そんなに笑気は悪者なのでしょうか？

笑気ってどんな麻酔薬？

笑気（nitrous oxide, N_2O）は，亜酸化窒素とも呼ばれ，現在国内で使用されている唯一のガス麻酔薬です（昔はガス麻酔薬にシクロプロパン（C_3H_6）がありましたが，爆発性の問題があり，手術時の電気メス使用が一般的な現在は国内では使用されていません．C_3H_6 が投与可能な麻酔器は，神戸の麻酔博物館に展示されていますので，機会があったら見学して下さい）．

笑気の特徴としては，強い鎮痛作用を持つ点，血液／ガス分配係数が0.46と，吸入麻酔薬の中で最も小さく，麻酔導入・覚醒がきわめて速やかな点，揮発性吸入麻酔薬との同時投与で揮発性吸入麻酔薬の取り込みを促進して麻酔導入を迅速にしたり，より低濃度の揮発性吸入麻酔薬での麻酔維持を可能としたりする，二次ガス効果が期待できる点，自発呼吸での麻酔管理時において呼吸抑制がほとんどないなどの利点があげられます．

笑気麻酔時の注意点としては，最小肺胞濃度（minimum alveolar concentration：MAC）が105と高いため，単独投与で就眠を得ることは難しい点，体内の閉鎖腔に移行するため，元々閉鎖腔を有する症例や，閉鎖腔を生じる手術（イレウス，気胸，気脳症，腹腔鏡手術，鼓室形成，眼内ガス注入，心臓大血管手術）では投与が難しい点，術後悪心・嘔吐を惹起しやすい点，拡散性低酸素血症（diffusion hypoxia）を防ぐため，投与中止後に十分な酸素吸入が必要な点，長時間投与で骨髄抑制を生じる危険性がある点などがあげられます．

笑気はどうしてほとんど使用されなくなったの？

笑気は，このようにさまざまな利点を持つため，主に揮発性吸入麻酔薬との相乗作用を期待して広く使用されてきました．筆者が麻酔科医になった1990年代前半には，

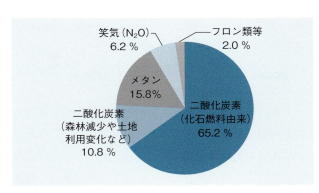

図1 人為起源の温室効果ガスの総排出量に占めるガスの種類別の割合
(2010年の二酸化炭素換算量での数値:気象庁ホームページ(http://www.data.jma.go.jp/cpdinfo/chishiki_ondanka/p04.html)より引用改変)

全身麻酔ではほぼルーチンで使用するようにと上級医から指導を受けていました.ちなみに,当時はまだ麻酔器に空気の配管が広く普及しておらず,吸入酸素濃度を下げるためには笑気を使用せざるをえないという事情もありました.

その後,徐々に笑気が使用されなくなってきたのは主に以下の理由があります.

1)温室効果ガスである

吸入麻酔薬の問題点として,近年は大気汚染の問題に関心が集まってきており,吸入麻酔薬の中でも,特に笑気は地球温暖化への影響が指摘されています(図1).

笑気はCO_2の310倍の温室効果を持つことが知られており,また,その寿命が約120年と長いため,排出後に長期間大気中に蓄積します.そのため,京都議定書においても,笑気は削減対象ガスの一つとして明記されていて,排出規制がかかっています.

さらに近年,笑気は温室効果ガスであると同時に,フロンガスをはるかに凌駕する程度で**オゾン層を最も破壊する物質**であることが判明しました[1].笑気はきわめて安定なため,地上で分解されずにオゾン層まで到達し,紫外線が当たることで,ニトロソラジカル(NO-)が生じます.これがオゾンと反応して,オゾン層が破壊されます.反応は連鎖的・触媒的に進むので,一つの笑気分子によって何十個ものオゾン分子が破壊されます.

笑気の余剰ガス排出への対策として,全身麻酔後に排出される余剰麻酔ガスを処理し,無害化できるシステム,アネスクリーン[2]が近年実用化されていますが,高価で大がかりな装置なこともあり,残念ながらまだ広く普及してはいません.このため,笑気の使用・排出はよりいっそう減る方向に進むものと思われます.

2)静脈麻酔薬の進歩・普及の影響

静脈麻酔薬は,かつては麻酔の質がよくても管理が難しいというイメージが否め

せんでした．その後，プロポフォールやレミフェンタニルなどの短時間作動型の優れた静脈麻酔薬が入手可能となり，また静脈麻酔薬のシミュレーションやtarget controlled infusion（TCI）などの投与技術が進歩したおかげで，静脈麻酔によるより安全な麻酔導入・維持が可能となってきました．

　吸入麻酔薬においても，笑気にほぼ匹敵する短時間作動型の特徴を持つデスフルランの登場も，笑気の使用頻度を低下させる結果となっています．また，強い鎮痛効果を持つレミフェンタニルは笑気同様に調節性に優れており，揮発性吸入麻酔薬を用いる場合にもレミフェンタニルを併用することにより，従来は笑気に期待された鎮痛効果や揮発性吸入麻酔薬の使用濃度低減を得られるため，好んで併用されるようになっています．

　これらのため，現在では笑気を用いずに麻酔管理を行っても，質の高い麻酔が可能となっています．

笑気の使用が有用な場面は？

　このように，笑気は現在では以前のようにほぼルーチンでは使用されなくなりましたが，自発呼吸を保ちながら強い鎮痛作用が得られる特徴を持つため，全身麻酔のみで声門上器具を用いて自発呼吸で麻酔管理する症例や，歯科治療の際の鎮痛補助には好んで使われる場合もあります．ただし，使用の際には可能な限り低流量麻酔を心掛けましょう．

▶地球温暖化への悪影響を有することや，他の優れた麻酔薬の登場により，笑気はあまり使用されなくなりましたが，笑気の利点を十分に引き出す知識とスキルは身に付けておきましょう．

（中山禎人）

● 文献
1）Ravishankara AR, et al. Science. 2009；326：123-125.
2）茶圓茂広．JETI（Japan Energy & Technology Intelligence）．2002；50：194-197.

Question 12 気管挿管が上達するコツは？

はじめに

　気管挿管は麻酔科にとって必須の手技であり，麻酔科研修中に必ずトレーニングするべき手技の一つです．実は気管挿管の方法は多様であり，本項ではすべてについて説明できないため，基本となるマッキントッシュ型喉頭鏡を用いた気管挿管について上達のコツを紹介することにします．

気道解剖を理解する

　歯，舌，扁桃，喉頭蓋谷，喉頭蓋，声帯，声門，梨状陥凹，披裂軟骨，食道，舌骨，甲状軟骨といった構造の解剖について今一度解剖学の教科書を開いて理解を深めましょう．解剖が理解できると，組織に無用な力をかけずに済み，喉頭鏡による喉頭展開や気管挿管時の物理的刺激による合併症（粘膜損傷，穿孔，出血，披裂軟骨脱臼，反回神経麻痺など）を最小限にすることが期待されます．

適切なポジショニングを怠らない

　喉頭鏡による声門の視認を可能にするためには自分の目から声門までを直線化する必要があります．有効な手段として頭部挙上がしばしば行われます．通常，枕を用いて5〜10 cmほどの高さに頭部挙上を行いますが，ポイントは頚部前屈位にならないように頭部全体を均等に挙上することです．これによりいわゆるスニッフィングポジションをとりやすくなり，喉頭展開時の視野が改善します．

　もう一つは手術台の高さです．低すぎても高すぎても喉頭鏡の力が上手に伝わらなくなってしまいます．目安としては患者の頭部が自分の臍あたりになるよう調節するとよいでしょう．研修医の先生にしばしばみられるのは手術台が低いまま喉頭展開してしまい，前屈みになり患者の口をのぞき込むような姿勢になってしまうことです．これでは良い展開はできません．

喉頭鏡の握り方

　喉頭鏡は，ハンドルとブレードの2つのパーツからなります．喉頭鏡の根元を持つ

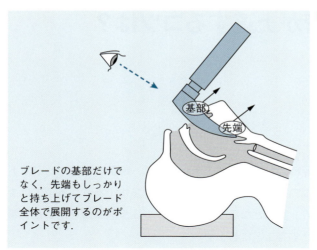

図1 喉頭展開のポイント

ブレードの基部だけでなく，先端もしっかりと持ち上げてブレード全体で展開するのがポイントです．

ように指導された経験はあるのではないでしょうか．それはほぼ正しく，正確にいえばハンドル下部のややくびれた部分に薬指を当て，親指はハンドルの長軸方向に沿わせるように握ることがポイントです．ハンドル上部を握るとブレードに力が伝わりにくくなります．一方，根元を握ることを意識しすぎるとブレードの基部を手で覆う形になってしまい，口腔内に進める十分なブレード長が確保できなくなってしまいますので注意が必要です．

喉頭展開のポイントは？（図1）

喉頭鏡のブレードは舌を左に圧排するように設計されています．よって，開口してブレードを挿入するときはハンドルを正中からやや右に傾けて挿入します．ある程度ブレードが挿入できたら舌を左に避けつつ，ブレードの先端が喉頭蓋谷まで進んだところでハンドルが正中に戻るようなイメージです．ここでのピットフォールは盲目的にブレードを進めてしまい，喉頭蓋ごと持ち上げてしまうミスパターンです．この場合，ブレードによる声帯の損傷や披裂軟骨脱臼のリスクが危惧されますので気をつけたいポイントです．これを避けるためには，常にブレード先端が舌表面に接するように意識しながら挿入することが重要になります．また，ブレード挿入時に小刻みにブレード先端を持ち上げて口腔内の解剖を観察しながら少しずつ進める方法も有効でしょう．このようにしてブレードが喉頭蓋谷に達したら，いざ喉頭展開となります．ブレード先端は喉頭蓋谷に位置しますが実際には先端の位置を微調整して喉頭展開が最もしやすい場所を探すのがポイントです．喉頭展開時には歯牙損傷を避けるために

喉頭鏡をてこにしないように指導されることが多いかと思います．しかし，これを意識しすぎるとブレード基部で舌を押しつけるような展開になり，十分な視野を得られない場合もあります．最も良いのはブレードの先端1/3で喉頭蓋谷から舌根部を持ち上げるようないわゆるてこの動きと，喉頭鏡全体を前上方に持ち上げる動きを同時に行うことです．これにより上顎切歯にブレード基部を接触させることなく有効な展開を行うことができ，歯牙損傷のリスクも低減できます．

ビデオ喉頭鏡を上手に活用しよう

　マッキントッシュ型喉頭鏡は1940年代に開発され，今もほぼ変わらない形で使用され続けられている古いデバイスです．一方現在では，マックグラスなどのいわゆる「ビデオ喉頭鏡」が急速に普及しマッキントッシュ喉頭鏡の使用頻度は減少傾向にあると思われます．現在はこの2つの喉頭鏡が共存しており，将来的にはビデオ喉頭鏡が主流になりマッキントッシュ型喉頭鏡は過去の遺物になっていくのかもしれません．しかし，現時点においてはマッキントッシュ型喉頭鏡のトレーニングもするべきだと考えます．理由は，マッキントッシュ型喉頭鏡はあくまで直視下での声門の視認を目的にしたデバイスであるため上気道の構造物をすべて一つの視野で確認できること（ビデオ喉頭鏡では小さなディスプレイで限られた範囲しか視認できません），また肉眼による視認には「深さ」や「遠近感」の情報があり，これらはブレードの操作をするうえで重要な情報になることがあげられます．ビデオ喉頭鏡は，通常のマッキントッシュ型喉頭鏡で展開困難な症例でも良好な視野を得ることができる場合が多く，明らかに優位なデバイスであることは疑いようがありません．しかし，その上達のためにはマッキントッシュ型喉頭鏡に慣れ親しんでおくことも大きな助けになることでしょう．

▶マッキントッシュ型喉頭鏡，ビデオ喉頭鏡の両方を使用できるように解剖，ポジショニング，前述した喉頭展開時のポイントに留意しながらトレーニングを行うことが気管挿管上達のコツになります．

（君島知彦）

Question 13 | 術中輸液のスタンダードを教えてください

新しい輸液管理法

これまでの術中輸液は血圧や尿量を指標として，血管外の間質（いわゆる3rd space）への移行を考慮し，晶質液を投与していました．しかし，この方法は過剰輸液となりがちで，縫合不全，消化管蠕動運動の低下，呼吸不全などの合併症をきたす可能性が指摘されていました．近年では，術後の早期機能回復を目的とした**目標指向型術中輸液（goal-directed therapy：GDT）**が提唱・実践されています．GDTとは，**①輸液量を制限して必要な量のみを投与する「制限的輸液」**と**②循環指標としてのgoalを定め，goalを満たさないときには膠質液の急速負荷を行う「輸液最適化」**とを併せた輸液管理戦略です．GDTは前述したような過剰輸液による合併症を減少させ，在院日数の短縮に寄与し[1]，重症患者の死亡率も減少させます[2]．

使用する補液

1）晶質液

血液に近い成分を有する細胞外液が術中輸液の第一選択です．ただし，投与した細胞外液の約3分の2は血管外の間質に貯留して組織の浮腫を生じ，術後の機能回復の妨げとなるため，必要最小量にすることが求められます．酢酸および乳酸リンゲル液以外にも代謝が生理的で塩基負荷が可能な重炭酸リンゲル液があります．また，**術中の蛋白異化を防ぎ，術後回復力を高めるために1～2 mg/kg/分の糖負荷が推奨されています．**

2）膠質液

代表的な製剤としてヒドロキシエチルデンプン（HES）含有製剤があげられます．わが国でも分子量130,000の製剤が使用可能となりました．従来の製剤（分子量70,000）の容量効果時間が1～2時間だったのに対し，3～4時間の効果が得られ，全体的な輸液量を減少させることができます．50 mL/kgまでの投与が可能ですが，組成が生理食塩水に近く，大量投与されると高クロール性の代謝性アシドーシスをきたすため，緩衝能力の高い重炭酸リンゲル液を併用すべきです．

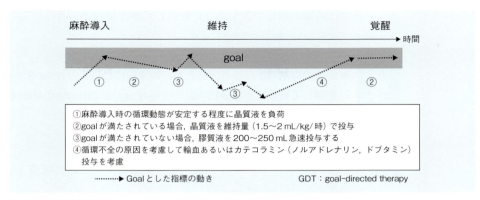

図1　GDTの実際

GDT

1）適切なgoalは？

　GDTのgoalとしては心拍出量や中心静脈酸素飽和度が推奨されていますが，**輸液反応性が高い1回心拍出量変動（stroke volume variation：SVV）やマシモ社のパルスオキシメータで連続的に測定できる脈波変動指標（pleth variability index：PVI）が有用です**[3,4]．

2）GDTの実際（図1）

①麻酔導入時には循環動態が安定する程度に輸液を負荷します．

　日本麻酔科学会の絶飲食ガイドライン[5]では入室2時間前までの水分の経口摂取が推奨されています．入室時に過度の脱水状態に陥っていないため，麻酔導入直後に低血圧を呈して，急速に輸液を投与することが少なくなり，GDTをやりやすくしています．

②設定したgoalを満たすように晶質液を投与します．投与量は3rd spaceを除外して算出された維持量（1.5〜2 mL/kg/時）です．

　術式の低侵襲化により出血量や不感蒸泄が減少したこと，レミフェンタニル（アルチバ®）により安定した循環動態が得られるようになったことも，過剰輸液を行わずにすむ要因です．もし，**レミフェンタニルや区域麻酔で血管が拡張して，循環が不安定になる場合には少量のカテコラミンを投与することで血圧を保ちつつ，輸液量を制限することができます．**

③goalを満たさない場合には，循環動態の反応を見ながらHES製剤200〜250 mLを急速に負荷してgoalに近づけます（**fluid challenge**）[6]．それでもgoalを維持でき

ない場合は循環変動の原因を十分に考慮して輸血やカテコラミン（ノルアドレナリン，ドブタミン）の投与を開始します．

まとめ
▶術後の早期機能回復を図るため，循環指標としてのgoalを決めて輸液量を制限して管理する目標指向型術中輸液（goal-directed therapy：GDT）という概念が提唱・実践されています．

（新山幸俊）

● 文献
1) Corcoran T, et al. Anesth Analg. 2012：114：640-651.
2) Hamilton MA, et al. Anesth Analg. 2011：112：1392-1402.
3) Ramisingh DS, et al. J Clin Monit Comput. 2013：27：249-257.
4) Forget P, et al. Anesth Analg. 2010：111：910-914.
5) http://www.anesth.or.jp/guide/pdf/guideline_zetsuinshoku.pdf
6) Challand C, et al. Br J Anaesth. 2012：108：53-62.

COLUMN 筋弛緩拮抗薬とはどのようなものですか？

現在，スガマデクスという筋弛緩拮抗薬が存在します．ロクロニウムに最も親和性が高く，投与すると1：1で強固に結合し，速やかに筋弛緩効果が拮抗されます．

（山蔭道明）

ロクロニウム ＋ スガマデクス ＝ 複合体

Question 14 麻酔導入・維持における筋弛緩薬の上手な使用法は？

はじめに

　筋弛緩薬は鎮静薬や鎮痛薬と並ぶ，全身麻酔に不可欠の薬物です．これらの薬物の薬理作用を上手く組み合わせるのがバランス麻酔です．作用機序から非脱分極性筋弛緩薬と脱分極性筋弛緩薬の2種類に大別されます．前者は化学構造によりアミノステロイド系と，ベンジルイソキノリン系に分けられますが，日本ではベンジルイソキノリン系筋弛緩薬は市販されていません．アミノステロイド系筋弛緩薬にはパンクロニウム，ベクロニウムなどがあり，現在，頻用されているのはロクロニウムです．脱分極性筋弛緩薬は事実上スキサメトニウムだけが臨床使用されますが，ここ数年，本薬の使用機会は激減しています．スキサメトニウムについては別項目（Q33）で詳述します．

筋弛緩薬の特殊性

　麻酔科医が周術期に投与するいろいろな薬物の中で，筋弛緩薬は次の点でユニークな存在といえます．

1）作用機序が明確である

　非脱分極性筋弛緩薬は，運動神経と骨格筋の間隙，神経筋接合部において生理的な化学伝達物質であるアセチルコリンの受容体に結合して競合的に阻害することで筋収縮が起こらないようにします．したがって，筋弛緩薬の投与によって生じる生体の変化は，自己免疫疾患である重症筋無力症の症状と酷似したものになります．

2）効果を定量的にモニターできる

　全身麻酔の要素である「意識消失」と「鎮痛」をもたらす薬物が，鎮静薬と鎮痛薬です．現在，BIS（bispectral index）をはじめとする多くの脳波モニタリングが開発されていますが，脳波の波形，そこから算出されるインデックス値は決して「意識」そのものを定量的に表すものではありません．「鎮痛」効果を評価可能な特異的モニターは現状（2016年春）ではありません．一方，筋弛緩薬は，末梢の運動神経を電気刺激して生じる支配骨格筋の収縮をモニターすることで，その効果を定量的に評価できます．通常，遠位前腕尺側に貼付した2枚の電極間に通電して，尺骨神経を刺激し母指内転

筋の収縮（加速度）をモニターします．acceleromyographyと呼ばれる方法です．広く普及しているのはTOF Watchと呼ばれる製品で，四連反応比train-of-fourやポストテタニック・カウント（post-tetanic count：PTC）のモニターが可能です．

3）薬理作用を拮抗する薬物が存在する

　神経筋接合部局所においてアセチルコリン濃度を高めることができれば，非脱分極性筋弛緩薬の作用を拮抗することができます．従来，アセチルコリンの分解に関わる酵素コリンエステラーゼの阻害薬であるネオスチグミンを，抗コリン薬のアトロピンと併用投与して，手術終了時に筋弛緩作用を拮抗していました．2010年，抗コリンエステラーゼ薬とは全く異なる機序で筋弛緩薬の効果を拮抗するスガマデクスが日本に登場しました．日本語では「筋弛緩回復剤」と称していますが，selective relaxant binding agent（SRBA）という英語名のほうが，その機序を明確に表しています．

　このように非脱分極性筋弛緩薬は，周術期の薬物の中で最も「わかりやすい」薬物といえます．それでは実際に麻酔導入と維持に際して，筋弛緩薬を上手に使いこなすにはどうすればよいでしょうか？

麻酔導入

　「声門を開大させ，愛護的気管挿管を容易にする」ことが麻酔導入時の筋弛緩薬投与の目的と考えられてきました．もちろん，これ自体は誤りではないのですが，近年「筋弛緩薬はマスク換気も容易にする」ことが知られてきました[1,2]．身体所見（例：開口困難，頚部可動域制限）や気道確保困難の既往などの理由で，意識下挿管が適応となるケース以外は，麻酔導入後にマスク換気，気管挿管を行います．長時間作用性の筋弛緩薬（パンクロニウム）を用いて挿管する場合，筋弛緩薬の投与前にマスク換気が可能なことを確認するのが通例でした．パンクロニウムの投与後，少なくとも30分以上は筋弛緩効果の拮抗が困難なため，マスク換気の確認が重要とされていました．しかし，より短時間作用性のロクロニウムが主流で，しかもスガマデクスを大量投与（16 mg/kg）すれば最も深い筋弛緩状態からも数分で拮抗が可能になった現在では，鎮静薬の投与後，筋弛緩薬投与前にマスク換気の可否を確認する必要性は減少しています．高濃度のオピオイドで声門閉鎖が生じることがあります[3,4]．導入時，レミフェンタニルを高速度で投与している場合，意識消失確認後のマスク換気が困難であれば，直ちに筋弛緩薬を投与すべきです．

典型的な導入，筋弛緩薬投与の経過

①モニター（ECG，NIBP，SpO_2，脳波，筋弛緩モニター）装着

②意識と自発呼吸がある段階で，100％酸素をマスクで投与開始
③導入（鎮痛薬・鎮静薬の投与順序は任意）→ 意識消失を確認（呼名反応，睫毛反射，脳波所見）
④筋弛緩モニターの較正を行ってから筋弛緩薬（ロクロニウム）を投与
⑤マスク換気（人工呼吸器があれば圧調節換気モード，適度のPEEP）
⑥筋弛緩効果の発現を確認（TOF＝0）
⑦気管挿管あるいは声門上器具挿入

麻酔維持中の筋弛緩薬の使い方

　深い筋弛緩状態からも拮抗可能なスガマデクスがあるから「筋弛緩の定量的モニタリングは不要」と考えるのは誤りです．他の薬物と同様，筋弛緩薬の効果や持続時間は患者ごとに大きく異なります[5]．薬力学的個体差が大きいということです．術中，特定の効果（例：TOF ratio 10％）まで回復したら筋弛緩薬を追加する場合，投与間隔には相当のばらつきがみられます．モニタリングを行わず，すべての患者に一律に一定の時間間隔で投与する方法に合理性はありません．現在の筋弛緩モニタリングは，セットアップに要する時間も短く，低侵襲で確実に薬物の効果を評価できる優れた方法です．高齢者，内臓（肝，腎）機能が低下している患者が増えている今日，筋弛緩薬を適切に投与するうえでモニタリングは不可欠です[6]．

▶非脱分極性筋弛緩薬（ロクロニウム），筋弛緩回復薬（スガマデクス）を正しく投与するためには定量的なモニタリングが必須です．

（木山秀哉）

● 文献
1) Warters RD, et al. Anaesthesia. 2011：66：163-167.
2) Patel A. Anaesthesia. 2014：69：811-815.
3) Abrams JT, et al. Anesth Analg. 1996：83：629-632.
4) Bennett JA, et al. Anesthesiology. 1997：87：1070-1074.
5) Debaene B, et al. Anesthesiology. 2003：98：1042-1048.
6) Eriksson LI. Anesthesiology. 2003：98：1037-1039.

Question 15 麻酔からの覚醒をスムーズに行うコツは？

はじめに

　手術終了に向けて麻酔科医が考慮しなければならない点は，いかに速やかに覚醒させるのかということと，患者が術後痛に苦しまないように配慮することの2点になります．速やかに覚醒させるためには手術終盤の鎮静薬（揮発性麻酔薬でも静脈麻酔薬でも）濃度を高いまま維持しない点に尽きます．すなわち濃度をテーパリングすることが重要ですが，手術終盤にこれらの麻酔薬濃度を徐々に減少させていく過程で，ただ闇雲に減少させていくと気管挿管などの刺激を感じるようになることから体動が生じてしまい，それ以降，濃度を減少させられなくなってしまいます．このような体動を予防するためには，鎮痛薬であるフェンタニルを投与するコツを理解しなければなりません．なお，現在使用可能な鎮静薬のうちデスフルラン（スープレン®）については，血液ガス分配係数が最も低く導入覚醒が速やかであるため，テーパリングが必要ないという意見もあります．

フェンタニルの効果部位濃度変化

　図1にフェンタニル2μg/kgを静注した場合の血中濃度，効果部位濃度の変化を示します．静注すると血中濃度，効果部位濃度ともに速やかに立ち上がり，その後，急激に低下します．効果部位濃度が1 ng/mLまで低下するのに約30分を要し，12時間後には0.1 ng/mLとなります．図2に手術終了60，40，20分前にフェンタニルを100μgずつ静注した場合のシミュレーションを示します．この場合には手術終了時の効果部位濃度は1.9 ng/mLになり，やや呼吸抑制が懸念される濃度です．一般的にフェンタニルの効果部位濃度が2 ng/mLを超えると無呼吸の頻度が増すことから，1.5 ng/mLくらいが抜管時の目安とされています．図2のシミュレーションでは手術終了7分後に1.5 ng/mLになっていることから，手術終了から数分後には十分な呼吸数が回復することが見込めるのです．フェンタニルを図2のように2 ng/mL以上で手術終盤に維持すると，鎮静薬を十分に漸減することが可能となり，早期覚醒につながります．さらには，Q9で述べたような抜管後の再鎮静も生じません．

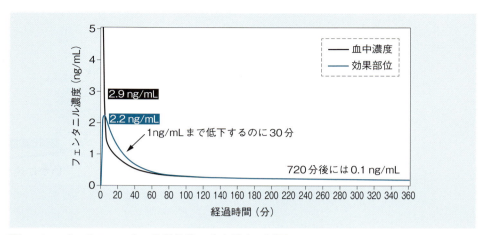

図1 2μg/kgのフェンタニル静注後の血中濃度の低下

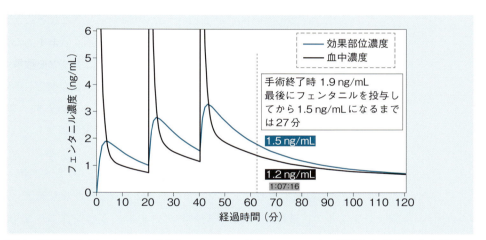

図2 手術終了60, 40, 20分前にフェンタニルを100μgずつ静注した場合の血中濃度, 効果部位濃度のシミュレーション
シミュレーションの設定：年齢60歳, 160cm, 50kg

スムーズな覚醒のための術後痛対策

　次に，術後痛対策を述べます．術中の鎮痛薬として汎用されているレミフェンタニル（アルチバ®）の代謝が速やかであることから，手術終了時にレミフェンタニルを中止すると，効果部位濃度も速やかに低下します．このため，麻酔からの覚醒後に術後痛に患者が苦しむことになってしまいます．そこで，レミフェンタニル麻酔の終盤に

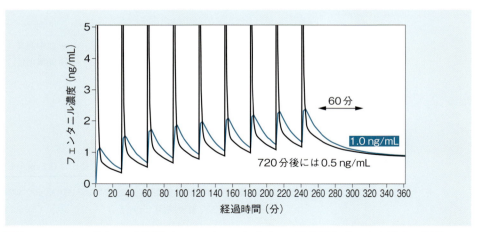

図3 フェンタニルを30分間隔で50μg(1μg/kg)ずつ4時間投与後の血中濃度の低下

は transitional opioid としてフェンタニルまたはモルヒネを投与しなければならないのです．図3にフェンタニル1μg/kg(50μg)を間欠的に30分間隔で静注することを4時間継続したときのシミュレーション結果を示します．投与終了1時間後に効果部位濃度が1 ng/mLになり，12時間後には0.5 ng/mLになっています．フェンタニルを4時間間欠的に投与することによって図1に示した単回投与よりもフェンタニルが体内に蓄積し，効果部位濃度，血中濃度の低下が緩徐になっていることがわかります．この特徴を利用して術後鎮痛を図ることが重要なのです．図1〜3のいずれの場合にも，術後数時間経過するとフェンタニルの効果部位濃度はかなり低下します．そこで，フェンタニルの持続静注が術後に行われています．フェンタニルを持続静注する場合，手術侵襲の大きさにもよりますが0.25〜0.75μg/kg/時の用量を用います．

 ▶スムーズな覚醒のためには，鎮痛を十分に行うことが重要です．その前提のもとにいかに鎮静薬の残存を少なくするのかを考えることが麻酔の楽しみでもあります．

（小板橋俊哉）

Question 16 硬膜外麻酔における薬剤の濃度と追加のタイミングは？

術中硬膜外麻酔の目的は？

術野からの侵害刺激の遮断，手術侵襲によるストレス反応の抑制などがあげられます．手術中に刻々と変化する侵害刺激の強さや部位に対応するためには，十分量の局所麻酔薬を使用することが必要です．

硬膜外麻酔時に使用する薬剤と刺入部位

硬膜外麻酔時に使用する代表的な薬剤と，その特徴を**表1**に示します．さらに，麻酔効果の程度は均一ではなく，注入した部位から離れるほど低下しますので，刺入部位・硬膜外カテーテル留置部位が最も重要となります（**表2**）．

濃いものを少なく？ 薄いものを多く？

硬膜外麻酔での薬剤投与量を考える場合，濃度（concentration），用量（dose），容量（volume）を考える必要があります．Bromageの報告[4]が有名ですが，濃度や容量を変えても，用量が同じであれば，同様な麻酔域が得られ，**麻酔域を決定する最も重要な要因は用量**であると結論付けています．脊髄神経1分節に必要な局所麻酔薬は，リドカイン（キシロカイン®）であれば約20 mgです．

しかし，局所麻酔薬の用量が等しいとき，麻酔域は同じでも，高濃度のほうが神経遮断効果は強いとされていて[5]，皮膚切開のみでなく腹膜牽引などさまざまな侵害刺激がある**手術中は高濃度**の局所麻酔薬を使用する必要があります．ただ，高濃度であるほど運動神経遮断をきたす可能性があり，下肢の手術など腰部硬膜外の場合は特に注意が必要です．ロピバカイン（アナペイン®），ブピバカイン（マーカイン®），レボブピバカイン（ポプスカイン®）ではそれぞれ，0.34 %，0.26 %，0.30 %以上の濃度で一時的な運動神経麻痺が起こるとされています[6]．また，局所麻酔薬には頻度は低いものの神経毒性があり[7]，局所麻酔薬の種類に関係なく，高濃度で長時間作用することで障害が起こる危険性が高まります[8]．

表1　硬膜外麻酔に使用する薬剤と特徴

局所麻酔薬	濃度（％）	作用発現時間（分）	作用持続時間（分）
リドカイン（キシロカイン®）	1～2	15	80～120
メピバカイン（カルボカイン®）	1～2	15	90～140
ブピバカイン（マーカイン®）	0.25～0.75	20	165～225
ロピバカイン（アナペイン®）	0.2～1.0	15～20	140～180
レボブピバカイン（ポプスカイン®）	0.25～0.75	15～20	150～225

（文献1），2）より引用・改変）

表2　硬膜外カテーテル留置部位

手術例	カテーテル留置部位
乳房切除術	Th 1-3
胃切除術	Th 6-8
結腸切除術	Th 9-11
下肢手術	L 1-3

（文献3）より引用・改変）

追加のタイミング

　硬膜外麻酔の広がりと持続時間はばらつきが大きく，年齢・身長から硬膜表面積・硬膜外脂肪量[9]までさまざまな要素との関連について研究されていますが，決定的なものはなく予測が難しいのが現状です．そのため，使用した局所麻酔薬の作用発現時間と持続時間（表1）を参考に，血圧や心拍数の変動を見て追加のタイミングを判断することになります．おおよそ，リドカイン投与30～40分後，長時間作用型のロピバカインやレボブピバカイン投与2時間後を目安に追加投与が必要となることが多いでしょう．硬膜外麻酔の持続注入法では時間の経過とともに鎮痛遮断域が徐々に狭くなりますが，追加投与をすることで手術中はそれを防ぐことができます．

　近年，レミフェンタニル（アルチバ®）を併用した全身麻酔が増え，硬膜外麻酔の追加投与が必ずしも必要でなくなりました．硬膜外麻酔は血圧低下を起こしやすく，硬膜外麻酔併用と比較してレミフェンタニル併用全身麻酔のほうが，必要輸液量や昇圧剤使用量が少ないこともわかってきています．

まとめ
▶質のよい鎮痛は，術後の合併症を減少させ，再発や予後に影響を与える要因の一つとなります．より良い鎮痛を目指しましょう．

（三枝里江・齋藤　繁）

● 文献

1) Cousins MJ, et al. Neural Blockade in Clinical Anesthesia and Management of Pain. Philadelphia, JB Lippincott, 1988, p255.
2) 後藤文夫ほか．新麻酔科ガイドブック（改訂第2版）．真興交易医書出版部，2013, p90.
3) 浜谷和雄．日本臨床麻酔学会誌：2008：28：243-246.
4) Bromage PR. Br J Anaesth. 1975：41：199-212.
5) Sakura S, et al. Anesth analg. 1999：88：123-127.
6) Lacassie HJ, et al. Reg Anesth Pain Med. 2007：32：323-329.
7) Moen V, et al. Anesthesiology. 2004：101：950-959.
8) Kasaba T, et al. Anesth Analg. 2003：97：85-90.
9) Higuchi H, et al. Anesthesiology. 2004：101：451-460.

COLUMN 麻酔科医の魅力は？

　1点目は，患者さんが安全そして安心して周術期管理を迎えられるよう鎮静薬（不安を除去する），鎮痛薬（苦痛を除去する），筋弛緩薬（術者も安心して手術を行えるよう不動化する）をバランスよく使用できるだけでなく，呼吸循環の安定のために調整できる点です．2点目は，緊急事態が発生したとき，コマンダー（指揮者）となって各部門の調整役となりスムーズに治療を進めるだけでなく，迅速な治療のために自らが行動（伴奏者）できるところではないでしょうか？

（枝長充隆）

Question 17 硬膜外麻酔時の血圧低下時は，輸液 or 血管収縮薬？

はじめに

　硬膜外麻酔を施行したときに発生する低血圧の原因の多くは，交感神経系が遮断されるため静脈が拡張し静脈還流量が減少して心臓の前負荷が低下すること，末梢動脈が拡張して血管抵抗が減弱することなどによって血圧低下が生じます．ほかに局所麻酔薬の中毒やBezold-Jarisch反射[1]なども考慮に入れておく必要があります．

対処法は2つ

　硬膜外麻酔施行時に発生した低血圧の対応としては，①輸液負荷，②血管収縮薬の投与，の2つの処置が考えられます[2, 3]．

1）輸液負荷

　10〜20 mL/kgの晶質液を急速負荷することにより静脈還流を増加させ前負荷を増すことで心拍出量を上昇させる方法です．脊髄くも膜下麻酔での低血圧処置の対応としてこれまで多くの研究発表があります．

　区域麻酔（脊髄くも膜下麻酔や硬膜外麻酔）を開始する前や開始と同時に晶質液を1〜2Lを投与します．しかし投与した晶質液は血管内には1/4程度しかとどまらず残りの3/4は血管外へ移動するとされています．膠質液は比較的血管内にとどまりやすいですがアナフィラキシーの問題もあります．10〜20 mL/kgの晶質液を急速投与するには時間が必要であるため効果発現までの時間がかかることも考慮しますが，田中[3]は加圧バッグ（150 mmHg）を利用した区域麻酔開始と同時の急速輸液法を紹介しています．この方法を利用すれば短時間の急速輸液が可能です．一方，心疾患を有する患者（虚血性心疾患や弁膜症）では大量輸液に心機能が耐え切れず心不全を併発する可能性があります．

2）血管収縮薬投与

　エフェドリンは交感神経のαとβ受容体に間接的に作用して心拍数増加と血圧上昇をもたらします[2]．エフェドリンは急性に耐性が生じることや脊髄くも膜下麻酔下でのエフェドリン投与による冠動脈スパスムが報告されています[4]．帝王切開時の脊髄くも膜下麻酔下での血圧低下時におけるエフェドリン使用とフェニレフリン使用の比

較研究ではエフェドリン使用はフェニレフリン使用よりも臍帯動脈 pH が低下し，母体の悪心・嘔吐が多いとの報告が多く[2]，硬膜外麻酔での使用ではないものの頭に入れておく必要があります．

処置

血圧低下時にまず行う対応方法としては，輸液を負荷するよりも血管収縮薬を投与して血圧上昇を図ったほうが比較的迅速に対応できます．低血圧が発生した場合にははじめに血管収縮薬であるエフェドリン（帝王切開時ではフェニレフリン）を投与して循環動態を改善させながら同時に輸液を負荷する方法が最適です．輸液に晶質液または膠質液のどちらを用いるかは議論の多いところではありますが，循環血液量を有効に増加させることを考慮すると膠質液を選択したほうがよいでしょう．

▶硬膜外麻酔時の血圧低下時には，血管収縮薬（エフェドリン，帝王切開時ではフェニレフリン）を投与します．

（門井雄司・齋藤　繁）

● 文献
1) Campagna JA, et al. Anesthesiology. 2003；98：1250-1260.
2) Morgan P. Can J Anaesth. 1994；41：404-413.
3) 田中　基．LiSA. 2009；16：306-311.
4) Hirabayashi Y, et al. Anesthesiology. 1996；84：221-224.

Question 18 術後硬膜外鎮痛に麻薬は必要？

はじめに

　現在，超音波ガイド下末梢神経ブロックや周術期抗凝固療法の普及，内視鏡下手術による手術の低侵襲化などにより術後鎮痛に硬膜外麻酔を選択することが減少しています．しかし，依然として高侵襲の**開胸手術，開腹手術**(特に上腹部開腹手術)に関しては広い脊髄分節の鎮痛・強い体動時痛への対応が必要となります．よって硬膜外麻酔での術後鎮痛は良い適応であると考えます．

麻薬投与のメリット・デメリット

- **メリット**：広い脊髄分節への鎮痛を維持することができ，局所麻酔薬単独より質の高い鎮痛を得ることができます．また，局所麻酔薬の必要量を減らすことができます．

　術後硬膜外鎮痛には，長時間作用性で運動神経遮断作用が比較的弱い局所麻酔薬であるロピバカイン（アナペイン®）やレボブピバカイン（ポプスカイン®）がよく用いられます．局所麻酔薬単独で硬膜外鎮痛を行うこともありますが，麻薬を併用したほうがより広い脊髄分節の鎮痛が得られ，それが維持できることが知られています[1]．また麻薬を併用することで局所麻酔薬の必要量を減少させることができ，運動障害や血圧低下などの局所麻酔薬による副作用の出現を防ぐことができます．

- **デメリット**：麻薬投与による副作用が出現することがあります．

　わが国にて硬膜外麻酔で使用される麻薬は，脂溶性オピオイドであるフェンタニルと水溶性オピオイドであるモルヒネです．これらの特徴・副作用の程度を**表1**に示します．副作用で問題になるのは**呼吸抑制，鎮静，嘔気・嘔吐，そう痒感**などです．

実際の処方例

　表2に実際の麻薬処方例を示します．まず，麻薬の種類の選択ですが，術創が比較的小さく，その脊髄分節に硬膜外カテーテルを留置できる場合には，髄腔内での広がりは狭いが副作用の頻度が低いフェンタニルを選択します．しかし，食道手術など術創が広範囲にわたる場合や，術創に対応した脊髄分節に硬膜外カテーテルが留置でき

表1　硬膜外麻酔で使用される麻薬の種類と特徴・副作用

種類	脂溶性オピオイド	水溶性オピオイド
特徴		
薬剤	フェンタニル	モルヒネ
投与から作用までの時間	速い（5〜10分）	遅い（30〜60分）
作用時間	短い（2〜4時間）	長い（6〜24時間）
脳脊髄液中での広がり	狭い	広い
作用部位	脊髄±全身	脊髄±脊髄より上位
副作用		
嘔気・嘔吐，そう痒感	水溶性オピオイドに比べて脂溶性オピオイドのほうが頻度が少ない	
呼吸抑制	早期（<6時間）が多い	早期も遅発性も起こりうる

（文献2の記載を一部改変）

表2　硬膜外麻酔（手術中投与・術後持続投与）の麻薬処方例
0.1〜0.2％ロピバカインまたは0.125〜0.167％レボブピバカインと併用

	手術中投与量（loading dose）	術後持続投与量	PCEAでの追加投与量
フェンタニル	50〜100 μg	0.2〜0.6 mg/日	8〜25 μg/回
モルヒネ	1〜2 mg	2〜3 mg/日	0.08〜0.12 mg/回

ないような場合には，髄腔内での広がりがより期待できるモルヒネを選択します．ただ，モルヒネはヒスタミン遊離作用があるため，**喘息患者への使用は避けるべき**と考えます．また，股関節・膝関節などの下肢手術では，胸部腹部の手術と比較して鎮痛が必要な範囲が小さいため，局所麻酔薬単独での硬膜外鎮痛を選択することもあります．

　鎮痛薬の必要量は個人差が大きく，術後痛の強さも安静時と体動時では異なるため，現在持続投与速度可変型の自己調節硬膜外鎮痛（patient-controlled epidural analgesia：PCEA）対応インフューザーがよく使用されています．一般的に高齢者，全身状態の悪い方は呼吸抑制などの副作用が出現しやすいです．ローディングのため手術中に投与する局所麻酔薬・麻薬はともに低用量とし，術後の持続投与量も少なめにしたほうがよいと思います．術後痛が強い場合には，まずはPCEAによる追加投与で対応し，麻酔科医による術後回診時に追加投与の回数や痛みの程度を評価し，持続投与速度の変更を検討するのが安全だと考えます．

　また，嘔気・嘔吐の副作用予防のため**ドロペリドール**（ドロレプタン®）を投与することは効果的です．ただ，ドロペリドールは**錐体外路症状**や**QT延長**を引き起こすこ

とがあるので，錐体外路症状の有無や術前心電図でのQT時間などは確認する必要があります．それから，呼吸抑制（呼吸回数＜8回/分）の早期発見のため，術後硬膜外鎮痛施行中は呼吸回数のモニタリングが必要です．もし呼吸抑制が起こってしまったら，麻薬拮抗薬であるナロキソンを投与します．半減期が麻薬よりも短いため，0.1〜0.2 mg単回投与の後，持続投与を検討します．

まとめ ▶術後硬膜外鎮痛には局所麻酔薬と麻薬を併用しましょう．フェンタニル・モルヒネの特徴や副作用，目標鎮痛範囲を考えて薬剤選択・投与量の決定を行いましょう．

（廣木忠直・齋藤　繁）

●文献
1) Kanai A, et al. Pain Med. 2007；8：546-553.
2) Hurley RW, et al. Miller's Anesthesia 8th edition 2015；98：pp2974-2998.

COLUMN｜Bezold-Jarisch (BJR) 反射とは？

左心室内にある化学・圧受容体が作動することによる迷走神経の求心性線維を介した反射です．末梢血管拡張，徐脈，低血圧をきたします．循環血液量の減少が中等度（450〜650 mL）であるときはBJRの活動が抑制されて血圧が維持されます．一方，循環血液量の減少が高度（600 mL以上）であるときはBJRの活動賦活により血圧低下が生じます（下図）．

（門井雄司・齋藤　繁）

循環血液量の減少が中等度のとき（450〜650 mL程度）
↓
BJRの求心性活動低下
↓
心抑制系活動低下
血管運動中枢抑制
↓
交感神経出力上昇
レニン放出
↓
血圧上昇

循環血液量の減少が高度のとき（600 mL以上）
↓
BJRの求心性活動賦活
↓
心抑制系活動賦活
↓
血管運動中枢抑制亢進 → 徐脈
↓
交感神経出力減少
↓
末梢血管抵抗低下
↓
血圧低下

（Campagna JA, et al. Anesthesiology. 2003；98：1250-1260より改変）

Question 19 子どもの点滴を上手にとるコツは？

はじめに

　麻酔科医にとって点滴確保は，かならず身につけなければならない手技です．特に小児点滴確保は，治療の際必ず重要な課題として問題となってきます．小児の点滴が難しい理由は多岐にわたりますが，点滴確保を困難にしている原因を一つずつ解決していけば成功率は上がります．

末梢静脈ライン確保困難の原因と解決法

　ライン確保の中で，最も基本的な手技ですが，小児では頻繁に挿入困難を経験します．その理由は，体が小さい，血管が細い，体表面からは確認できない（見えない）ことです．手術室および救急外来での小児患者に対する末梢静脈ラインの初回挿入成功率は73〜81％といわれています[1]．挿入困難因子を大別すると，①**術者による因子（経験が少ない）**，②**患者による因子（成人に比べ体が小さい，血管が細い，体表から確認できない，安静にできないなど）**，③**社会的な因子（子どもは症例数が少ない）**があげられています．これらを順に解決していきます

1）術者による因子・社会的な因子

　①では麻酔ナースによる静脈ライン挿入が麻酔科医や外科医よりも挿入の成功率が高く挿入時間が短いという報告[1]がありますが，これは，欧米では麻酔ナースによる末梢静脈ライン確保が一般的であり経験の少ない麻酔科医や外科医よりも多くの挿入経験を持つナースのほうが技術的に優れているということを表しています．すなわち数多く経験することが一番の解決法です．これは③の社会的な因子にもいえることです．経験不足はその他の原因を解決することで補えます．

2）患者による因子

　②の患者因子では低年齢の患者では成功率が低く，挿入時間が長い，また頭頸部・脳神経外科領域の手術を受ける患者は，成功率が低く，挿入時間が長いという報告[1]がありますが，これは頭頸部・脳神経外科領域の患者は先天的な奇形のため四肢の異常があることが多い，また静脈が体格に比べさらに細い患者が多いなどの患者因子が含まれています．その他の患者因子では一般的に挿入困難と認識されている肥満・皮

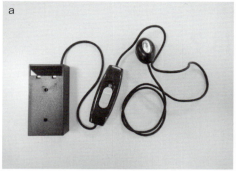 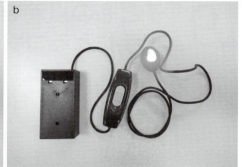

図1 LEDライト

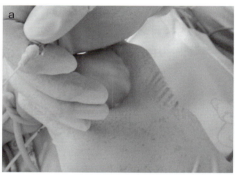 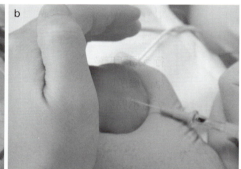

図2 LEDライトの使用法
背面から静脈を透かすように使用．

膚の色などは有意差がないという報告もあります[1]．解決策としてあげられるものは，可視化することです．中心静脈ライン確保では，いまや必須となっている超音波ガイドも正中静脈など深部にあり体表からは確認しづらい静脈には有効です．Hosokawaらの報告[2]によると2歳以下の患者ではLEDライト（図1）を使用した患者群が非使用群に比べ有意に成功率が高く，また挿入時間を短くするとしています．一般的にはLEDライトは患者の四肢の穿刺部の背面から静脈を透かすように使用します（図2）．LEDライトは穿刺部の背面から光を当てるため患者の組織が厚くなると，すなわち体が大きくなってくると静脈が見えづらくなります．具体的には体重が5 kg以上では使用しづらくなってきます．細くて見えにくい血管をさまざまなデバイスを使用することで可視化すれば，挿入困難を緩和することができます．

また，麻酔導入では吸入麻酔による鎮静下での末梢静脈ライン確保が一般的でありますが，手術室以外の場所，すなわち手術を受ける患者以外でも笑気やミダゾラムに

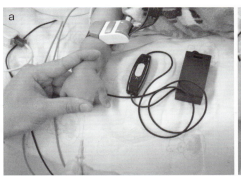 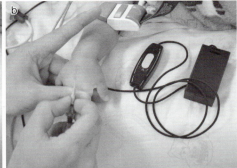

図3 穿刺の実際

よる鎮静が静脈路確保に有用であるという報告[3]もあります．鎮静は，自分では安静が保てない小児患者に対し，患者の安静目的に行う行為です．痛みを緩和する目的で行う局所麻酔薬の塗布は挿入困難の改善には効果がないという報告があります．これは，局所麻酔薬の塗布では穿刺の痛みが取れていないということと，痛みが緩和されても小児患者が安静にできるわけではないという両方を表していると考えられます．

穿刺の実際

　手背を穿刺する場合は示指と中指で手首を挟んで固定し（図3），親指で穿刺部の手前を牽引して皮膚に緊張を作ることが最も重要です．穿刺針は皮膚にほぼ平行で血管の走行に重ねて穿刺し徐々に針を進めていきます．成人のときよりも少しずつていねいに針を進めることがだいじです．他の部位を穿刺する場合も同様に，穿刺部をいかに固定し，皮膚の緊張をうまく作り出すかが一番のコツだといえます．また針の先端が血管を捉え穿刺針の内筒に逆血が確認できたら1mm程度推し進めます．この際，針を180度回転させベベルを下向きにさせると血管の後壁を破りにくいという意見もありますが筆者は選択していません．また，このとき，針の角度は血管に全く平行になるようイメージしながら進めることが大事です．その後内筒を抜去し外筒内に逆血があれば外筒を推し進めていきます．外筒が血管内であればスムーズに進んでいきます．先端が血管内になければ抵抗があり進んでいきません．まれに新生児・乳児で血管外組織が疎な場合には血管外にもかかわらず外筒が比較的スムーズに進んでいく場合がありますが，輸液ラインを繋いで良好な滴下がない，もしくはシリンジなどによるテスト投与で抵抗があるなどの兆候で判別できます．また外筒を進めていく場合には皮膚に緊張をかけすぎると血管が押しつぶされうまく進まないことがあるので図3bのように皮膚の緊張を多少緩和しても構いません．

▶末梢静脈路確保は避けて通れない関門です．小児は経験数を得るのが難しいですが，さまざまなデバイスを駆使することで経験値を補えますので個々の症例をだいじにすることが必要です．

（金澤伴幸・岩崎達雄）

● 文献
1) Cuper NJ, et al. Paediatr Anaesth. 2012：22（3）：223-229.
2) Hosokawa K, et al. Acta Anaesthesiol Scand. 2010：54（8）：957-961.
3) Ekbom K, et al. Arch Pediatr Adolesc Med. 2011：165（9）：785-791.

Question 20
小児はどのくらいの時期からラリンジアルマスクによる管理が可能ですか？

はじめに

　ラリンジアルマスクをはじめとする声門上器具（supraglottic airway devices：SGA）は，体重を目安とした各種サイズがあります（表1）．適応としては新生児から使用できるものもあり，小児でも細い気管を刺激することなく呼吸管理が可能です．また，成人と同様に困難気道の気道確保器具として有用です．

　小児の気道の解剖学的特徴として，頭が大きい，舌が大きく口腔内スペースが小さい，喉頭の位置が高いなどがあげられます．多くの小児用SGAは成人と同じ形状がそのまま小さくなっているため，成人よりもフィットの満足度は必ずしも高くないことが考えられます．リークがある状態で陽圧換気にすると胃送気になる可能性がありますが，メーカーやサイズによっては胃管を挿入できないタイプもあります．SGAを比較した報告はありますが[1~3]，小児専門の施設にアンケートを行った結果，回答を得られた11施設の現状を表にまとめました（表2）．

　実際にどのくらいの時期からSGAによる管理が可能であるかは，術者の理解や麻酔科医の好みや習熟度，患者側の要因もあるため，明確ではありませんが，おおまかに以下のように考えています．

麻酔中の気道確保器具として

　小児に慣れた施設，使用者であれば各デバイスの適応体重を満たす症例で使用可能と考えます．体重5 kg以上あればおおむね安定して使用できることが多いようです．

　小児に慣れていない施設，使用者では1歳未満の乳児での使用は慎重に選択し，フィットに不安があれば迷わず気管挿管できる体制を確保しておくことが必要です．1歳以上，体重が10 kg以上あれば成人とさほど変わらず安定して使用できます．啼泣により分泌物が増加するため，麻酔導入時に泣かないように配慮します．また，小児は用手換気により容易に胃送気されやすいため，胃の減圧のためのドレナージチューブが挿入可能なサイズが使用できればより不安は少なくなります．

　気管チューブよりもシャフトが太く，可動性に欠けることから体位や術式も考慮して使用する必要があります．小児麻酔になれていなければ体位は仰臥位で麻酔科医が

表1 各種SGAの適応体重と特徴

	新生児♯1	乳児♯1.5	小児♯2	♯2.5	♯3	胃管	MRI
ProSeal™	新生児〜5	5〜10	10〜20	20〜30	30〜50	○	
i-gel	2〜5	5〜12	10〜25	25〜35	30〜60	○(♯1以外)	○
Auraonce	<5	5〜10	10〜20	20〜30	30〜50		○
Classic™	新生児〜5	5〜10	10〜20	20〜30	30〜50		
SUPREME®	新生児〜5	5〜10	10〜20	20〜30	30〜50	○	
Air-Q®	<7	7〜17	17〜30	40〜50	50〜70		○
Fastrach™	なし	なし	なし	なし	30〜50		
Flexible™	なし	なし	10〜20	20〜30	30〜50		

表2 SGAアンケート結果

施設	主なデバイス	他のデバイス	使用症例	体重の目安	抜去タイミング
1	Proseal	Classic	乳児以上	5 kg以上	深麻酔
2	Proseal, AirQ		乳児(6ヵ月)以上	5 kg以上	Sevo 0.3%
3	Proseal, Flexible	Air-Q		5 kg以上	麻酔下
4	Proseal	i-gel, Air-Q, Ambu	新生児(困難気道)以上		深麻酔
5	Ambu	Proseal	6ヵ月以上		深麻酔
6	Classic, Proseal			10 kg以上	それぞれ
7	Classic, Proseal, Supreme, i-gel, Air-Q		新生児以上	7 kg以上	麻酔下
8	i-gel		3 kg(困難気道)以上	5 kg以上	それぞれ
9	Proseal	i-gel, Air-Q	新生児(困難気道)以上	5 kg以上	深麻酔
10	Proseal, Flexible			8 kg以上	それぞれ
11	Proseal	i-gel	乳児以上	10 kg以上	それぞれ

頭側に位置でき，頭部の位置を変えない術式から使用します．頭頸部の手術ではシャフトの向きにも配慮し，術者の理解を得ておく必要があります．気管を刺激することなく自発呼吸の温存ができる利点もありますが，シールが良いデバイスもあり，自発呼吸を温存することなく，筋弛緩を用いて調節呼吸で管理することも可能になっています．自発呼吸を残して管理する場合は死腔を考えて麻酔回路や人工鼻を選択します．小児は上気道感染を発症していることが多く，気道刺激の少ないSGAは軽症の

ときには有用ともいえますが，分泌物が多い状態での使用は慎重に選択します[4]．SGAの挿入手技自体はさほど困難ではありませんが，喉頭痙攣を防ぐためには十分な麻酔深度が必要です．開口が小さい，年齢によっては乳歯の動揺の可能性があることには注意が必要です．

小児は頭部が大きく，下顎を引いた姿勢になるため，SGAが抜ける方向に力が加わったり，換気量が不安定になることがあります．必要に応じて肩枕を挿入すると安定することもあります．また麻酔回路の向きや重量によって容易にずれることもあるため，固定には気をつける必要があります．（抜去のタイミングはQ61を参照）

特殊な症例の気道確保器具として

小顎でマスク換気が困難な症例，気道確保困難な症例では積極的にSGAが選択されます[5]．場合によってはSGAで気道確保した後，気管支鏡を用いて気管挿管をすることも可能ですし[6,7]，換気が可能であれば気管切開も安定した呼吸状態で行うことができます[8]．気管狭窄症例で気管挿管を避けたい症例，気管支鏡で自発呼吸下に声門周囲の観察をする症例でも有用です．まれな疾患ではありますが，喉頭気管食道裂など気道の奇形があり自発呼吸を維持する必要がある症例でも有用で，このような症例では5 kg以下でも使用することがあります．

▶小児のラリンジアルマスク（SGA）は，慣れていれば体重5 kg以上で，10 kg以上あれば安定して使用できます．

（名和由布子）

● 文献
1) Sanket B, et al. AANA J. 2015：83（4）：275-280.
2) Kim H, et al. Korean J Anesthesiol. 2014：67（5）：317-322.
3) Mathis MR, et al. Anesthesiology. 2013：119：1284-1295.
4) von Ungern-Sternberg BS, et al. Anesthesiology. 2007：107：714-719.
5) Infosino A. Anesthesiol Clin North America. 2002：20：747-766.
6) Selim M, et al. Can J Anaesth. 1999：46：891-893.
7) Hasan MA, et al. Anesthesia. 1994：49：1031-1033.
8) 香川哲郎ほか．日臨麻会誌．2011：31：923-930.

Question 21　小児人工呼吸時の適切な呼吸回数は？

はじめに

　小児患者の特徴は新生児から学童まで幅広く，成人との一番大きな違いは身長・体重のバリエーションが多いことです．それぞれの年齢層に合わせ，かつ個人差に合わせた呼吸器の調節が必要となります．

小児の呼吸回数に関する生理学

　小児の人工呼吸を行う場合，まず理解しておかないといけないことは小児の呼吸生理学です．小児は成人に比べ呼吸回数が多い（表1）のは誰もが知っていることですが，それはなぜでしょうか．小児は成人に比べ酸素消費量が多く（成人：3.5 mL/kg/分，に対し新生児・乳児：6～8 mL/kg/分と約2倍），全身に十分な酸素供給を行うためには，成人よりも多くの分時換気量を必要とします．またその際1回換気量を増やすのではなく呼吸回数を増やすのはなるべく呼吸仕事量を少なくするためです．呼吸仕事量は吸気流速に対する仕事量と胸郭の弾性力に対する仕事量がありますが，少ない回数で換気量の大きな呼吸をする場合，胸郭を持ち上げることに対する仕事量が極端に大きくなってしまいます．逆に呼吸回数が増えるほど吸気流速は速くなりそれに対する仕事量は大きくなるので極端に呼吸回数が増えると吸気流速に対する仕事量が大きくなりすぎてしまいます．したがって，自発呼吸時にはある程度呼吸回数を増やしてバランスをとっているわけです．

麻酔中の人工呼吸

　次に麻酔中の人工呼吸を考えます．麻酔中の多くは筋弛緩薬を使用することで不動化を得ていると思います．筋弛緩を用い不動化することで呼吸生理学は大きく変わります．鎮静・筋弛緩下に人工呼吸を行う場合は先ほど述べた呼吸仕事量を考える必要はなくなります．なぜならすべての仕事量を人工呼吸器が背負ってくれるからです．その代わりに犠牲になることもあります．麻酔・筋弛緩により胸郭を支持する力は消失し，適切な換気量や呼気時の陽圧を保っていなければ肺胞は容易に虚脱します．麻酔中の人工呼吸で必ず考えるべきことは，適切な酸素供給を行うこと，適切な二酸化

表1 年齢相当の機能的残気量(functional residual capacity：FRC)と呼吸回数

年齢	1週齢	1歳	3歳	5歳	8歳	12歳	15歳	21歳
身長(cm)	48	75	96	109	130	150	170	174
体重(kg)	3.3	10	15	18	26	39	57	73
FRC(mL)	75	263	532	660	1,174	1,855	2,800	3,030
FRC(mL/kg)	25	26	37	36	46	48	49	42
f(回数)	30	24	22	20	18	16	14	12

炭素の排泄，過度の吸気圧に伴う肺障害を避けること，肺胞の虚脱を防ぐことです．近年成人では少ない換気量で管理するほうが術後肺合併症を少なくするという研究が多くなされていますが小児においてはその根拠はありません．小児麻酔の成書では1回換気量は10〜15 mL/kg程度が勧められています．少なくとも7〜10 mL/kg程度の換気量を保っていないと肺胞は徐々に虚脱していくと思われます．これは月齢が小さい乳児・新生児ほど，また未熟児であるほど顕著にみられます．その際には適宜肺のリクルートメントが必要になります．また肺胞の虚脱を防ぐためには適切なPEEP (positive end expiratory pressure)を使用することは必須です．これらを保ったうえで，適切な酸素化，適切な血中二酸化炭素濃度(呼気終末二酸化炭素濃度で35 mmHg前後)が保てるように呼吸回数を設定します．近年では小児でもカフ付き気管チューブの使用が容認されており，呼気終末二酸化炭素濃度をある程度の指標にできるようになっています．実際の臨床では，まず年齢相当の生理的な呼吸回数からやや少ない回数の間で設定し，あとは随時臨床症状にしたがって調節することになります．

　呼吸回数を設定するときにもう一つ気をつけることがあります．それは吸気時間を確実に確保するということです．小児では呼吸器の設定を従圧式にすることが一般的です．従圧式の呼吸器設定では吸気のプラトー圧を保つことで換気量を得ますので，十分な吸気時間がとれていないと同じ圧設定でもプラトー圧時間が短くなり必要な換気量が得られませんが，麻酔器に組み込まれている呼吸器では吸気時間を設定できないものが多くあります．その際はI/E比(吸気時間と呼気時間の比)と呼吸回数で吸気時間が決まりますので，同じI/E比のまま呼吸回数を増やすことで吸気時間が短くなり換気量が減少するという事象が起こります．したがって呼吸回数を変えた場合には換気量に変化がないか確認する必要があります．

以上のことに気をつけながら酸素化・二酸化炭素の排泄が保たれるよう呼吸回数を決定します．

 ▶呼吸数を考えるときに，自発呼吸中・人工呼吸中それぞれの環境下での生理学を理解することは必須条件です．病態生理学を理解できればおのずと答えは導かれます．

（金澤伴幸・岩崎達雄）

COLUMN　専門医制度が変わるのですか？

　専門医が十分な知識と技量を有し，それを維持することを目的として，麻酔科に限らず19の専門領域において2019年度より新専門医制度となります．具体的には，これまで学会主導であった専門医認定を日本専門医機構という組織が行うことになります．これまで，麻酔科専門医へ申請するためには認定医取得から2年以上経過していること，臨床業務（手術麻酔，救急集中治療，ペインクリニック，緩和医療）へ従事していること，学術業績（学会参加や論文発表）を一定以上有すること，ACLSを受講することが，その条件でした．今後は小児麻酔，心臓血管麻酔，帝王切開，呼吸器外科麻酔，脳神経外科麻酔などの特定の症例を一定数経験することが必要となります．また，専門医の更新には，共通領域講習（倫理，安全，感染）のほか，麻酔科領域講習を一定数受講する必要があります．

（平田直之）

Question 22　血液ガス分析で酸素化の良し悪しはどう判断するのですか？

はじめに

　全身麻酔中の呼吸状態の評価やICUでの重症患者管理のために血液ガス分析がしばしば行われます．この検査で最も注目すべき項目はたった3つしかありません．それは**pH**，**動脈血酸素分圧（PaO_2）**，**動脈血二酸化炭素分圧（$PaCO_2$）**です．私たちはこれらの項目から酸塩基平衡異常の有無，酸素化の状態，換気の状態について知ることができます．特にPaO_2は肺による酸素化の良否を判断するために有用な指標です．

酸素化の善し悪しはP/F ratioで判断する

　PaO_2は動脈血中に直接溶存する酸素の分圧を示した値です．血中の酸素のほとんどはヘモグロビンと結合した形で存在しています．具体的な数値では，動脈血100 mL中にヘモグロビンと結合した酸素として約20 mL，直接溶解した酸素として約0.3 mLが存在するといわれています．血中にほとんど存在しない直接溶解した酸素の分圧を測定して意味があるのかと思うかもしれませんが，酸素分圧が高いほど動脈血酸素飽和度（酸素と結合したヘモグロビンの割合）も高くなる関係があるため，酸素化の指標として用いられています．この関係は図1に示した酸素解離曲線によって説明されます．

　基準値の範囲は80〜100 mmHgと幅があります．若年者ではほぼ100 mmHgになりますが，高齢になるにつれ大気吸入下のPaO_2は低下することが知られており，60歳で約90 mmHg，100歳で約80 mmHgがおよその目安になります．加えて喫煙歴や肥満，慢性呼吸器疾患などの併存により低い値になることもあり，注意を要します．

　では，仮に患者AでPaO_2が80 mmHg，患者Bでは120 mmHgだったとしましょう．どちらの患者の酸素化が良いと考えますか？答えは，「これだけの情報ではわからない」です．なぜなら，PaO_2の値は測定時の吸入酸素濃度（FiO_2）が何%かを加味したうえで判断するべきだからです．このため，PaO_2をFiO_2で除した値である**P/F ratio（ピーエフレシオ）**を酸素化の指標として用いるのが一般的です．この値が高いほど酸素化は良いと判断します．

　　P/F ratio ＝ PaO_2/FiO_2

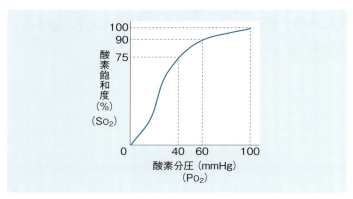

図1 酸素解離曲線

表1 酸素流量と吸入酸素濃度のおよその関係

鼻カニュラ		簡易酸素マスク		リザーバーマスク	
酸素流量	FiO_2 (%)	酸素流量	FiO_2 (%)	酸素流量	FiO_2 (%)
1	24	5〜6	40	6	60
2	28	6〜7	50	7	70
3	32	7〜8	60	8	80
4	36			9	90
5	40			10	>90

　P/F ratioの基準値はおよそ350〜500とされています．健常人では400以上になることが多いです．2011年に発表された新しいARDSの診断基準であるベルリン定義[1])ではP/F ratioが基準の一つになっており，P/F ratio < 300 with PEEP ≧ 5 cmH_2O，< 200 with PEEP ≧ 5 cmH_2O，< 100 with PEEP ≧ 10 cmH_2Oがそれぞれmild, moderate, severe ARDSの条件となっています．ただし，上記の診断基準にもあるようにP/F ratioはPEEPを加味した基準ではないという欠点もあるため，酸素化の判断には付随されたPEEPの値も参考にすべきでしょう．

　通常，臨床の現場では鼻カニュラ，簡易酸素マスク，リザーバーマスクといったさまざまな形で酸素療法が行われています．表1は各デバイスの酸素流量と吸入酸素濃度の関係について示したものです．P/F ratioを評価するためにこれらの関係も把握しておくとよいでしょう．

▶血液ガス分析から酸素化の良否を判断するにはP/F ratioが有用です．

（君島知彦）

● 文献
1) ARDS Definition Task Force. JAMA. 2012：307：2526-2533.

Question 23 内頸静脈以外の中心静脈ラインの選択は？

はじめに

右内頸静脈穿刺が第一選択でしょうが，他部位の選択を迫られた際には以下を留意したいです．

左内頸静脈の是非

①右と比べて径が細い，②トレンデレンブルグ体位をとっても径が大きくならない，③胸管損傷[1]の危険という点が欠点としてあげられます．また，左手での穿刺手技は非常に困難です．うまく穿刺できてもガイドワイヤーを腕頭静脈との吻合部で90度程度右への屈曲が必要です．原則は，別部位を考えたいです．

鎖骨下静脈，大腿静脈，上腕静脈の利点と欠点

鎖骨下静脈は，血気胸の合併症が多く，動脈穿刺した場合には止血が困難になります[1]．一方，感染症について考慮すれば，当静脈が推奨されます[2]．したがって，安全性に考慮し**超音波ガイド下**[3]をお奨めします．2015年のメタ解析[4]によれば，超音波ガイド下が合併症頻度を有意に減少させています．図1[5]のようにニードルガイドを使用[3]すれば，さらに安全性は高まると思われます．

大腿静脈は，重大な合併症は少ないものの血栓形成率[6]および感染率が高いため他の部位が選択できない場合に限定すべき[7]とされています．

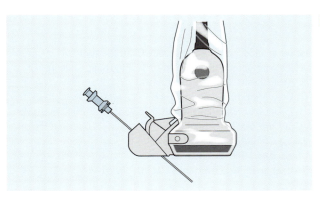

図1 ニードルガイドを併用した際の模式図

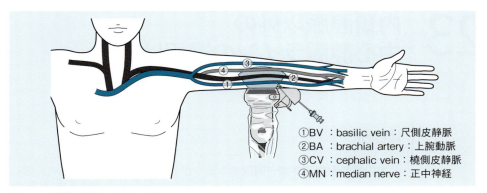

①BV：basilic vein：尺側皮静脈
②BA：brachial artery：上腕動脈
③CV：cephalic vein：橈側皮静脈
④MN：median nerve：正中神経

図2　上腕動静脈の走行と部位

　続いて**上腕静脈**についてです．肘静脈を穿刺する方法は，以前より行われており，留置カテーテルのことを**末梢穿刺静脈カテーテル（peripherally inserted central catheter：PICC）**といいます．本法は，①重大な合併症を回避でき，②感染率は鎖骨下静脈と同等[8]であるといわれています．上記のガイドライン[2]において安全性を考慮した場合に推奨されています．実際の穿刺は，肘正中皮静脈，尺側皮静脈および橈側皮静脈からです．肘正中皮静脈は，直視でき安全性は高いですが肘を曲げると輸液速度が減少し，静脈炎を起こしやすいといわれています．尺側皮静脈は径が太く直線的に腋窩静脈となりますが，神経が並走しているため**超音波ガイド下**[9]が安全で確実です（図2）．橈側皮静脈は，T字型に腋窩静脈と合流することがあります．右手アプローチは35から40 cm，左手アプローチは40から45 cm程度の留置となり，穿刺の際は手を90度外旋して行うとよいです．

▶温故知新の言葉に象徴されるようにPICCは新たな選択肢となりえるものと考えます．是非とも覚えたいものです．

（枝長充隆）

● 文献
1）http://www.anesth.or.jp/guide/pdf/kateteru_20090323150433.pdf
2）https://www.jspen.jp/wp-content/uploads/2014/04/201404QR_guideline.pdf
3）Maecken T, et al. Anaesthesia. 2015：70：1242-1249.
4）Jiang L, et al. Crit Care Med. 2015：43：e474-475.
5）http://www.jsir.or.jp/docs/seminar/25_2/hinto25_2_1.pdf
6）Lorente L, et al. Crit Care. 2005：9：R631-635.
7）Trottier SJ, et al. Crit Care Med. 1995：23：52-59.
8）Safdar N, et al. Chest. 2005：128（2）：489-495.
9）Moraza-Dulanto MI, et al. Enferm Clin. 2012：22（3）：135-143.

Ⅲ章 応用編

ここまでわかれば
専門医レベルの Q&A

Question 24 術前検査は，どこまで必要ですか？

すべての患者にスクリーニング検査を行う意義はあるか？

通常，全身麻酔が予定されている患者の術前検査としては，血液・生化学検査，尿検査，心電図検査，胸部単純写真撮影および呼吸機能検査などがルーチンに行われ，硬膜外麻酔や脊髄くも膜下麻酔が必要な場合には凝固系検査や腹部単純写真撮影が追加されます．しかし，**合併症のない70歳未満の成人に対しては，これらのスクリーニング検査を施行しても，その結果が術式や麻酔法に影響を及ぼす可能性は低く，施行しなかった場合と比較して周術期合併症の発生率は変わらない**[1, 2]ことが明らかになっています．これは，健康な小児に対しても同様です[3]．また，これらのスクリーニング検査は医療費を増大させるだけでなく，患者に対しては検査に対するストレスや経済的負担を，医療従事者に対しては業務負担を増加させるなど，さまざまな問題があります．

心疾患を合併した非心臓手術症例の術前検査

それでは，術前に問題が明らかとなっている症例についてはどうでしょうか？ 周術期に生命にかかわる状態に陥る可能性のある合併症に心疾患があります．心疾患を合併した非心臓手術症例についての管理については，2014年にACC/AHAが発表した「非心臓手術患者の周術期心血管系評価と管理ガイドライン」[4]のアルゴリズム（**図1**）が参考になるでしょう．そこでは運動負荷能力（metabolic equivalents：METs）を指標としており，4 METs（階段を2階まで上がれる，30分の庭掃除が行えるなど）以上であれば問題ないとされています．4 METsを保てない場合は，検査結果が治療方針や周術期管理に影響すると考えられる場合のみ追加検査を行います．**術前の胸壁エコーによる左室収縮機能評価の有用性は低く，安静時/運動負荷時の12誘導心電図およびドブタミン負荷エコー，負荷シンチが推奨されています．**

術前のスクリーニング検査をなくせるか？

スクリーニング検査をなくすためには術前検査について麻酔科医と外科医との間でコンセンサスを確立させることが必要です．しかしながら，両者が必要な検査の選択

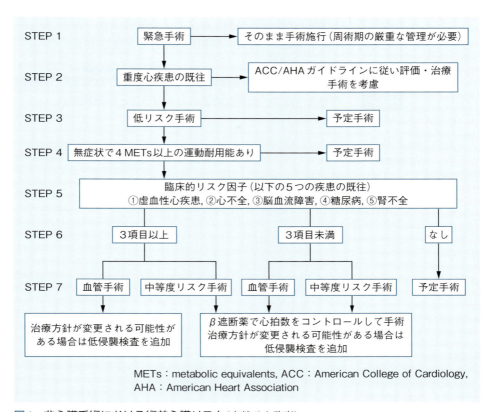

図1 非心臓手術における術前心臓リスク（文献4）を改変）

について完全に同一の見解を持つことは困難です．外科医が健康と判断した症例でも，麻酔科医のほうで追加検査が必要と考えた場合には手術延期を考慮しなければならない場面もあるでしょう．結局，スクリーニング検査をルーチンに施行したほうが手間を省けるということになるかもしれません．もちろんスクリーニング検査を行うことにもメリットはあります．何らかの合併症が生じた場合，コントロールとなる術前のデータはその後の治療の重要な指標となります．また，術前診察を行った医師とは別の医師が麻酔を担当することも多く，その場合にはスクリーニング検査は患者状態を迅速に把握するために役立つでしょう．

安全で効率的な術前検査

術前診察においては，本来，術前の詳細な病歴聴取と注意深い身体診察こそが重要であり，これらを入念に行ったうえで，術式，麻酔法を考慮して必要と考えられる検査のみを施行すべきです．しかし，施設のさまざまな事情により，それが困難な場合

もあります．少なくとも重篤な合併症を有する症例は早い段階でコンサルテーションしてもらい，入念な診察のうえ，早期に検査内容を確定すべきです．

 ▶安全で効率的な術前検査を行うためには，病歴聴取や身体診察を入念に行ったうえで，必要な検査のみを行うことが理想です．

（新山幸俊）

● 文献
1) Johnson RK, et al. Anaesthesia. 2002；57：914-917.
2) Joo HS, et al. Can J Anaesth. 2005；52：568-574.
3) Patel RI, et al. J Clin Anesth. 1997；9：569-575.
4) Fleisher LA, et al. Circulation. 2014；130：e278-e333.

Question 25 術前診察時のリスク評価は，どうしているのですか？

リスク評価にはどんなものがあるのでしょうか？

手術前の麻酔リスク評価によって準備するモニタリング，使用すべき薬剤や麻酔方法が変わります．それだけでなく，評価のいかんで麻酔可能かが判断されるため，非常に重要で慎重を要する業務の一つです．

どのようなアプローチで行うかのマニュアルはありませんが，①身体所見によるリスク評価，②合併症を元にしたリスク評価，そして③手術に対するリスク評価を総合して判断することがよろしいかと思います．

身体所見によるリスク評価

特に注視すべきは，気道評価でしょう．つまり，マスク換気や気管挿管が可能かを判断することです．換気困難の独立予測因子として，57歳以上，body mass index 30 kg/m^2 以上，顎髭，下顎可動域制限，いびき，Mallampati 分類ⅢかⅣがあげられています[1]．一方，気管挿管に関してLEMONの法則[2]がありますが，実際には予測不可能なことが多く，将来的により精度の高い客観的評価が望まれます．

問診で重要な身体所見では，発熱があります．37℃台では，非常に判断に苦慮すると思いますが，風邪症状の強さ，手術侵襲度の度合い，採血結果および併存症を考慮して総合的に判断すべきです．原則的に上気道症状がある際は，手術を2週間延期する[3]ことが望ましいです．

また，アレルギーの有無，特に手術中の使用頻度が高い抗生物質，輸血製剤，局所麻酔薬，鎮痛薬，消毒薬，ラテックスに関して確認が必要です．

合併症によるリスク評価

主に①循環器系，②呼吸器系，③代謝内分泌系，④神経系の評価が必要となります．①については，4 METsの運動耐容能があるかを問診で確認し，非心臓手術の心血管イベント予測としてrevised cardiac risk index[4]を用います．②では，問診にてHugh-Jones分類による5段階評価をします．脳梗塞などで歩行困難な方に対しては，症状，画像，血液ガス分析および呼吸機能検査によって評価すべきです．COPDにおいては，

表1　frailtyの評価

食事	介助なしに食事が摂れるか
入浴	介助なしに入浴できるか
着替え	介助なしに着替えが可能か
移動	介助なしに移動できるか
排泄	介助なしにトイレで排泄可能か
失禁	便所自制が可能か
独歩	介助なしに6秒以内に5m歩行可能か

7因子のうちいくつの因子が不可能かで評価する．

1秒率のみだけでなく1秒量が病期分類[5]にあり，リスク評価に役立ちます．

③では，世界中で患者が増えている糖尿病に注視すべきで，心血管イベントと関連するからです．定期手術の場合は，術前空腹時血糖を140 mg/dL以下，食後2時間値を200 mg/dL以下にすることが求められます[6]．

④は，麻酔法選択に影響するしびれや麻痺がどの原因から発症したものかを確認しなければなりません．

手術内容によるリスク評価

心合併症率からみた低リスクから高リスクまでの非心臓手術が分類[7]されています．一方，心臓血管手術においてはEuroスコア，STSスコア，Japanスコア[8]が使用されます．また，最新の弁膜症ガイドラインでは，frailty（弱さ）[9]が手術リスクを決める重要な因子（表1）となっています．

▶すべてのリスクを総合して判断し，最終的に米国麻酔科学会術前状態分類（ASA-PS）ⅠからⅤで評価を行い，予定通りに手術が可能か，再検査が必要か，危険性が高いため内科的処置に移行するかを判断してください．

（枝長充隆）

● 文献
1) Kheterpal S, et al. Anesthesiology. 2006；105：885-891.
2) Soyuncu S, et al. Am J Emerg Med. 2009；27：905-910.
3) Nandwani N, et al. Br J Anaesth. 1997；78：352-355.
4) Lee TH, et al. Circulation. 1999；100：1043-1049.
5) Kankaanranta H, et al. Basic Clin Pharmacol Toxicol. 2015；116：291-307.
6) 日本糖尿病学会編．糖尿病専門医研修ハンドブック（改訂第6版）．2014, p316.
7) Fleisher LA, et al. Circulation. 2007；116：e418-499.
8) http://www.j-circ.or.jp/guideline/pdf/JCS2012_ookita_h.pdf.
9) Nishimura RA, et al. Circulation. 2014；129：e521-643.

Question 26

糖尿病患者は，どの指標がどこまでコントロールされていれば麻酔が可能でしょうか？

血糖コントロールの指標

　血糖コントロールの指標としては，空腹時血糖値，食後2時間血糖値，HbA1cがよく用いられます．HbA1cの半減期は約30日間で，過去1，2ヵ月間の平均血糖値を反映します．HbA1c値にはJDS（Japan Diabetes Society）値とNGSP（National Glycohemoglobin Standardization Program）値がありますが，本項では国際標準値であるNGSP値で記載します．HbA1cは血糖値の変化より遅れるため，急激に血糖値が変化した場合，血糖値と解離を示します．網膜症，腎症，神経障害などの細小血管症を抑制するためには空腹時血糖値およびHbA1c値の是正が重要であり，脳血管障害，虚血性心疾患，閉塞性動脈硬化症などの大血管症を抑制するためにはさらに食後高血糖値の是正も必要とされています．

糖尿病患者に対する血糖コントロール目標（糖尿病診療ガイドライン）

　糖尿病学会が提唱する糖尿病診療ガイドライン[1]では，血糖コントロール目標はHbA1c＜7.0％とし，対応する血糖値としては，空腹時血糖値＜130 mg/dL，食後2時間血糖値＜180 mg/dLを目安としています．また日常臨床においてHbA1c 6.0％，8.0％という数値も血糖コントロールの有用な指標としています．HbA1c＜6.0％は，罹病期間が短く心血管系に異常がない若年者の目標値です．HbA1c＜8.0％は，低血糖その他の理由で治療強化が難しい場合においても最低限達成が望ましい目標値とされ，この数値を達成できなければ治療法の変更を考慮します．高齢の糖尿病患者では，年齢と罹病期間，合併症の状態を勘案し，血糖コントロールを緩めることもありますが，HbA1c＜8.0％を達成することが目標です．また，心血管障害を有する患者に対しては，低血糖を避け徐々に血糖を低下させることが重要です．

術前高血糖のリスクと手術患者に対する術前血糖コントロール目標

　術前の血糖値やHbA1cが高値を示す患者は，血糖値が正常な患者と比べて，非心臓手術，心臓手術，待機手術，緊急手術にかかわらず，死亡率，呼吸合併症，SSI（surgical site infection）を含む感染症，心筋梗塞，急性腎障害などの術後合併症が増

加し[2,3]，入院期間も長くなります．

術前の高血糖やHbA1c高値のコントロールでこれら合併症の発生が低下することが期待されますが，術前血糖管理と予後に関し比較検討した介入研究がないため，手術延期を考慮すべき術前の空腹時血糖値・HbA1c値，具体的な血糖コントロール改善の指標，手術延期期間などに関しエビデンスを伴った推奨はありません．

1) AAGBIが推奨する目標

AAGBI(The Association of Anaesthetists of Great Britain and Ireland)が2015年に発表した周術期の血糖管理に関するガイドライン[2,4]では，

術前HbA1c＞8.5％の場合やHbA1cの値にかかわらず低血糖性意識消失の既往がある患者は，手術予定前に糖尿病専門医にコンサルトを行う．

HbA1c＞8.5％の場合は，血糖値コントロールが改善するまで，待機手術を延期する．

血糖値コントロール不良の原因である感染症に対する手術や，準緊急手術のように術前に十分血糖値をコントロールできない症例に対しては，患者にリスクを十分に説明してから手術を施行すること

を推奨しています．また糖尿病患者に対する緊急手術では，

血糖値を随時測定し，高血糖値を示す場合には血液・尿中のケトン体を測定し，糖尿病ケトアシドーシスの合併に注意を払う．糖尿病ケトアシドーシスを合併した患者の手術は死亡率が高いため，可能な限り手術を延期する．

緊急手術を行う際には，インスリン投与，十分な補液，電解質補充を行い慎重に管理する必要がある

としています．

2) SAMBAによる提言

SAMBA(Society for Ambulatory Anesthesia)の日帰り手術患者に対する周術期の血糖コントロールに関する提言[5]では，

HbA1c＜7.0％，空腹時血糖値90〜130 mg/dLならびに食後血糖値＜180 mg/dLが望ましいが，術前血糖値が高くても長期間適切な血糖コントロールが行われている患者は手術施行可能である．

また，糖尿病ケトアシドーシス，高浸透圧高血糖症候群など重篤な代謝異常を合併した患者は手術延期すべきである．

慢性的に血糖コントロールが不良な患者では，合併疾患の有無と創傷治癒遅延などの外科的合併症の危険性を総合的に判断して決めるべきだとしています．

血糖コントロールの急激な是正や厳格すぎる血糖コントロールにより，心血管系合

併症や死亡率が増加しました[6]．特に血糖コントロール不良群（HbA1c＞8.0％）に対する厳格な血糖コントロールで死亡率が増加しました．術前血糖コントロールが不良でHbA1c高値を示す患者に対して，手術を延期してまでHbA1cを低下させることが，術後合併症などの有害事象を減らすことにつながるかどうかはわかっていません．

術前診察の注意点

糖尿病患者に対しては，糖尿病の種類（type I，type II，妊娠糖尿病など），罹病期間，治療内容，血糖値の推移を把握するだけでなく，微小血管症（網膜症，腎症，神経障害）や大血管症（脳血管障害，虚血性心疾患，閉塞性動脈硬化症）などの合併症に注意を払います．特に術前HbA1cが高値を示す患者は術後合併症の頻度が高いため，全身状態や合併疾患を把握し，必要あれば十分に精査したうえで麻酔計画をたてる必要があります．

▶糖尿病患者に対しては，HbA1cや血糖値だけでなく，全身状態や合併疾患を十分に把握したうえで麻酔計画を立てましょう．

（藤村直幸）

● 文献
1）日本糖尿病学会．科学的根拠に基づく糖尿病診療ガイドライン2013．日本糖尿病学会編．南江堂：2013：pp21-30．
2）Barker P, et al. Anaesthesia. 2015：70：1427-1440．
3）Sebranek JJ, et al. Br J Anaesth. 2013：111（S1）：i18-34．
4）Dhatariya K, et al. Diabet Med. 2012：29：420-433．
5）Joshi GP. Anesth Analg. 2010：111：1378-1387．
6）Action to Control Cardiovascular Risk in Diabetes Study Group, et al. N Engl J Med. 2008：358：2545-2559．

Question 27 子どもの発熱時に麻酔は可能ですか？

はじめに

　小児の発熱時の麻酔が可能かどうかは，その原因や状態によって判断する必要があります．外傷や消化管穿孔など緊急性のある手術であれば，当然のことながら発熱を理由に麻酔・手術を延期することはありません．予定手術であり延期が可能である場合には，本人の状態を評価し，家族および主治医とも相談のうえ，麻酔が可能か判断します．実際には体温が 38.0℃以上であれば延期を前提としながら麻酔の可否を検討することになります．

小児と発熱

　小児はよく熱を出しますが，その原因はさまざまです．感染症があれば基本的に体温は上昇します．感染症法では体温が37.5℃以上で発熱，38.0℃以上で高熱と定義されています．うつ熱は小児に特有で，体重当たりの体表面積が大きく，皮下脂肪が少ないため体温は容易に環境温に左右されます．成人ではあまりみられませんが，飲水制限による脱水や入院に伴う不安や環境の変化による緊張なども発熱の原因になります．生活リズムによる体温変化も顕著であり，啼泣や食後・授乳後には体温が上昇し，眠たくなると手足や頭皮の血流が増えて熱くなるため，体温測定時の状況も確認しておく必要があります．

感染症による発熱

　上記を除外した発熱の原因としては感染症によるものが考えられます．
　小児では上気道感染をはじめとする呼吸器感染症が多く，発熱に気道症状を併発している場合は延期が望ましいです[1,2]．小児は年に何回も呼吸器感染症を発症し，特に冬季に多くなります[3]．年少児は相対的な気道狭窄状態であり，予備力が少ないです．特に乳児は鼻呼吸が主体であるため鼻閉や鼻汁で哺乳障害から脱水になるなど重症化しやすいです．湿性咳嗽がある場合は気道粘膜の炎症は下気道に及んでいる可能性があり，麻酔の可否は慎重に判断する必要があります．インフルエンザなどの流行時期であれば接触歴も確認します．その他，小児に多い感染症としては中耳炎や尿路

感染症，髄膜炎も考えられ，訴えのできない年齢では上気道症状を認めない発熱では原因検索が必要になります．

麻酔の可否に迷う場合や症状によっては感染症の迅速検査や採血，画像検査などを依頼し，関連する診療科にコンサルトします．

小児の発熱と麻酔の可否

1）体温

体温としては38.0℃が基準となりますが，麻酔の可否の判断の明確な基準はなく，麻酔科医の診察に委ねられることが多いです．特に目立つ症状がなく，機嫌も悪くないようであれば脱水や環境温によるうつ熱が疑われる場合は脱水の補正や環境を整えて体温を再検します．

2）上気道症状の有無

上気道症状の有無は重要で，気道過敏性が亢進しているので周術期の合併症が多くなります[4,5]．もともと小児は喉頭痙攣のリスクは高いのですが，上気道症状がある場合の喉頭・気管痙攣の発生率は倍増し，低酸素血症になる頻度も高くなります[6,7]．特に1歳未満の乳児は予備力も小さく，気道に関する重篤な合併症の可能性があります．

3）麻酔・手術の種類に応じて考える

麻酔がマスク保持やラリンジアルマスクでの管理が可能で手術侵襲が少なく長時間手術でなければ，本人の状態と合わせて麻酔可能と判断することもあります[8]．全身麻酔や周術期のストレス，手術侵襲は免疫能を抑制するため，術後の上気道症状の増悪や肺炎につながる可能性もあり，基本的には延期が望ましいと考えます．しかしながら上気道症状を繰り返したり，入院の度に発熱するような症例もあるため，症状はあっても通常より状態がよいかどうか，感染初期なのか回復期なのかを確認します．実際に過去に延期されたことのある症例では同程度の症状であれば麻酔を行うこともあります．

4）家族への配慮

主治医には手術の緊急性，必要性を確認します．保護者は居住環境，同胞のケア，仕事の都合などもあるため，社会的背景も考慮せざるをえないこともあります．もちろん患児本人の状態による判断が優先されますが，延期の必要性や延期しない場合の合併症など，十分な説明のうえ保護者の納得も必要です．

麻酔の延期期間：どれくらい延期するのか？

発熱により，麻酔を延期した場合は次回までどれくらいの期間延期するのか，と主

治医や保護者から質問もされることも多いです．上気道症状がなく，他の感染徴候がない場合は解熱時に再度診察を行います．上気道以外の感染による発熱であれば可能なら原因の治療を待ちます．尿路感染症や扁桃炎や中耳炎など，手術の目的が感染症のコントロールになるときは主治医とタイミングを相談します．上気道症状がある場合は消失後2週間延期することが推奨されますが，気道過敏性そのものは6から8週残存している可能性があります．実際には完全に症状が消失するのを待つのは困難なことも多く，症状が軽いと思われる時期に麻酔を行うこともあります．特に1歳未満はタイトな予防接種との兼ね合いもあり，日程の調整に苦慮することがありますが，最も優先すべきは患児の安全です．

まとめ ▶子どもの発熱時の麻酔の可否は患児の安全を最優先に，手術の必要性により判断します．

（名和由布子）

文献
1) Hinle A. Anesth Analg. 1989；68：414-415.
2) Choen MM, et al. Anesth Analg. 1991；72：282-288.
3) Van der Walt J. Pediatr Anesth. 1995；5：257-262.
4) Tait A, et al. Anesth Analg. 2005；100：59-65.
5) Parnis SJ, et al. Paediatr Anaesth. 2001；11：29-40.
6) Kinouchi K, et al. Anesthesiology. 1992；77：1105-1107.
7) Nandwani N, et al. Br J Anaesth. 1997；78：352-355.
8) Tait A, et al. Anesth Analg. 1998；86：706-711.

COLUMN　麻酔科専門医研修プログラムとは？

　新専門医制度で新しく専門医になる麻酔科専攻医は，麻酔科専門医研修プログラムで研修を行う必要があります．麻酔科専門医研修プログラムとは，大学病院などが中心となり複数の病院と病院群を形成して，麻酔科を専攻した医師が麻酔に関する十分な知識と技量を身に付けることができるように計画されたプログラムです．専門医研修プログラムに含まれる病院は，十分な症例数と指導医数を有することなどを条件としており，症例数，指導医数，地域性からプログラムを専攻できる医師の数が決定されます．これまで，麻酔科研修は各自の望む施設で行うことができましたが，今後は専門医プログラムに属する施設で研修を行わなければ専門医が取得できないことになります．現在までに（2016年12月末），日本専門医機構でプログラムの審査が行われ，全国で163の麻酔科専門医研修プログラムが認められるのではないかと考えます．

（平田直之）

Question 28 低流量麻酔はどこまで許容できますか？

はじめに

近年，吸入麻酔薬を使用する際には，新鮮ガス流量を1 L/分以下で行う低流量麻酔が注目されています．新鮮ガス流量を患者の酸素消費量レベル（約300 mL/分）まで下げることも可能です．ここでは，低流量麻酔の利点と使用する場合の注意点について述べたいと思います．

なぜ，低流量麻酔が必要なのか？

低流量麻酔が注目されてきた背景には3つの理由があります．1つ目は，医療コスト削減です．吸入麻酔薬の使用量は流量に依存しますので，低流量麻酔を行うことで使用量を減らし，コストを削減することが可能となります．2つ目は環境的配慮からです．現在，臨床現場で広く使用されているセボフルラン（マイラン®）やデスフルラン（スープレン®）は，ハイドロフルオロカーボンであり温室効果ガスである代替フロン類に分類されており[1]，地球温暖化の進行を防ぐために削減が求められています．麻酔で使用した吸入麻酔薬は大気に放出されますが，使用量は新鮮ガス流量に依存するため，流量を減らすことで大気への放出量を減らすことができます．一方，麻酔で使用するハイドロフルオロカーボンは温室効果ガス全体からみると環境への寄与度はきわめて小さく（図1），温室効果ガス削減という目的のみで吸入麻酔薬の使用を控えることの意義については議論の分かれるところです．3つ目の理由として，低流量麻酔の臨床的有用性です．低流量麻酔では，患者からの呼気を吸気として使用しますが，患者の呼気には水蒸気が含まれており，麻酔回路を循環する気体の湿度が維持されます[2]．通常，われわれが呼吸をする場合には，鼻腔で適度な湿度を得た空気を吸入していますが，人工呼吸の際には気管チューブから吸気するため生理的加湿が行えず，乾燥した気体を吸入することになります．乾燥した気体は気道粘膜や肺胞を乾燥させ機能を低下させます．低流量麻酔では湿度の保たれた吸気ガスを提供できるため，患者の気道，呼吸機能に保護的に作用することが期待されます．

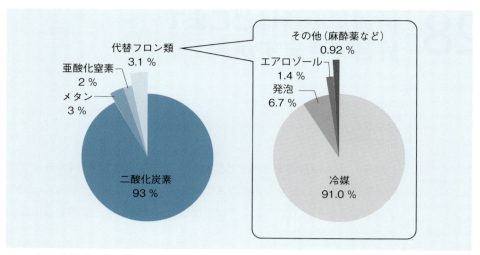

図1 吸入麻酔薬の温暖化ガスとしての効果
吸入麻酔薬は代替フロン類に分類される（左図）．代替フロン類の中でも麻酔薬の割合はきわめて小さい（右図）．
（環境省2014年度の我が国における温室効果ガス排出量より引用改変）

低流量麻酔の注意点

1）低酸素血症のリスク

　低流量麻酔では，患者の呼気ガスを吸気ガスとして再利用します．例えば，新鮮ガスで酸素濃度21％の吸気ガスを用いた場合，次の吸気ガスでは酸素濃度16％の呼気ガスが一部加わり，吸気酸素濃度が低下します．また，患者の酸素消費量が上昇すると，呼気ガスの酸素濃度はさらに低下するため，吸気ガスの酸素濃度をモニタリングすることが必須です[3]．

2）麻酔薬の選択

　現在，臨床で主に使用されている吸入麻酔薬はデスフルランとセボフルランです．セボフルランは，低流量麻酔によってコンパウンドAという代謝産物を生じ，腎機能障害を引き起こす可能性が主に動物実験で指摘されました[4]．現在では，セボフルランを用いた低流量麻酔はヒトでは腎機能障害を起こさないことがいくつかの臨床研究で示されていますが，米国食品医薬品局（Food and Drug Administration：FDA）ではセボフルランの低流量麻酔はいまだに制限されています．一方，デスフルランは生体内での代謝率が0.02％（セボフルランは3％）であるため，安全に低流量麻酔に用いることができます．

3）一酸化炭素の発生

デスフルランは生体内代謝率が低く，低流量麻酔を安全に行うことが可能ですが，乾燥した二酸化炭素吸収剤と反応して一酸化炭素を発生することが報告されています[5]．二酸化炭素吸収剤の乾燥は長時間，酸素や空気に曝露された場合に生じる一方，見た目での判断が困難であるため，吸収剤がいつ交換されたものか確認するほか，始業点検時に前回麻酔後の酸素や空気の止め忘れがなかったかを確認することが重要です．

低流量麻酔と麻酔薬濃度調整

吸入麻酔薬の濃度調整も新鮮ガス流量に依存します[6]．例えば，呼気デスフルラン濃度を6％まで上昇させたいとき，肺胞内濃度を上昇させる必要がありますが，低流量麻酔では，上述したように患者呼気ガスを吸気ガスの一部として用いるため，吸入麻酔薬濃度の低い呼気ガスが加わることで，吸気ガスの麻酔薬濃度の上昇が遅れます．さらに，麻酔回路全体の麻酔薬濃度上昇にも時間がかかります．したがって濃度調整する際には，新鮮ガス流量を高流量（4 L/分）以上にして調整することが必要です．現在では，酸素濃度，麻酔薬濃度調節を自動で行うことのできる麻酔器を利用することで麻酔薬濃度調整および酸素濃度の安全域を維持することが可能です．

▶低流量麻酔は，コスト，環境，保湿などの効果が得られ臨床的に有用と考えられますが，吸入酸素濃度が徐々に低下する可能性や吸入麻酔薬濃度の調整が困難になることを理解して行うことが重要です．

（平田直之）

● 文献
1）Ryan SM, et al. Anesth Analg. 2010；111：92-98.
2）Henriksson BA, et al. Anaesthesia. 1997；52：144-149.
3）De Cooman S, et al. J Clin Monit Comput. 2015；29：491-497.
4）Kharasch ED, et al. Anesthesiology. 1997；86：160-171.
5）Berry FD, et al. Anesthesiology. 1999；90：613-616.
6）Johansson A, et al. Eur J Anaesthesiol. 2001；18：499-504.

Question 29 デスフルランは何％で管理しますか？

はじめに

デスフルラン（スープレン®）は日本で2011年より使用が可能となった吸入麻酔薬です．従来から使用されてきたセボフルラン（マイラン®）やイソフルラン（フォーレン®）と比較すると，血液ガス分配係数が小さいため，早期導入と早期覚醒が可能です．1 minimum alveolar concentration（MAC）は成人では約6％ですが，デスフルランは何％でどのように使用するのが適切なのか述べたいと思います．

麻酔維持期の適切な濃度とは？

デスフルランは鎮静作用を有していますが，鎮痛作用や筋弛緩作用はほとんどありません．もし，デスフルランによる鎮静が不足していれば術中覚醒を引き起こし，心的外傷後ストレスなどの長期的不利益を患者にもたらす可能性があります[1]．一方，デスフルランで確実に鎮静を得るために高い濃度で維持した場合，過量投与となり覚醒遅延を引き起こす可能性もあるかもしれません．これまでの研究や実際の臨床経験においても，1 MAC デスフルランは 1 MAC セボフルランよりも麻酔からの覚醒や回復が早いことは広く認められています[2]．しかしながら，1 MACは体動の指標であり，鎮静の指標ではありません．実際の臨床麻酔では，オピオイドやブロックの併用により十分な鎮痛を行うことで，吸入麻酔薬は0.6〜0.8 MACで鎮静を維持することが可能です．0.6〜0.8 MACはデスフルランでは3.5〜5.5％に相当します．では，どの濃度がデスフルラン維持濃度として至適濃度，すなわち術中覚醒と覚醒遅延を回避できるのでしょうか？　われわれは，歯科口腔外科手術症例を対象に3.5％，4.5％，5.5％のデスフルラン，または1.3％セボフルラン（MACとして4.5％デスフルランに相当）で維持した場合の術中のBIS（bispectral index）値，麻酔薬投与から覚醒，回復までの時間を比較検討しました．BIS値が60を超える時間が30秒持続した場合，術中覚醒の危険性を考慮しプロポフォール（1％プロポフォール注®「マルイシ」）20 mg投与（プロポフォールレスキュー）しました．その結果，デスフルラン3.5％ではプロポフォールレスキューの回数が有意に多いことが示されました（図1左）．**術中覚醒を確実に避けるためには成人では0.7 MAC以上，すなわち4.0％以上で使用するのが望ましい**

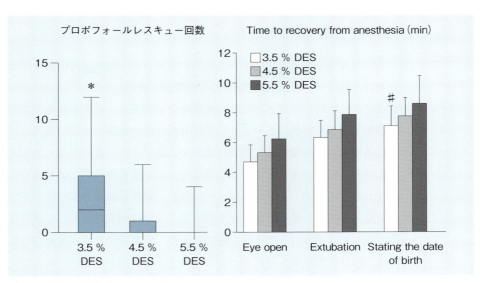

図1　デスフルランの至適濃度
BIS＞60が30秒継続し，プロポフォールのレスキューを行った回数（左）．デスフルラン濃度別の覚醒，回復までの時間（右）．DES；デスフルテン．＊P＜0.05 versus 4.5％ and 5.5％，♯ P＜0.05 versus 5.5％．

と考えられます．

覚醒に向けた濃度調整は必要か？

　セボフルラン麻酔では，吸入麻酔薬の低濃度維持や手術終了に向けての濃度漸減を行うかもしれません．しかしながら，4.5％デスフルランで維持した場合と3.5％で維持した場合の覚醒や抜管までの時間は，われわれの研究では1分程度しか差がありませんでした（図1右）．つまり，「術中覚醒」というリスクと「1分の早期覚醒」というベネフィットを比較した場合，術中覚醒は確実に避けなければならないことを考えると答えは明白です．また，デスフルランは血液・ガス分配係数や臓器・血液分配係数が従来の吸入麻酔薬よりも非常に低いため，体内での蓄積がほとんどなく，手術終了に向けての濃度漸減を行わなくても速やかに排出されます．高用量のオピオイドを併用した場合には，デスフルランを3.0％以下でも使用できるという意見もありますが，オピオイド投与は侵害刺激を減弱することでMAC（体動の指標）を低下させているだけであって，鎮静作用を増強させているわけではありません．

低濃度使用のリスクとは？

　デスフルランを低濃度で使用する際のリスクの一つに，術中に予期せぬ体動や覚醒があげられます．術式（腹腔鏡手術や顕微鏡下手術）によっては多少の体動でも患者を危険にさらす可能性があるため，麻酔の安全管理上，術中の体動や覚醒に対する対応は想定しておく必要はあります．予期せぬ体動や覚醒が生じた場合にはデスフルランでは他の吸入麻酔薬同様に急激に濃度を上昇させて，鎮静を深くするという対応ができません．デスフルランの急激な濃度上昇は交感神経刺激により血圧および脈拍を上昇させるためです[3]．プロポフォールなどの静脈麻酔薬やオピオイドの追加投与が必要となりますが，薬剤の効果が出現するまでは数分間といえども麻酔管理が困難となるかもしれません．このような理由により，低濃度使用や濃度漸減は術中覚醒や制御困難な鎮静管理を招く可能性があるため，全身状態が保たれた成人であれば呼気終末濃度は 4.0％以上で麻酔維持し，手術終了まで漸減せずに用いることが安全です．心機能低下など基質的合併症を有する患者や代謝機能の低下した患者において，デスフルラン濃度を下げる必要性がある場合には，BIS 値を参照し至適濃度を検討することが望ましいと考えます．

まとめ ▶デスフルランは他の吸入麻酔薬よりも血液／ガス分配係数が低く，迅速な麻酔導入と覚醒が可能な麻酔薬ですが，十分な鎮静作用のためには，0.7MAC 以上での使用が望ましいでしょう．

（平田直之）

● 文献
1) Ghoneim MW. Anesthesiology. 2000；92：597-602.
2) Eger EI 2nd, et al. Anesthesiology. 1998；87：517-526.
3) Ebert TJ, et al. Anesthesiology. 1992；76：52-59.

Question 30 セボフルランとデスフルランの使い分けを知りたいです

はじめに

セボフルラン（マイラン®）とデスフルラン（スープレン®）は，血液/ガス分配係数や臓器/血液分配係数といった物理化学的特性が異なっており，麻酔作用の発現と覚醒が異なります．ここでは臨床で使用した場合にどのような違いが現れるのか，またその違いを考慮した麻酔薬の選択方法について述べます．

麻酔薬としての効果の違いは？

日本で行われたデスフルランの臨床治験（第Ⅱ/Ⅲ相臨床試験）を参考に，セボフルランとデスフルランの違いを説明します．この治験では，気管挿管全身麻酔216症例を，亜酸化窒素併用デスフルラン麻酔群（111症例），デスフルラン麻酔単独群（55症例）と亜酸化窒素併用セボフルラン群（50症例）に分けて麻酔薬としての有効性と安全性が比較されました．麻酔薬としての有効性はどちらも同程度でした[1]．一方，麻酔薬投与中止後の覚醒，抜管までの時間，生年月日を言えるまでの時間，Aldrete Scoreが8点に到達するまでの時間のすべての時間において，デスフルラン麻酔はセボフルラン麻酔と比べて有意に短く，覚醒と回復が早いことが示されました（図1）[1]．デスフルラン麻酔は，セボフルラン以外の吸入麻酔薬と比較しても覚醒や回復が早いことが知られています．血液/ガス分配係数だけではなく，脂肪/血液，筋肉/血液や各臓器/血液分配係数が従来の麻酔薬よりも非常に低いことがその背景にあります[2]．

セボフルランが有用な場合

セボフルラン麻酔では，小児や静脈路確保困難症例において麻酔導入と維持をすべて吸入麻酔薬で行うVIMA（volatile induction and maintenance anesthesia）という方法が可能です．VIMAでは，セボフルランを2 MAC以上の高濃度で投与して入眠を得ますが，デスフルランを高濃度（2 MAC以上）で用いると，気道を刺激し，息ごらえ，咳反射，気管支攣縮や唾液分泌を誘発する可能性があります[3]．また高濃度デスフルランは，交感神経を刺激することで，脈拍と血圧が上昇します．したがって，**小児や静脈確保困難例のように導入に吸入麻酔薬を使用することが必要な場合**には，セボフル

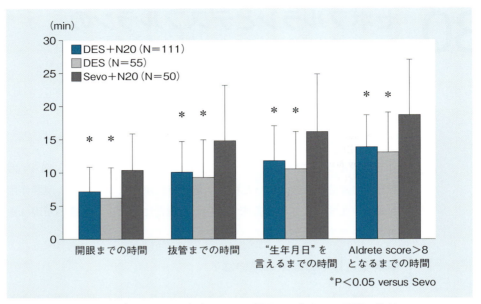

図1　セボフルラン，デスフルラン麻酔における覚醒，回復までの時間の比較
Des；デスフルラン，N_2O；亜酸化窒素，Sevo；セボフルラン
(文献1)より引用改変)

ランが望ましいと考えます．

デスフルランが有用な場合

　抜管後の意識状態は，術後の呼吸器合併症に関与することが知られています．つまり，良好な覚醒であればあるほど，術後の気道閉塞，低酸素血症や再気管挿管などの発生率が低くなります[4]．術後早期の覚醒と回復が得られるデスフルラン麻酔は，麻酔後の呼吸器合併症軽減に有用であることが報告されています[5]．また，高齢者においても早期覚醒が可能であることから[6]，加齢による呼吸機能低下の可能性を考慮すると，デスフルランによる早期覚醒と回復の良さは，術後の安全性という側面から臨床的に意義があると考えられます．また，肥満患者では気道閉塞が危惧されるほか，機能的残気量が少なく呼吸器予備能が低いため，早期の覚醒が望まれます．その肥満患者においても，早期覚醒だけではなく咽頭筋や気道反射の回復が早いことが知られています[4]．このように，**術後呼吸器合併症のリスクを有する高齢者や肥満患者において，デスフルラン麻酔は特に有用であると考えられます．**

▶セボフルランは，小児や静脈確保が困難な症例において有用です．一方，デスフルランは，高齢者，肥満患者や長時間手術など麻酔からの早期回復が望まれる症例で有効です．

（平田直之）

● 文献
1）Takeda J, et al. J Anesth. 2013：27：468-471.
2）Eger EI 2nd. Inhaled anesthetics：uptake and distribution. In：Miller's Anesthesia（7th ed）．Edited by Miller RD, Philadelphia, Churchill Livingstone Elsevier, 2010；pp539-559.
3）TerRiet MF, et al. Br J Anaesth. 2000：85：1035-1042.
4）Parr SM, et al. Anaesth Intensive Care. 1991：19：369-372.
5）Strum EM, et al. Anesth Analg. 2004：99：1848-1853.
6）Chen X, et al. Anesth Analg. 2001：93：1489-1494.
7）Mckay RE, et al. Br J Anaesth. 2010：104：175-182.

COLUMN 女性支援事業として麻酔科ができることは？

　比較的早い時期に全身管理に関してある程度の技術や経験が身につけられること，メインとなる手術麻酔が比較的on-offがはっきりしていること，麻酔科医不足により女性医師の活躍が期待された背景などにより，麻酔科領域において女性医師の職場復帰は促進されてきました．
　近年は価値観の多様性や個々の家庭事情により，勤務形態のみでなく，仕事に求める充足感に関しても，それぞれの希望や理想は多様となりました．その所属施設にも幅のある対応が求められていま す．実際，研究分野，当直業務，緊急手術の対応も含めて，第一線で働くことを希望したり，子育てが落ち着いた時点でペイン・緩和などの領域を研鑽する女性医師も増えております．
　保育所入所や児童館（小学校の壁）の待機児童問題や，病児保育の問題，そういった社会事情の中で若手医師の教育，専門医の取得と維持の支援などが今後の課題といえます．

（折茂香織）

Question 31 MAC-awakeと実際の覚醒時の吸入麻酔薬濃度が違うのはどういうことでしょうか？

MAC-awakeとは何か？

　最小肺胞濃度（minimum alveolar concentration：MAC）とは，執刀時に50％の患者が体動しない吸入麻酔薬濃度のことをいいます．MACは侵襲に対する体動の指標ですが，ほかの刺激に対する基準も存在します．呼びかけに対して50％の患者が口頭命令に応じることのできるMAC-awake，侵襲時に50％の患者で血行動態変動を抑制できるMAC-BAR（blocking adrenergic response），50％の患者で気管挿管が可能となるMAC-TI（tracheal intubation）などの指標が規定されています[1]．

MAC-awakeの濃度は？

　吸入麻酔薬の作用は基本的には鎮静が中心であり，鎮静の力価を評価するのであれば，MACよりもMAC-awakeが適切な指標といえます．つまり，患者に全く侵襲が加わっていない場合でも，患者が術中覚醒しないためには，MAC-awake以上の濃度が最低限必要です．これまでの研究では，現在用いられているセボフルラン（マイラン®）やデスフルラン（スープレン®）のMAC-awakeは0.3〜0.4 MACに相当すると考えられています[2]．つまり，セボフルラン（1 MAC＝1.7％）ではMAC-awakeが約0.6％，デスフルラン（1 MAC＝6％）ではMAC-awakeは約2％ということになります．

MAC-awakeで患者は覚醒するのか？

　理論的にはMAC-awakeの呼気終末麻酔薬濃度で半数の患者は覚醒するはずですが，実際の臨床では，0.3〜0.4 MACではほとんどの患者が覚醒しません．成人でセボフルランを使用した場合，患者が覚醒する呼気終末濃度は約0.2〜0.3％（0.1〜0.2 MAC），デスフルランであれば呼気終末濃度が1.0％未満というのが一般的ではないかと思います．MAC-awakeと覚醒時終末濃度にこのような解離がみられるのはなぜでしょうか？その理由として併用薬剤の影響があります．麻酔科医が鎮痛薬として用いるオピオイドは吸入麻酔薬との相互作用により各MACを低下させます．図1に示すように吸入麻酔薬の使用時，フェンタニル（ヤンセン®）やレミフェンタニ（アルチバ®）などのオピオイドの血中濃度上昇とともに各MACの濃度が低下します[3]．

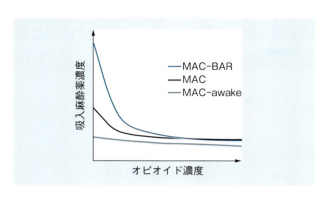

図1 オピオイドが MAC へ及ぼす影響
（文献3）より引用改変）

　一般的に全身麻酔では，フェンタニルやレミフェンタニルを手術に対する鎮痛薬として使用するほか，気管挿管に対する鎮痛薬としても用います．その際，併用したオピオイドとの相互作用により MAC-awake が低下し，結果として覚醒時の呼気終末濃度が MAC-awake よりも低くなると考えられます．

MAC-awake で術中麻酔を維持してよいか？

　術中に十分な鎮痛が得られていれば MAC-awake に近い濃度での鎮静維持が可能であり，理想的なバランス麻酔を行うことができるかもしれません．手術中の吸入麻酔薬濃度を漸減できれば，より早期の覚醒と回復が可能となります．しかしながら，吸入麻酔薬の濃度漸減は術中覚醒のリスクを高めることになります．図からもわかるように，オピオイドの併用による MAC-awake の低下は他の MAC や MAC-BAR などの指標と比べると，オピオイドによる低下率は軽度であり，麻酔科医が予測しない刺激が術野で加わった場合などに患者が容易に覚醒する可能性があります．そのため，たとえ十分な鎮痛がなされている場合でも，吸入麻酔薬は 0.6〜0.8 MAC 程度（成人であれば，セボフルラン 1〜1.5％，デスフルラン 3.6〜4.8％）で用いるのが安全性という点から妥当と考えます．

▶MAC や MAC-awake などの吸入麻酔薬の力価は，オピオイドとの相互作用により低下します．その特性を理解したうえで，麻酔維持濃度を設定することが重要です．

（平田直之）

●文献
1) 渋谷欣一ほか．なぜ吸入麻酔薬にオピオイドを併用するのか．バランス麻酔：最近の進歩．克誠堂出版，東京，2004，pp47-62．
2) Gaumann DM, et. al. Br J Anaesth. 1992：68：81-84．
3) Katoh T, et. al. Anesthesiology. 1999：90：398-405．

Question 32

術中に投与するフェンタニルの適正量は，どのように判断したらよいでしょうか？

はじめに

　硬膜外麻酔や末梢神経ブロック，鎮痛補助薬（アセトアミノフェン，非ステロイド系抗炎症薬）など，周術期の鎮痛手段が増えています．しかし患者の状態や手術によっては依然，オピオイド鎮痛薬が大きな役割を果たします．術中のオピオイドは，超短時間作用性で薬物濃度の調節が容易なレミフェンタニルが主役になっています．人工呼吸管理下では，呼吸抑制を懸念せず，レミフェンタニルを高濃度に維持することが可能です．一方，自発呼吸を温存しつつレミフェンタニルで鎮痛を得ることは，きわめて精密な投与速度の調節を要するため，本薬を術後鎮痛薬としては使用できません．したがってレミフェンタニルを術中投与する場合，術後鎮痛を考慮して，より長時間作用性のオピオイドに移行する必要があります．本項はフェンタニルの術中投与法を解説します．

周術期フェンタニル投与の問題点

　フェンタニルを含む，μ受容体に作用するオピオイドには強力な呼吸抑制作用があります．フェンタニルやレミフェンタニルは濃度が2 ng/mLを超えると有意な呼吸抑制が生じます．他方，強い手術侵襲によって惹起される交感神経反応（血圧上昇，頻脈）を抑制するには2 ng/mL以上のフェンタニル濃度が必要です．そのため高いオピオイド濃度を維持する麻酔中は人工呼吸が必須となります（もちろん，筋弛緩薬の併用も人工呼吸を要する理由の一つです）．一方，術後気管挿管のままICUで人工呼吸管理を続ける場合以外は，十分な自発呼吸が回復していることが重要です．すなわち麻酔終了時に抜管して病棟に戻る患者では，術後に呼吸抑制が遷延することを避けなければなりません．このように，副作用として強い呼吸抑制作用を持つ薬物を投与して，しかも術後はその副作用を最小限に抑える必要があるにもかかわらず，「投与中は呼吸抑制の程度を評価できない」ところに，オピオイド鎮痛薬投与の本質的な難しさがあります．血圧や心拍数，時には心拍出量もモニターしながら投与量を調節する血管作動薬やカテコラミンとの大きな相違点です．

個々の患者の「オピオイド感受性」をどのように把握するか？

　オピオイドに限ったことではありませんが，あらゆる薬物の効果には個体差があります．ほぼ同じ体格である複数の患者に，同量の薬物を投与しても生じる効果は患者ごとに異なります．フェンタニルの「感受性」の差を推測するうえで，硬膜外カテーテル留置は絶好の機会です．患者の体位を側臥位とした後，1μg/kg程度のフェンタニルを緩徐に静脈内投与します．投与量は少量ですが急速に静注するとまれに筋強直（鉛管現象）が生じることもあるので注意を要します．オピオイドによる呼吸抑制は呼吸数の減少が特徴です．しかし適切な体位をとるために介助している看護師が，呼吸数を精確に数えるのは意外に難しいものです．そこでパルスオキシメータが表示する酸素飽和度SpO_2に注目します．心肺疾患を合併する高リスク患者でなければ，硬膜外麻酔の手技中は酸素を投与せず，空気呼吸下で観察します．酸素を投与しないことで軽度の呼吸抑制によってもSpO_2が低下しやすくなります．フェンタニル効果部位濃度がピークに達するのは静脈内ボーラス投与の3から5分後です．1μg/kgの投与量でSpO_2が有意に低下（95％以下）するようなら，フェンタニルに対する感受性が比較的高い患者と考えられます．このような患者は，術中の維持オピオイド（フェンタニルあるいはレミフェンタニル）の投与量・速度を少なめに設定して，手術侵襲に対する反応をモニターしながら適宜投与量を調節するのが現実的な対処法です．万一，術後にオピオイドの呼吸抑制作用が遷延した場合，ナロキソンで拮抗可能ですが，急速にオピオイド効果が消失すると大きな循環変動をきたすことがあるため，極力ナロキソンの使用は避けるべきです．つまり，過量投与による副作用（呼吸抑制）に拮抗薬で対処するのではなく，少量投与から始めて，術後覚醒している患者の症状，訴えに基づきフェンタニル投与量を調節する方法を基本とするのがよいと考えます．麻酔導入前の区域麻酔処置中にフェンタニルの効果を評価することは，全手術患者に応用できるわけではなく，定量的評価も困難ですが，それでもフェンタニルに対する感受性を把握するには簡便かつ有用な方法です．

薬物動態シミュレーションの利用

　上記の麻酔導入前「フェンタニル感受性試験」は，アナログ的な評価法であるので，より理論的な投与を行うには薬物動態シミュレーションの利用を推奨します．欧州静脈麻酔学会 Euro SIVA のサイト（http://www.eurosiva.eu/index.html#home）から薬物動態シミュレーションソフト TIVA trainer version 9のダウンロードが可能です．プロポフォール，フェンタニル，レミフェンタニルやケタミンなど，各種静脈麻酔薬の血

中および効果部位濃度の予測だけでなく，複数の薬物を併用している場合の相互作用も表示できる優れた教育的ソフトウェアです．事前にいろいろな投与計画（間欠的ボーラスあるいは持続投与）をシミュレーションして，手術終了時のフェンタニル効果部位濃度が 1.5 ng/mL 前後になる方法を考案します．シミュレーションソフトが普及して，面倒な薬物動態の知識がなくても静脈麻酔が行えるようになりましたが，基礎的理解は大切です．フェンタニルは持続投与時間が 2 時間を超えると context-sensitive half-time（CSHT）が急激に長くなります[1]．これは投与終了後，濃度がゆっくり低下することを意味します．投与時間の長短によらず，CSHT が数分ときわめて短いレミフェンタニルとは大きく違う点です．この特徴を活用してフェンタニルの持続投与によって，術後早期の鎮痛への円滑な移行が可能となります[2]．

▶レミフェンタニルと比べて濃度調節性が低いフェンタニルを使いこなすには，薬物動態の相違を理解したうえで，シミュレーションソフトを活用することを推奨します．麻酔導入前にフェンタニルが呼吸に及ぼす影響を評価することも，その後のオピオイド投与量決定の参考になります．

（木山秀哉）

● 文献
1) Hughes MA, et al. Anesthesiology. 1992；76：334-341.
2) 木山秀哉．日臨麻会誌．2007；27：492-500.

Question 33 脱分極性筋弛緩薬はいつ，どんなときに使うのですか？

はじめに

　臨床使用されている脱分極性筋弛緩薬はスキサメトニウムが唯一のものです．効果発現が速く，効果持続時間も短いことがスキサメトニウムの最大の利点です．投与後の筋肉痛は比較的頻度が高い副作用です．まれですが高カリウム血症，悪性高熱症のような重大な合併症も起こりえます．本薬を分解する酵素，偽性コリンエステラーゼの活性が先天的あるいは後天的に低下している患者も存在します．スキサメトニウムの速効性，短時間作用性といった特徴も，ロクロニウムとスガマデクスの登場で，絶対的利点とは考えられなくなりました．現代の麻酔において，脱分極性筋弛緩薬を使用すべき場面はあるのでしょうか？

迅速導入（rapid sequence induction）

　食事直後の外傷や消化管通過障害などで胃内容物がある場合（フルストマック），咽頭への逆流，誤嚥を防止するために迅速導入を行います．静脈麻酔薬投与後，直ちに速効性筋弛緩薬を静注して気管挿管を行い，カフを膨らませる方法です．気管チューブのカフが膨らむまでは，下気道と肺は誤嚥に対して防御されていないため，速効性の筋弛緩が必要です．迅速導入後に万一，気管挿管とマスク換気いずれも困難な場合，急速に動脈血酸素飽和度 SaO_2 が低下するおそれがあります．致命的な低酸素血症に陥る前に自発呼吸が再開することを期待して，迅速導入では短時間作用性の筋弛緩薬が選択されます．速効性と短時間作用性，これらは従来スキサメトニウムだけが持つ特徴でした．Farmery らのモデル[1]で換気不能になった場合をシミュレーションした結果によれば[2]，SaO_2 が 90％を下回るまでの時間は患者の体格，酸素消費量，心拍出量や機能的残気量など複数の因子の影響を受けます．そして，スキサメトニウム 1 mg/kg 静注後の筋弛緩から回復する前に，肥満患者や小児の SaO_2 は 60％を下回ると予測されました．したがって，それまで最も短時間作用性と考えられてきたスキサメトニウムといえども，換気できない状況では決して安全な筋弛緩薬ではないことが示唆されます．スガマデクスは，その環状構造の中心にロクロニウム分子を包接することにより，筋弛緩効果を急速に消失させる薬物です．手術患者 110 名にスキサメト

ニウム1 mg/kgあるいはロクロニウム1.2 mg/kgを投与後，筋弛緩からの回復速度を比較した研究で，TOF (train-of-four)刺激に対するT1収縮がコントロール値の90％に回復するまでの時間は，スキサメトニウム群10.9分に対してロクロニウム群6.2分と有意に短く，特に四連反応比TOFRが0.9になるのはスガマデクス16 mg/kg投与2.2分後でした[3]．静脈麻酔薬（プロポフォール，チオペンタール，etomidate）とスキサメトニウム1 mg/kgによる迅速導入を行った約1,600名の患者で，筋弛緩薬の投与から尺骨神経刺激に対する筋収縮が触知可能となるまでの時間（筋弛緩持続時間）の中央値は7.3分でしたが，最短80秒，最長44分と非常に広範囲に分布しました[4]．16％の患者では筋弛緩が10分以上持続しました．すなわち，スキサメトニウムの効果は個体差が大きく，必ずしも常に短時間作用性であるとは限りません．これらの結果から，スガマデクスが使用できる今日，迅速導入における筋弛緩薬はスキサメトニウムではなく，ロクロニウムを選択するのが賢明と考えられます．

きわめて短時間の筋弛緩効果が必要な状況

　きわめて短時間の筋弛緩効果が求められる場合，ロクロニウムとスガマデクス大量投与の組み合わせは，薬物コストが高いのが欠点です．**投与の明確な禁忌事項がなく換気困難も予想されない場合，高価なロクロニウム／スガマデクスを使わずにスキサメトニウムで短時間の筋弛緩を得ることは現実的対応といえるでしょう**．具体的にはうつ病，統合失調症に対して行う修正型電気痙攣療法や脱臼の徒手整復の麻酔に際して投与されます．1 mg/kg静注が標準的な投与ですが，スキサメトニウムによる筋攣縮（fasciculation）を防ぐ目的で，少量の非脱分極性筋弛緩薬を前投与する場合は，スキサメトニウムの投与量を1.5 mg/kg程度に増やす必要があります．

静脈確保されていない状況での喉頭痙攣

　静脈確保されていない小児患者の吸入麻酔薬による導入過程で喉頭痙攣が起きると，換気不能であるため吸入麻酔濃度を高めることができません．強い吸気努力による陰圧性肺水腫や，低酸素症による脳障害を防ぐには，早期に上気道を開通させる必要があります．静脈路がない状況では筋弛緩薬の筋肉内投与が最も簡便な対処法になります．生後3～12ヵ月の乳児，1～5歳の幼児それぞれ38名を対象にロクロニウムの静脈内あるいは筋肉内投与を比較した研究で，筋肉内投与では気管挿管に適した筋弛緩を確実に得ることはできませんでした[5]．ロクロニウムの筋肉内投与後98％以上の筋弛緩が得られるまでの時間は乳児で平均7.4分，幼児で平均8.0分を要しているため，**小児の喉頭痙攣で迅速な気管挿管が必要な状況ではスキサメトニウムを筋肉内**

投与するべきです[6, 7]．睡眠時無呼吸症候群，関節リウマチを合併する高齢女性の上部消化管内視鏡検査に際してプロポフォールで鎮静したところ，喉頭痙攣が生じて換気不能に陥りました．内頚静脈に挿入されていたカニューラが事故抜去したため，スキサメトニウム 200 mg を舌に注射したところ，30 秒以内にマスク換気可能となり，酸素飽和度も 1 分以内に 100 ％と正常に復しました[8]．成人患者で静脈路が確保できない状況は幸い比較的まれですが，急速に筋弛緩効果を得たい場合，スキサメトニウムの筋肉（舌筋を含む）内投与が有効であることは知っておくとよいでしょう．

まとめ
▶脱分極性筋弛緩薬（スキサメトニウム）を使用する機会は減少しています．迅速導入における筋弛緩薬はロクロニウムが標準となりつつあります．しかし，静脈路が確保されていない状況で急速な筋弛緩を得るにはスキサメトニウムの筋肉内投与が有効です．

（木山秀哉）

● 文献
1) Farmery AD, et al. Br J Anaesth. 1996：76：284-291.
2) Benumof JL, et al. Anesthesiology. 1997：87：979-982.
3) Lee C, et al. Anesthesiology. 2009：110：1020-1025.
4) Dell-Kuster S, et al. Eur J Anaesthesiol. 2015：32：687-696.
5) Kaplan RF, et al. Anesthesiology. 1999：91：633-638.
6) Walker RW, et al. Anaesthesia. 2007：62：757-759.
7) Hampson-Evans D, et al. Paediatr Anaesth. 2008：18：303-307.
8) Goudra BG, et al. J Anaesthesiol Clin Pharmacol. 2013：29：426-427.

Question 34 腎不全時の筋弛緩拮抗はどうしたらよい？

はじめに

　手術終了時の残存筋弛緩を拮抗する薬物は，抗コリンエステラーゼ薬と選択的に筋弛緩薬と結合する薬物の2種類に大別されます．抗コリンエステラーゼ薬の代表はネオスチグミンですが，最近は後者のスガマデクスが頻用されています．腎機能の低下は，腎から排泄あるいは腎で代謝される薬物の体内挙動（薬物動態）に影響します．薬物の投与量と濃度の関係を考える薬物動態学（pharmacokinetics：PK）には薬物の分布容積 V_d，クリアランスやコンパートメント間の速度定数 k_{ij} といった概念が登場します．薬物濃度と効果の関係は薬力学（pharmacodynamics：PD）が取り扱うテーマです．慢性腎疾患（chronic kidney disease：CKD）の患者は，PK/PDが健常人とは大きく異なる可能性があります．PK/PDの相違は腎機能低下を伴う患者における筋弛緩薬および拮抗薬（回復薬）の効果にどのような影響を及ぼすのでしょうか？本項では，現在広く用いられているロクロニウムと，その拮抗薬スガマデクスについて考察します．

ロクロニウムとスガマデクスの薬物動態・薬力学

　腎機能が低下（クレアチニンクリアランス Cl_{Cr} 30 mL/分未満）あるいは正常（Cl_{Cr} 80 mL/分以上）の手術患者に麻酔導入時ロクロニウム 0.6 mg/kg を投与，四連刺激に対して2番目の収縮 T_2 が出現した時点でスガマデクス 2 mg/kg を投与して両者の薬物濃度を測定した研究があります[1]．ロクロニウムのクリアランスは腎機能が正常な患者で 167 mL/分，腎機能低下患者で 42 mL/分と，有意差を認めました．スガマデクスのクリアランスも正常群 95 mL/分に対して，腎障害群 5.5 mL/分と明らかな差があります．72時間以内に尿中へ排泄された割合は，ロクロニウム（正常群42 %，腎障害群4 %），スガマデクス（正常群73 %，腎障害群29 %）でした．ロクロニウムおよびスガマデクスはいずれも腎障害がある場合，体外への排泄が遅れます．de Souza らは腎移植手術を受ける患者 20 名（Cl_{Cr} 30 mL/分未満）および対照患者（Cl_{Cr} 90 mL/分以上）20 名において，ロクロニウムによる深い筋弛緩状態（ポストテタニック・カウント1～3）でスガマデクス 4 mg/kg を投与して筋弛緩から回復する速さを検討しました[2]．TOF（train-of-four）比が 0.9 になるまでの時間の平均値は，対照群 2.7 分，腎不

全群 5.6 分で，腎機能低下患者の回復が有意に遅い結果となりました．平均値の差は約 3 分ですが，腎不全群は TOF 比 0.9 に回復するまでに 15 分以上を要した患者がいて，ばらつきが大きいことに注目すべきです．術後 2 時間の経過観察中，再び TOF 比が 0.9 を下回った患者は両群ともに認めませんでした．この研究は腎移植手術を受けた患者を対象としているため，術後も腎機能改善が期待できない患者におけるスガマデクスの効果は不明です．スガマデクスはロクロニウムを包接して複合体を形成します．これは主に腎臓から排泄されるため，腎不全患者では，高流量の透析で除去されるまで数日間，血漿中にロクロニウム・スガマデクス複合体が存在し続けます[3]．腎不全患者に対してスガマデクスを安全に投与できることを示した研究はありますが[4]，この複合体からロクロニウム分子が遊離して筋弛緩作用が現れる可能性については今後の検討が必要です．スガマデクスの超大量投与によってもロクロニウムによる筋弛緩効果を拮抗できなかった症例が報告されています[5]．これは腎機能低下の症例ではありませんが，定量的モニターによって筋弛緩効果の回復を確認することの重要性を示した報告といえるでしょう．透析治療中の患者は，予定手術前日に透析を行うのが通例ですが，緊急手術患者では透析を適切なタイミングで行えない場合もあり，循環血液量は過多，過少のいずれもあり得ます．ロクロニウムは陽性電荷を持つ分子（アンモニウムイオン）で水溶性の物質です．循環血液量を含む水分量の多寡は，分布容積として筋弛緩薬の投与量に影響しますが，水分量の正確な推測は難しいため筋弛緩効果をモニターすることが必要です．

腎不全患者における具体的な筋弛緩薬・拮抗薬投与法の一例

① 麻酔導入時（筋弛緩薬の投与前）から筋弛緩モニタリングを開始する．原則として透析用シャントの存在しない側の前腕でモニターする．
② 最終透析からの経過時間によって水分量の過不足が予想されるが初回投与量は一般的な 0.6 mg/kg とする．
③ ロクロニウムの持続投与は，TOF 刺激に対する筋収縮がある程度出現したことを確認してから開始する．
④ 術式に応じて適切な筋弛緩を維持する．
⑤ 手術終了後，TOF 刺激に対する反応を評価してスガマデクスの投与量を決定する．
⑥ スガマデクス投与後の筋弛緩回復は正常腎機能の患者より遅いことがあるので，十分な回復（TOF 比＞0.9）を定量的モニターで確認する．
⑦ 患者の状態，実施手術などを考慮して回復室（postanaesthesia care unit：PACU）あるいは ICU でケアする．術後一般病棟に戻る場合は，再び筋弛緩作用が出現する

（recurarization）可能性を考え，十分長い時間PACUで観察する．

　腎機能低下の患者に対して特別な筋弛緩薬の投与方法があるわけではありません．すべての患者で筋弛緩モニタリングを行うことを習慣づけていれば，適切な対応がとれるはずです．

▶腎不全患者に特有の筋弛緩拮抗法はありません．TOFなどの定量的モニタリングを行って，ロクロニウム，スガマデクスの投与量を注意深く調節することが大切です．腎機能が正常な患者以上に，筋弛緩薬，回復薬の効果の個体差が大きいことを認識しましょう．

（木山秀哉）

● 文献
1) Staals LM, et al. Br J Anaesth. 2010：104：31-39.
2) de Souza CM, et al. Eur J Anaesthesiol. 2015：32：681-686.
3) Cammu G, et al. Br J Anaesth. 2012：109：382-390.
4) Staals LM, et al. Br J Anaesth. 2008：101：492-497.
5) Ortiz-Gomez JR, et al. Eur J Anaesthesiol. 2014：31：708-709.

COLUMN　麻酔科医以外の医師は，なぜ，子どもに麻酔科医をすすめるのですか？

　麻酔科学会を代表する公益社団法人日本麻酔科学会（http://www.anesth.or.jp）は，上記の題名にある小冊子を発刊しています．医学部進学を目指す高校生のみならず，親御さん，あるいはすでに医学部で将来の専門科を悩んでいる医学生に一読をお勧めします．

（山蔭道明）

Question 35 手術中の膠質液と晶質液の使い分けは，どんな指標を使って判断したらよい？

はじめに

　輸液の最終目標は適切な循環動態を維持することで末梢組織への適切な酸素供給を行うことです．晶質液としては酢酸，乳酸，重炭酸リンゲル液や生理食塩水などが術中に使用される輸液製剤として知られています．これらは細胞外液と近似した電解質組成を持ち，主に細胞外液の水分および電解質の喪失に対して用いられます．一方，ヒドロキシエチルデンプン（hydroxyethyl starch：HES）製剤やデキストラン製剤，アルブミン製剤は血中膠質浸透圧を維持することで循環血液量を増加させる効果があり，膠質液と呼ばれています．手術中の輸液の基本はリンゲル液であり，必要に応じて膠質液に変更あるいは併用することが多いことを押さえておきましょう．

膠質液はいつ使用するべきか？

1）循環血液量が減少している場合

　術中の循環動態が落ち着いていれば基本的にはリンゲル液中心の輸液管理が妥当と考えられます．ではいつ膠質液を使えばよいのでしょうか？ **それはずばり循環血液量が減少している場合です**．こうした状況においてはリンゲル液のみで循環血液量を維持しようとすると間質の浮腫を助長することになり，術後の回復を遷延させる場合があります．そこで膠質液の投与によって輸液量を最低限に抑えつつ循環動態を維持するのが理想的です．

2）循環血液量の指標は？

　循環血液量の指標として，古典的には血圧，脈拍数，尿量が用いられてきました．現在でもその重要性に変わりはありません．血圧の低下傾向，頻脈，尿量減少（0.5 mL/kg/時以下）が継続する場合には積極的な補液が必要となることがあります．さらに近年では，新しい循環血液量の指標としてさまざまなモニタリングが行われるようになってきました．1回拍出量変化（stroke volume variation：SVV）は観血的動脈圧ラインの一種であるフロートラックセンサー（エドワーズライフサイエンス）を用いることでモニタリングが可能です．循環血液量が減少すると，人工呼吸下の吸気時に静脈還流量が減少し，呼気時に増加するため1回拍出量が大きく変動することが知ら

表1 輸液の指標と循環血液量減少を示唆する所見

モニタリング項目	循環血液量低下を示唆する所見
血圧	血圧低下傾向の持続
脈拍	頻脈
尿量	0.5 mL/kg/時以下
1回拍出量変化(stroke volume variation：SVV)	13〜15％以上
脈波変動指標(pleth variability index：PVI)	10〜14％以上
腹部エコーによる下大静脈径	10mm以下，呼吸性変動あり

れており，これを呼吸性変動と呼びます．SVVは呼吸性変動の変化率を数値化した指標であり，10〜15％を超えると循環血液量減少が示唆されます．ただし，人工呼吸下でのモニタリングが必須条件ですので注意が必要です．脈波変動指標（pleth variability index：PVI）はマシモ社のパルスオキシメーターRadical 7™を用いた非侵襲指標であり，パルスオキシメーターのプレチスモグラフ波形の変動を数値化したものです．正常値は明らかになっておりませんが，過去の研究[1]では14％を超えた場合に循環血液量減少が示唆されると報告されていますが，人工呼吸が前提であること，痛み刺激による交感神経刺激，体温，心拍数などにより影響を受けやすいため数値の評価には注意が必要とされています．下大静脈径は右房圧を反映する前負荷の指標とされています．通常腹部エコーで短時間に検査することが可能です．呼吸性変動があり，径が10 mm以下に明らかに虚脱している場合には循環血液量減少を疑うべきでしょう．しかし，術中に連続的にモニタリングすることが難しいという欠点があります．

以上のように，表1に示した所見が認められる場合には循環血液量の増加を期待して膠質液の投与を考慮しますが，出血が原因である循環血液量減少に対しては膠質液だけに頼ることなく速やかに適切な輸血製剤の投与に切り替えるべきなのは言うまでもありません．

HES製剤の欠点

HES製剤の欠点として腎機能および血液凝固系への悪影響，アナフィラキシーのリスクが知られています．現在第3世代のHES製剤であるボルベン輸液6％がわが国でも使用可能になっています．第2世代HES製剤であるヘスパンダーよりも高容量である50 mL/kgの投与が可能になりました．ただし，腎不全患者への投与は禁忌になっているほか，過去の臨床研究ではHES製剤が重症敗血症患者で腎代替療法の導入を

増やすとの報告[2]が相次ぎ，現在でもHES製剤全体としては敗血症患者には使いづらい状況が続いています．HES製剤は各製剤ごとに分子量や置換度が異なり，凝固系や腎機能に対する影響も異なります．ゆえにすべてのHES製剤が敗血症患者に悪影響を与えるとまでは言い切れませんが，その投与には慎重な姿勢が必要です．

▶術中の輸液は晶質液を基本とし，血圧，脈拍，尿量の他，SVVやPVIといった動的な指標をもとに必要時には膠質液を投与することで全体としての輸液量を最低限に抑えることが可能になります．一つのパラメーターだけではなく複数のパラメーターを総合的に判断して循環血液量減少を見落とさないようにしましょう．

（君島知彦）

● 文献
1) Cannesson M, et al. Br J Anaesth. 2008：101：200-206.
2) Perner, A, et al. N Engl J Med. 2012：367(2)：124-134.

COLUMN　麻酔科を研修する利点は？

　麻酔科は数ある診療科の中でも何をしているのか想像しづらい科の一つかもしれません．実際の手術麻酔においては，人体の循環，呼吸，神経系といった生命維持の根幹をなす機能へ介入を行います．バイタルサインをはじめとしたさまざまなモニターを通じて患者のバックグラウンドを考慮した細かなコントロールをしているのが麻酔科医です．麻酔科研修では多くの手技を経験できることが大きな魅力です．マスク換気や静脈ルート確保といった基本的手技はどの診療科に進んでも役に立つことでしょう．一方で，手技自体は麻酔をかけるうえでの「手段」にすぎないという側面もあります．こうした手技や各種のモニタリングを通じて，循環や呼吸の変化を肌で感じながらバイタルの維持をいかに行うかを学べることが麻酔科の醍醐味であり，研修に値する利点ではないかと思います．

（君島知彦）

Question 36 人工呼吸管理している場合の鎮静薬は何がよい？

はじめに

　ICUや救急での人工呼吸管理では，多くの場合長時間の気管挿管が必要になります．気管チューブによる物理的刺激，褥瘡予防のための体位変換，発声によるコミュニケーションができないことなどは患者にとって大きなストレスになります．私たちが人工呼吸管理下の患者に鎮静薬を投与するのはこうしたストレスを軽減するためですが，近年では必ずしも深い鎮静が患者にとって良いアウトカムをもたらさないことも明らかになってきています[1]．以下に臨床で最もよく用いられる4種類の薬剤について解説します．

プロポフォール（ディプリバン®）

　プロポフォールは中枢神経における$GABA_A$受容体を賦活し，N-メチル-D-アスパラギン酸（NMDA）受容体を抑制し，カルシウムイオンチャネルのカルシウム流入を修飾することで鎮静効果を発揮します．鎮静および抗不安作用を有しますが鎮痛作用はありません．一方，循環抑制や呼吸抑制作用も比較的強いため適切なモニタリング下に投与することが望ましいでしょう．

　実際の投与量は0.5～3 mg/kg/時で，鎮静スケールを用いた調整を行います．副作用としてのプロポフォール注入症候群（propofol infusion syndrome：PRIS）は熟知すべき重篤な副作用です．小児の鎮静目的に長期間投与した場合に急性の代謝性アシドーシス，横紋筋融解症，肝腫大，脂質異常症，心不全，ミオグロビン尿，腎不全などの臨床像を呈し，治療抵抗性の徐脈から心静止に至る症例が1990年代に報告され，その危険性が認識されるようになりました．詳細な発生機序は明らかではありませんが，プロポフォールのミトコンドリア呼吸鎖複合体への障害がその一因として考えられています．以上より，少なくとも小児においては長期間の鎮静目的のプロポフォール投与は禁忌とされています．

デクスメデトミジン（プレセデックス®）

　橋青斑核のα_{2A}受容体のアゴニストとして作用し，鎮静作用を発現します．さら

に脊髄後角や末梢神経のα₂ₐ受容体にも作用し，弱い鎮痛効果も有しています．特徴として，深い鎮静状態であっても呼びかけに対して開眼することが可能であること，呼吸抑制作用が弱いことから非侵襲的陽圧換気管理中の使用も比較的安全であることがあげられます．一方，循環に対する作用として末梢性α₂ᵦ受容体刺激による血管収縮作用もあることから，添付文書通りの初期負荷投与を行うと一過性血圧上昇をきたす場合もあり注意が必要です．よって重症患者において初期負荷投与は必ずしも必要ではありません．副作用としての徐脈や低血圧は発現頻度が高いこと，冠動脈攣縮を誘発する可能性があることも特徴としてあげられます．

実際の投与量は0.2〜0.7μg/kg/時を目安にしますが，デクスメデトミジン単独での鎮静が困難な場合には投与量を増やすよりも多薬剤との併用や変更を考慮すべきでしょう．

ミダゾラム（ドルミカム®）

ミダゾラムは中枢神経系における GABAₐ 受容体を賦活化させることにより鎮静効果，抗痙攣効果を発現するベンゾジアゼピン系薬剤です．古くから鎮静薬として使用されてきた歴史がありますが，近年せん妄の発生や人工呼吸期間・ICU 滞在日数の延長との関連が指摘されるようになってきています．プロポフォールやデクスメデトミジンと比較して循環抑制作用が弱いことから循環が不安定になりやすい重症患者に頻用されてきた経緯があります．

実際の投与量は0.03〜0.18 mg/kg/時の範囲で調節します．ただし，薬理学的に体内の蓄積性が高く，長期に使用した場合や肝腎機能障害がある場合には過鎮静になりやすいことが難点です．また長期高容量投与時には薬剤中止時に退薬症状が高頻度で起きることも人工呼吸からの離脱を困難にする要因の一つです．

フェンタニル（フェンタニル®）

2014年に日本集中治療医学会 J-PAD ガイドライン作成委員会から「日本版・集中治療室における成人重症患者に対する痛み・不穏・せん妄管理のための臨床ガイドライン」が発表されました．この中で，人工呼吸管理中の患者に対して鎮痛優先の鎮静法（analgesia-first sedation）を行うことが提案されています．先述した通り，ICU で人工呼吸管理下にある患者は大きな肉体的・精神的ストレスにさらされており，その一部は医療処置や疾患に伴う痛みが原因であることも少なくありません．その点から患者管理のためには鎮静だけでなく鎮痛が重要であるとの認識が広まっています．鎮痛法の一例として，合成オピオイドであるフェンタニルの少量持続静注（0.5〜2μg/

kg/時が目安)が行われています．人工呼吸期間やICU在室日数の延長といった過鎮静による弊害を防ぐために十分な鎮痛を行うことで鎮静薬の投与量を最小限に抑えることが望ましいでしょう．

薬剤投与の実際

人工呼吸管理中の鎮静法はフェンタニルの少量持続静注をベースにプロポフォールあるいはデクスメデトミジンの持続静注を行います．それでも鎮静が確立できない場合にはミダゾラムの使用を考慮します．ただし，ショックなど患者の循環動態が不安定な場合には鎮静薬の投与を控えざるをえない場合もありますので個々の患者において適切に判断すべきでしょう．

▶人工呼吸中に使用される頻度の高い薬剤としてプロポフォール，デクスメデトミジン，フェンタニルやミダゾラムがあります．鎮痛を優先した鎮静を常に意識し，過鎮静を避ける工夫が必要です．

（君島知彦）

● 文献
1) Barr J, et al. Crit Care Med. 2013；41：263-306.
2) 日本集中治療医学会 J-PAD ガイドライン作成委員会．日集中医雑誌．2014；21：539-579.

COLUMN　麻酔科医のサブスペシャリティーは？

手術室部門，集中治療部門，ペインクリニック・緩和部門と分けて考えます．手術室部門においては，心臓血管麻酔専門医，日本小児麻酔学会認定医，日本老年麻酔学会認定医があります．今後は，日本区域麻酔学会認定医が発足予定です．集中治療分野においては，日本集中治療医学会専門医があります．ペインクリニックおよび緩和医療分野では，日本ペインクリニック学会専門医や日本緩和医療学会専門医の資格があります．どの分野も学会会員となり，規定の条件をクリアし，書類審査や認定試験合格のうえで初めて資格を得ることができます．これ以外にも多くの学会がありますので，自分のキャリア形成に必要と思われる資格をめざせばよいと思います．

（枝長充隆）

Question 37 | 現在における肺動脈カテーテルの適応は？

はじめに

　肺動脈カテーテル（pulmonary artery catheter：PAC）とはショックや心不全など重篤な患者において，心機能を連続的に測定するために使用するカテーテルです．

挿入方法は？

　肺動脈カテーテルは中心静脈カテーテル挿入部位であれば，イントロデューサーを通してどこからでも留置できます．典型的には，内頸静脈，鎖骨下静脈，大腿静脈ですが，理想的な位置は，右内頸静脈です．圧電素子につなぎ，圧波形を見ながら慎重に進めます．上大静脈と思われる場所でバルーンを拡張し右室圧，肺動脈圧の特有の波形を確認しながら波形が消える（ウェッジされる）ところで止め，バルーンを収縮させて固定します（図1）．

測定原理は？

　熱希釈法という方法を用いて右室の心拍出量を測定します．カテーテル先端付近に付いているサーミスターは肺動脈血温度を測定し，肺動脈の温度変化と入力信号の一致をコンピュータが検出し，入/出力信号の交差相関によって熱希釈のウォッシュアウト曲線を得て，それをもとにスチュワート・ハミルトンの式を応用した式を使って心拍出量を算出します．イメージ的には右室内で温められた血液が，肺動脈において低めの温度で測定されれば心拍出量多め，高めに出れば心拍出量少なめといった具合です．

測定項目は？

　右室心拍出量，中心静脈圧，肺動脈圧，肺動脈楔入圧，混合静脈血酸素飽和度です．肺動脈カテーテルで測定するものはこれだけです．しかし，その他のさまざまなパラメーターを組み合わせることで体血管抵抗や肺血管抵抗，酸素供給量など詳細な血行動態のモニタリングが可能です．

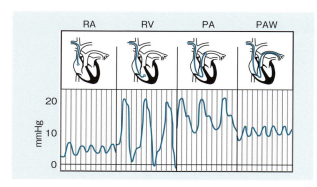

図1　各部位における圧波形

適応は？

　循環機能評価として心臓血管手術，急性心筋梗塞，心不全を伴う弁膜疾患，心タンポナーデ，収縮性心外膜炎などです．ショックの診断・治療としては心原性ショック，敗血症性ショックがあげられます．呼吸不全の診断は肺梗塞・肺塞栓，肺水腫，肺高血圧症となっています．しかし，心疾患を合併する非心臓手術においては，手術死亡を減ずるとのエビデンスはなく，挿入・留置に伴う問題点があり（血栓や感染，肺動脈損傷など），死亡率が上昇したとの報告もあります[1]．状態の不安定な患者に限って使用するべきでしょう．

　2014年のACC/AHAガイドライン[2]およびESC/ESAガイドライン[3]でも示されているように，周術期の肺動脈カテーテルの挿入は利点よりも欠点のほうが上回るという考え方が一般的で，肺動脈カテーテルの周術期ルーチン使用は推奨されていません（class III）．一方禁忌は，患者拒否，挿入部位の感染，右室補助装置のある場合，心肺バイパス中の挿入です．近年は経食道心エコーや非侵襲的心拍出量モニターなどによる非侵襲的血行動態評価が可能となってきており，従来ほどは使用されなくなっていますが，心肺バイパス中の挿入が禁忌である以上，途中で入れたくなってもできないので人工心肺症例ではあらかじめ入れておくのが無難なようです．

▶経食道心エコーや非侵襲的心拍出量モニターなどにより，従来ほどは使用されなくなっています．

（齋藤啓一郎・鈴木利保）

文献
1) Fleisher LA, et al. Circulation. 2014：130：e278-e333.
2) Kristensen SD, et al. Eur Heart J. 2014；35：2383-2431.
3) Sandham JD, et al. N Engl J Med. 2003：348：5-14.

Question 38　デクスメデトミジン（プレセデックス®）の上手な使い方は？

はじめに

　デクスメデトミジン（プレセデックス®）の鎮静の質は生理的睡眠に類似しています．呼びかけに容易に覚醒し，呼吸も保たれます．従来使用されているミダゾラム，プロポフォールといった鎮静薬の作用部位は，$GABA_A$受容体であるのに対し，デクスメデトミジンは橋の青斑核に分布する**中枢性α_2アドレナリン受容体**である点を，使用の際には念頭に置く必要があります．

デクスメデトミジンの保険適用（表1）

　デクスメデトミジンは2013年6月より「局所麻酔下における非挿管での手術および処置時の鎮静」が保険適用に追加され，鎮静薬として選択される機会が広がりました．

鎮静作用以外の効果

　デクスメデトミジンは，鎮静作用以外に**軽度の鎮痛作用，抗せん妄作用**を目的に選択できることも利点です．

1）鎮痛作用について

　単独での鎮痛効果は弱く，鎮痛薬との併用時にはその必要量を低減できる効果（**鎮痛薬節減効果**）や，神経ブロックや局所麻酔薬の効果持続時間を延長させる効果があります[1,2]．

2）抗せん妄作用について（表2）

　せん妄はICUにおける人工呼吸患者の60〜80％に発生するとされ，せん妄の発生は呼吸管理期間を延長させ，ICU滞在期間の延長，さらには6ヵ月死亡率も3倍に増加させるといわれています[2]．

投与法の実際

1）初期負荷投与を行う場合

　初期負荷投与は，デクスメデトミジン血中濃度を急速に上昇させ，患者を速やかに鎮静状態に導く目的に行いますが，血圧上昇を招くおそれがあり，注意深い観察が必

表1 デクスメデトミジンの保険適用

局所麻酔下における非挿管での手術および処置時の鎮静	集中治療における鎮静
・脊髄くも膜下麻酔，硬膜外麻酔 ・局所麻酔	・人工呼吸中(24時間以上も可) ・人工呼吸離脱後

デクスメデトミジンは，集中治療において24時間以内に人工呼吸器から離脱が可能な患者を対象に使用できる鎮静薬として2004年に承認されました．2010年には24時間を超える長期投与も保険適用となり，2013年には局所麻酔下における非挿管での手術および処置時の鎮静が加わりました．

(文献1)より一部抜粋)

表2 抗せん妄作用について

せん妄型	症状	
過活動型	多弁，多動，妄想，チューブの事故抜去，医療スタッフへの暴力	1.6%
活動減少型	無表情，運動遅延，発語遅延，低反応性	44%
混合型	上記2つの特徴が混在	54%

せん妄は上記のように分類されます．評価を誤ると活動減少型せん妄を鎮静良好と判断する場合があります．せん妄が予想される患者に抗せん妄作用を考慮しデクスメデトミジンを選択することは，患者の予後改善にも有用です．

(文献2)より抜粋)

要です(報告では出現率は18%，10〜30 mmHg程度の上昇)．これは，急速に上昇したデクスメデトミジンが，交感神経終末のα_{2A}受容体による作用(終末からノルアドレナリンの放出が抑制され徐脈，血圧低下を招く)よりも末梢血管平滑筋のα_{2B}受容体による作用(血管収縮を生じ血圧上昇が起こる)に優位に働くためと考えられています[2]．

デクスメデトミジンの添付文書上は，デクスメデトミジンの初期負荷量は1.0 μg/kgを10分間(6.0 μg/kg/時)で投与することを推奨しています．この方法ではデクスメデトミジンの血中濃度は，速やかに上昇し，シミュレーション上は10分間で2.5 ng/mLに達し，高血圧の出現頻度が増す可能性があります．症例によっては初期投与量を減らすことも考慮する必要があります．維持投与量は0.2〜0.7 μg/kg/時で至適鎮静レベルが得られるように調整し，適切な鎮静を得られるまでは15分程度かかるとされています．

2) 維持投与量から開始する場合

初期投与は行わずに，デクスメデトミジン0.4 μg/kg/時から開始することが可能です．鎮静が得られるまで40〜50分と時間がかかりますが，循環動態の変化はほとんどみられません．

3) 単回投与について

単回投与を行うと，血中濃度は急激に上昇するので，初期負荷投与を行った場合と

同様に，速やかな鎮静を得ることができます．しかし，低用量（0.25 μg/kg）ではα_{2A}受容体作用が前面に出現し徐脈・低血圧が生じやすく，高容量（0.5, 1, 2 μg/kg）では用量依存性にα_{2B}受容体作用が優位になり，高血圧を生じやすくなるといわれています[2]．

4）すでに鎮静状態にある患者の場合

すでに鎮静状態の患者に初期負荷投与を行う必要はなく，0.5～1.0 μg/kg/時程度の速度で投与する方法が推奨されています[2]．

5）鎮静の効果が得られるまで時間がかかるとき

初期投与の有無にかかわらず，通常使用量上限の0.7 ng/kg/時を投与しても至適鎮静を得られない場合は，少量のプロポフォール（ディプリバン®）の併用が有効です．0.4 μg/kg/時程度の中等量デクスメデトミジンに20～40 mg/時程度の少量のプロポフォールの組み合わせで開始することが推奨されています[2]．

6）気管チューブの刺激に耐えられないとき

デクスメデトミジンは気道反射の抑制作用は弱いので，気管内吸引や体位変換の際に気管チューブの刺激に耐えられない場合があります．このようなときは，フェンタニル（成人で25～50 μg/時）の併用が有効です[2]．

7）長期投与が必要となるとき

24時間を過ぎての使用は可能ですが，持続投与が120時間（5日間）を超える使用経験の報告は少なく，それを超える鎮静が必要な場合には，より慎重な監視下での使用が必要です．

- 患者の循環血液量が減少し内因性カテコラミンにより血圧が維持されている場合には，交感神経が抑制された際に急激に血圧が低下する可能性があるため，輸液負荷，昇圧薬の投与といった循環管理のうえで使用しなくてはなりません．

デクスメデトミジン鎮静からの回復過程

デクスメデトミジンの血中半減期は分布相で約6分，消失相で1.6～3.1時間です．肝機能低下で代謝遅延はしますが，代謝産物に活性はありません．投与中止後は20分程度で覚醒するので，退室時に安全な覚醒を確認したい場合は，手術終了15～20分前にデクスメデトミジンの投与を中止します[1]．

- デクスメデトミジンの投与は，循環動態・呼吸などの変動に迅速に対応できるように，酸素吸入，気道確保，循環管理を行える準備をし，継続的なモニター監視体制が整った状況で開始します．

まとめ ▶デクスメデトミジン投与は，気道・循環管理の準備をしっかり行ったうえで開始し，精神症状を含めた患者の全身状態および呼吸・循環動態に配慮しながら投与量を調節します．

（渡邊真理子・鈴木利保）

● 文献
1) 日臨麻会誌．2015：35(1)：78-81．
2) Precedex Clinical Guidelines with other sedatives and analgesics 2nd ED 2014.7（丸石製薬株式会社）
3) 武田純三監修．デクスメデトミジンの使い方―基礎と応用―．真興交易医書出版部．

COLUMN 開心術からカテーテル治療への変遷は？

高齢化社会へ進む昨今，弁膜症を合併する患者が益々増えており，今後も増えていくことが予想されます．高齢になれば，開心術の適応を考えるうえでも，リスクも伴いますし判断に苦慮することも多いと思われます．そんな中，新たな選択肢の一つとして，TAVI (transcatheter aortic valve implantation) あるいはTAVR (transcatheter aortic valve replacement) が登場しました．これは，重症大動脈弁狭窄症の方に対して，カテーテルによって生体弁を植え込む治療であります．この治療の際には，心臓血管外科医，麻酔科医，看護師，臨床工学技師だけでなく新たに循環器内科医，放射線技師が加わってハートチームとして医療をする新たな形ができ上がりました．カテーテル治療は今後さらに発展するものと思われます． （枝長充隆）

Question 39 尿量計測は，循環管理のモニタリングとして重要ですか？

術中尿量の意義

これまで尿量は周術期の循環管理において，ショックや腎不全を避けるために0.5～1 mL/kg/時を維持する必要があるとされてきました．しかし，近年では循環管理におけるモニタリングの意義はさほど重要でないことが明らかになっています．

循環血液量の指標としての意義

1）輸液排泄クリアランスの低下

尿量は特に前負荷である循環血液量の指標として用いられてきました．しかし，**生体に麻酔や手術という侵襲が加わると，通常時と比較して投与された輸液の排泄クリアランスが低下します**[1]．つまり，**術中は負荷した輸液が尿として排泄されにくくなる**ということです．表1に示したように，排泄クリアランスは術式でも異なり，特に腹腔鏡手術で大きく低下します[2]．また，出血した場合には適切に輸液されたとしても，排泄クリアランスは25～50％減少する[3]ため，さらに尿量が得られにくい状況となります．低下した輸液排泄クリアランスは通常，術後約4時間で術前のレベルに回復します[4]．

2）輸液戦略としてのgoal

近年の輸液管理は目標指向型術中輸液（goal-directed therapy：GDT）が実践されています．GDTとは循環指標としてのgoalを定め，過剰輸液により生じる術後合併症を減らすために，輸液量を制限して必要な量のみを投与する輸液管理法です[5]．**尿量の維持をgoalとしてGDTを行うと，輸液排泄クリアランスが低下しているため，過剰輸液をきたしやすく**，輸液が血管外の間質（いわゆる3rd space）へ移行・蓄積して，術後の機能回復が遅れる可能性があります．

急性腎不全発症の指標としての意義

1）尿量低下と腎不全

尿量の維持は術後の急性腎不全を避けるためにも重要とされてきました．しかし，術中の尿量は腎不全の予測因子とはならないことが明らかとなっています．もちろん，無尿をそのまま放置していいのかというと決してそうではありません．尿量が維持さ

表1　術式と輸液排泄クリアランス

対象	輸液排泄クリアランス(mL/分)
健康成人(麻酔，手術の侵襲が加わっていない状態)	60〜110
甲状腺手術	10
腹腔鏡下胆嚢摘出術	7
開腹術	21

(文献1)を一部改変)

表2　腎不全の原因

分類	原因
腎前性	脱水，ショック(大量出血，神経原性，熱湯，アナフィラキシーなど)，心不全，肝硬変　など
腎性	腎梗塞，腎動脈血栓症，糸球体腎炎　など
腎後性	両側の尿管閉塞，膀胱の閉塞，尿道の閉塞，尿カテーテルの閉塞　など

れているということは，腎血流が維持されているという間接的な指標です．表2に示したような腎不全の原因を考慮して，それぞれの病態に対して加療は行うべきです．

2) 利尿薬と腎機能について

　尿量を確保するために利尿薬を使用することもありますが，**少量のカテコラミン，フロセミドおよびマンニトールには腎保護作用はありません．**現在，わが国で使用できる薬剤では，**心房性ナトリウムペプチドに腎保護作用を有する**可能性が指摘されています[6]．

　以上をまとめると循環管理の指標としても，腎障害の予後因子としても尿量測定は重要とはいえません．しかし，術中の輸液バランスを考慮するうえで尿量が一つの要素であることは今後も変わりません．また，外科医は尿量を過度に重要視する傾向があるため，上記の内容を踏まえ，術後早期の機能回復を目的とした周術期輸液管理についての麻酔科医と外科医との間でコンセンサスを形成する必要があります．

▶尿量測定は循環管理上のモニタリングとしても術後腎障害の予後因子としても重要とはいえません．

(新山幸俊)

● 文献
1) Robert G, et al. Anesthesiology. 2010：113：470-481.
2) Olsson J, et al. Anesth Analg. 2004：99：1854-1860.
3) Drobin D, et al. Anesthesiology. 1999：90：81-91.
4) Holte K, et al. Anesthesiology. 2007：106：75-79.
5) Corcoran T, et al. Anesth Analg. 2012：114：640-651.
6) Swärd K, et al. Crit Care Med. 2004：32：1310-1315.

Question 40 INVOSとNIROの評価法は違うの？

はじめに

NIROもINVOSもともに近赤外線分光分析（near-infrared spectroscopy：NIRS）という技術を用いて脳の組織酸素飽和度（局所脳酸素飽和度：rSO_2）を非侵襲的に測定しています．

rSO_2とSpO_2と何が違うのか？

SpO_2との違いは，SpO_2は拍動成分のみを測定しているのに対し，rSO_2は組織の拍動成分と非拍動成分を総合して酸素化ヘモグロビンを測定しています．rSO_2は頭皮，頭蓋骨，髄液などの障害物によって近赤外線は散乱，吸収を繰り返します．この散乱，吸収により失われた近赤外線の量を計算に入れないとrSO_2は測定できません．この計算の部分に，INVOSとNIROで違いがあります．

INVOSは？

INVOS（図1）は，2波長の近赤外光の吸光比率からrSO_2を算出しています．光源から距離の異なる2つの受光部（30 mmと40 mm）によってシグナルを検出し，遠位受光部（40 mm）で捉えた深部のシグナルから，近位受光部（30 mm）で捉えた浅部のシグナルを減算することにより，センサー直下2〜3 cmのrSO_2を測定します．前額部にセンサーを装着した場合は，頭蓋骨や頭皮など（浅部）のシグナルを取り除き，脳組織（深部）のシグナルを得ることができます[1]．頭蓋骨や頭皮などのシグナルを取り除く詳細なアルゴリズムについては公表されていませんが，おそらくここにmodified Lambert Beer法（MLB法）という方法が用いられているようです．脳の酸素需給バランスを非侵襲的に測定できるのは非常に便利ですが，測定値にはばらつきが多くまた絶対値としても扱ってはいけないようです．

NIROは？

NIRO（図2）は，MLB法に加えて空間分解分光法（spatial resolution spectroscopy：SRS）という測定アルゴリズムを用いて頭蓋骨や頭皮などのシグナルを取り除く工夫

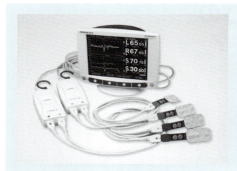 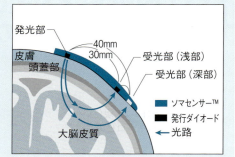

図1　INVOS

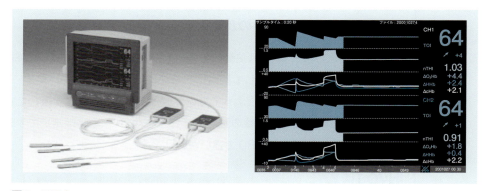

図2　NIRO

がされています．さらに，INVOSより1つ多い3波長の近赤外線を照射しています．これらを組み合わせることによりrSO_2（NIROではTOI：組織酸素化指標としている）のほかに，nTHI：正規化組織ヘモグロビン指標，ΔO_2Hb：酸素化ヘモグロビン濃度変化，ΔHHb：脱酸素化ヘモグロビン濃度変化，CHb：総ヘモグロビン濃度変化の4つのパラメーターを測定しています．これらのパラメーター変化のパターンによりTOIの低下の原因をある程度推定できます[2]（表1）．NIROは非侵襲的に測定でき，さらに低酸素の原因も推定できます．やはり，NIROもINVOS同様，絶対値に対する信頼性はまだ高くないようですが，INVOSより精度は高いとの報告があります[3]．

 ▶NIROもINVOSもともに非侵襲的に脳の酸素需給バランスを測定できる有用なモニターですが，絶対値の評価はいまだに困難なようです．

（齋藤啓一郎・鈴木利保）

表1 低酸素の原因の鑑別

	TOI（%）	nTHI	Δ O$_2$Hb	Δ HHb	Δ CHb
脳虚血	↓	↓	↓	↑	↓
低酸素血症	↓	↓	↓	↑	→
静脈うっ血	↓	↑	↑	↑	↑
脳血流増加	↑	↑	↑	↓	↑

nTHI：正規化組織ヘモグロビン指標，Δ O$_2$Hb：酸素化ヘモグロビン濃度変化，Δ HHb：脱酸素化ヘモグロビン濃度変化，CHb：総ヘモグロビン濃度変化

● 文献
1) Hongo K, et al. Neurol Res. 1995：17（2）：89-93.
2) NIRO Data Guide Book. Vol 1.
3) Yoshitani K, et al. Anesthesiology, 106：458-462, 2007.

Question 41 血小板数, 凝固機能悪化時のCVC穿刺はどうする？

はじめに

　中心静脈カテーテル (central venous catheter：CVC) 留置に関して, 日本麻酔科学会から安全な中心静脈カテーテル挿入・管理のための手引き2009[1]が報告されています. 現在は, 全国の病院で院内ガイドラインが稼働していると思われます. しかし, ガイドラインはあくまで穿刺の手引きであり, 個別の症例についてのアルゴリズムではありません. そのため, 穿刺を迷う症例に出会ったときにどう判断すればよいか苦慮するかと思います. 具体例として, 採血値で凝固異常あるいは血小板数低下を認めた場合ではないでしょうか？

　本項では, 血小板数低下と凝固異常に分けてCVC留置をどのように対応することが望ましいかを解説します.

血小板数低下時のCVC留置

　血小板数低下は, CVC留置時の機械的合併症の中等度リスク増大[2]の要因に位置付けられています. 血小板数低下の際, アルゴリズムは3通りでしょう. つまり, ①輸血施行後に穿刺する, ②輸血なしで穿刺する, ③穿刺を避けるです. ①の場合,「血小板数がいくつ未満を輸血対象とするか」,「血小板数低下という検査値のみを指標としてよいか」という疑問が湧きます. 血小板数が5万未満では, 出血の高リスク[3]とされており, 一つの指標となるでしょう. 後者に関して, 血小板数はあくまで数値であり, 血小板数と血小板機能がパラレルであるとも限りません. 十分な止血には血小板機能が大きく関与する観点から, 血小板機能低下を認めた場合のみ穿刺前の血小板輸血を行うことも今後は考慮すべきではないでしょうか？

　現在, Thromboelastgraphy (TEG®), Sonoclot® や Multiplate® が血小板機能測定装置としてよく知られており, こうした場面に臨床応用することも利点があるかもしれません.

　一方, ②のように輸血せずとも超音波ガイド下穿刺で安全性確保ができる[4]という報告があります. 輸血による欠点と穿刺による合併症を熟慮し, 前者が勝ると判断されれば, 輸血なしの穿刺も行う必要が出てきます.

③は，患者の全身状態を考慮したうえでの医師の臨床的判断であるため，考慮されることもあろうかと思います．

以上から，血小板数低下の際のCVC留置は，施行前に必ずしも血小板輸血が必要とは限りません．超音波ガイド下穿刺は当然として，現状では血小板数を目安とすべきでしょう．

凝固異常とCVC留置

上述の手引き[1]では，凝固時間延長は軽度リスク増大にとどまっています．つまり，血小板数低下よりリスクは低いと考えられます．一方で，PT(prothrombin time)あるいはAPTT(activated partial thromboplastin time)が正常の2.2倍を超えると出血の高リスク[3]であると報告されています．そこで，アルゴリズムとしては，①輸血施行後に穿刺する，②輸血なしで穿刺するという2パターンのみでしょう．①のように穿刺前の新鮮凍結血漿製剤輸血を施行するならば，上記の採血値が一つの目安となると思います．一方で，私は採血値のみを参考としていいのか疑問に感じています．TEG®，Sonoclot®やROTEM®を使用すれば，採血では計れない質的凝固機能が測定できます．これによって質的凝固機能が低下している場合，新鮮凍結血漿を輸血して穿刺するという方法を将来的に考慮してはどうかと考えます．

さて，②のようにこちらも血小板数低下と同様，超音波ガイド下によって安全性は確保できるという報告があります．つまり，超音波ガイド下穿刺は必須です．

▶ 血小板数低下，凝固機能悪化時にも超音波ガイド下穿刺は不可欠であるでしょう．そのうえで，輸血を行うべきか否かは利点と欠点を十分把握したうえで，考慮すべきであると思います．

（枝長充隆）

● 文献
1) http://www.anesth.or.jp/guide/pdf/kateteru_20090323150433.pdf
2) Polderman KH, et al. Intensive Care Med. 2002；28：1-17.
3) Della Vigna P, et al. Radiology. 2009；253：249-252.
4) Estcourt LJ, et al. Cochrane Database Syst Rev. 2015；2：12.

Question 42 | フェンタニルでのIV-PCA時，呼吸抑制をどうやってモニタリングする？

はじめに

　高齢化社会に入ったわが国では，抗血小板薬や抗凝固薬の内服する患者も増え，術後疼痛管理も変化しつつあると思われます．以前は，多くの症例で硬膜外鎮痛が選択されていましたが，上述した要因や低侵襲手術により，フェンタニルによるintravenous patient controlled analgesia（IV-PCA）が頻用されているのではないでしょうか？フェンタニルの術後投与は保険適用でありますが，硬膜外鎮痛と比べて安全性が高いかは判然としません．高齢者は，薬剤の効果が強く長くなることが予測されるため，薬剤投与量に慎重であるべきです．われわれは特に麻薬による呼吸抑制に注視したいです．これから導入するあるいはすでに行われている場合，呼吸抑制をどう評価しどう管理するべきかを解説します．

フェンタニルによる呼吸抑制

　フェンタニル使用時，まず呼吸数低下に注意を払うべき[1)]です．成人の場合，安静時の呼吸数は10～15回/分です．何回以下を呼吸低下とするかは，文献[2)]を参考にすれば，9回/分以下と考えてよいと思います．

呼吸抑制を捉えるモニタリング

　手術室では，呼吸数をカプノメーターで迅速に把握できます．しかし，病棟においては，インピーダンス法による測定が主流です．パルスオキシメーターは，酸素化能を評価するもので呼吸数は測定できません．インピーダンス法は，心電図電極による信号から呼吸数を予測する方法ですが，カプノメーターより精度が低い[3)]と報告されているため，将来的には病棟においても精度の高いモニタリングが望まれます．

呼吸数を捉えるモニター

　カプノメーターおよびacoustic respiratory rate（RRa）測定モニター（マシモジャパン，東京）（図1）[4)]が，現時点で即戦力となるモニターと考えます．後者のモニターは，空気の流れを信号に変えて呼吸数を測る画期的なモニターです．頸部に粘着センサー

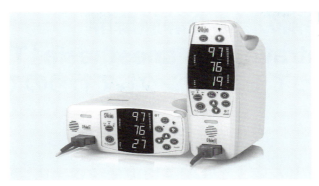

図1　Rad-87™（マシモジャパン，東京）
（文献4）より転載）

を，指にパルスオキシメーターを装着するだけで，わずか30秒で呼吸数が表示されます．鼻と口の自由度が高いところが利点の一つと考えます．また，粘着センサーは体重10 kg以上で使用可能であり，病棟において酸素化と同時に呼吸数が測定できることから有用性が高いものと予測しています．

▶時代の変遷に伴い，術後疼痛管理も変革が求められています．それとともに呼吸数を測定できるモニターが大いに活躍でき，かつ必要な時代となったと思います．

（枝長充隆）

● 文献
1) Moslemi F, et al. Anesth Pain Med. 2015；5：e29540
2) Carvalho B. Anesth Analg. 2008；107：956-961.
3) Gaucher A, et al. Br J Anaesth. 2012；108：316-320.
4) 枝長充隆．臨床麻酔．2013；37：41-48.

Question 43

脳外科手術の際の全静脈麻酔（total intravenous anesthesia：TIVA）はどうやってモニタリングして行うのですか？

はじめに

　脳外科に限らず TIVA でモニタリングしなければならないことは，適正な鎮痛と鎮静が維持できているかどうかです．さらに麻酔科医にとって最も基本的な事項としてあげられるのが，脳血流量が維持されていることを担保することです．脳は他の臓器に比して極端に虚血に弱い臓器です．わずか5分間の酸素供給の途絶で不可逆的なダメージを受けてしまいます．脳への酸素化は脳への血流によってもたらされますから，脳血流量が適正に維持されていることを確認することが重要なのです．術中，自発呼吸が維持されていれば，延髄をはじめとした中枢神経系への酸素化は保たれていると判断できます．しかし，筋弛緩薬を用いて自発呼吸を消失させた状態で全身麻酔管理を行っている多くの場合には，自発呼吸による判定はできません．そこで，脳波を用いることが重要なのです．

麻酔薬による脳波変化と脳虚血による脳波変化

　多くの麻酔薬は用量依存的に脳波を徐波化させます．現在汎用されているセボフルラン（マイラン®，セボフレン®），デスフルラン（スープレン®）およびプロポフォール（ディプリバン®）がこれに相当し，臨床使用濃度で容易に群発抑止（burst suppression）が出現し過度の中枢抑制を呈しうるのです．一方，亜酸化窒素やケタミン（ケタラール®）は逆に脳波を速波化させることが知られています．セボフルラン，デスフルラン，プロポフォールともに臨床使用濃度においてはδ波を中心とした徐波が生じますが，burst suppression や平坦脳波が出現することはそれほどありません．しかし，麻酔薬用量を臨床使用濃度以上に徐々に増加させると，図1に示すように徐波から burst suppression の時期を経て徐々に平坦脳波の割合が増え，ついには100％平坦脳波の状態に至ります．ここで注意しなければならないことは，100％平坦脳波であっても脳死状態でみられる100％平坦脳波とは異なり，この場合には可逆的な平坦脳波である点です．しかし，脳死状態と麻酔薬による過度の中枢抑制による2つの平坦脳波は一瞥しただけで区別はできません．

　一方，全脳虚血のように脳血流量が極端に減少した場合にも脳波は徐波化し，平坦

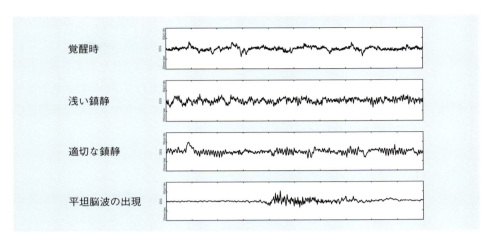

図1 麻酔薬による脳波変化

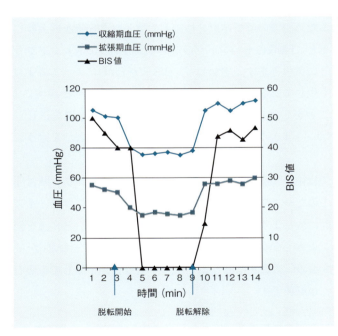

図2 OPCAB中の心臓脱転時のBIS値の急激な変化
(Anesth Analg. 2005；100：354-356より引用)

脳波をきたすことがあります．この場合には急激に平坦脳波の占める割合が増加します．平坦脳波が増加することは，BIS (bispectral index) モニタ上の suppression ratio (SR) の急上昇によってわかります．SRは直近1分間に平坦脳波が出現していた割合を表していますので，SRが急上昇した場合には注意が必要です．実際に，人工心肺を用いない冠動脈バイパス手術 (OPCAB) 中に，心臓を脱転させたところ急激にSRが増加しBIS値が低下した症例が報告されています[1]．この症例では，脱転解除により

SR，BIS値ともに前値まで急激に回復しています（図2）．このエピソードは，心臓の脱転により急激に心拍出量が低下した結果，脳血流が減少したことに起因すると考えられます．以上をまとめると，臨床麻酔においてSRが上昇することがありますが，この場合には基本的には過度の中枢抑制，すなわち深い鎮静状態を反映しています．一方，急激にSRが増加してBIS値が低下するような場合には全脳虚血の可能性を念頭に置かなければなりません．

脳外科手術における鎮静度モニタリング

　Q44に示すように適正な鎮静度は，現在，脳波関連モニタを用いて判定していることが多いです．しかし，脳波の電圧は心電図の電圧の100分の1くらい小さなものであるため，容易にノイズや筋電活動（EMG）の影響を受けてしまいます．顔面筋などのBISセンサー近傍の筋肉の収縮活動（EMG）が脳波原波形に混入すると，速波活動類似の波形となるため脳波の解析結果を修飾ししばしばBIS値が誤上昇します．トレンドグラフを見ると，EMGのトレンドグラフの軌跡がBISのトレンドグラフのものと類似していることに気付きます．すなわち，BIS値がEMGによって底上げされており，鎮静度を正しく表していないのです．術中，種々の刺激や手術環境により，突然BIS値が上昇することをしばしば経験することから，EMGの影響を正しく判定するために，通常はセカンドトレンドにEMGを選択したトレンド表示を行うことが重要となります．

　脳外科手術では術野が顔面近傍であることから，BISセンサー貼付部位に近いことになります．このため，電気メスや頭蓋内の吸引操作などに伴うノイズの脳波原波形への混入が高度に生じます．これにより筋電活動が亢進し，BIS値を修飾することもまれではないことから値の解釈には注意が必要となります．EMGが多く混入しているときにはBIS値の値に意味はありません．手術操作が中断しているときのBIS値を参考にすることが肝要です．

▶麻酔管理の重要課題は脳への酸素供給を維持することです．そのためには全脳虚血を早期に探知し対応することが重要です．脳外科手術ではBISモニタの信頼性が低下することもありますが，SRの情報にも注意を払うべきです．

（小板橋俊哉）

●文献
1) Hemmerling TM, et al. Anesth Analg. 2005；100：354-356.

Question 44 適正な鎮静度は何を指標に判断するのですか？

はじめに

　周術期には生体に種々の侵害刺激が加わります．かつては全身麻酔によって眠っていれば痛みを感じることはないと考えられていた時代もありました．しかし現在では，たとえ深く眠っていたとしても侵害刺激を受ければカテコラミンなどのストレスホルモンや炎症性サイトカインの分泌が亢進し[1]，これが手術終了後も継続することが術後の炎症がなかなか消褪しない一因であると認識されています．この炎症は感染などに伴う重度のものでなく，たとえ低レベルであっても術後長期間継続すると他の合併症の誘因になる可能性が示唆されています．したがって，周術期に適切な鎮痛を行うことが重要なのです．

鎮痛が重要！

　適正な鎮静度の前に鎮痛の重要性を述べます．揮発性麻酔薬の力価を比較するために最小肺胞濃度（minimum alveolar concentration：MAC）の概念が提唱されています．MACは侵害刺激を加えたときに体動がみられるか否かを指標に決定されます．したがって，揮発性麻酔薬濃度を上昇させ2 MACあるいは3 MACの状態にするとほぼ体動は生じませんが，このときにも前述のようにストレスホルモンなどの分泌は抑制できません．また，脳波上，侵害刺激に反応すると基本的に脳波は速波化します．すなわち，揮発性麻酔薬濃度を上昇させると脊髄反射を抑制することは可能ですが，侵害刺激の上位中枢への伝達を遮断することはできないのです．一方，オピオイドは脊髄や上位中枢に存在するオピオイド受容体に作用することによって侵害刺激が上位に伝達される過程を抑制します．オピオイド濃度がある程度高値になると，侵害刺激時のストレスホルモンなどの分泌が抑制されることから[2〜4]，現在では鎮痛重視の麻酔が行われるようになっているのです．

　仮に術野の鎮痛が100％得られていれば，たとえウトウト眠っているレベルの鎮静であっても患者は不快感を覚えないでしょう．しかし，現実には硬膜外麻酔などの区域麻酔で100％除痛されていても，気管挿管されていれば挿管刺激は生じることからある程度の深さの鎮静が必要となるのです．鎮静のためにも十分な鎮痛が重要となる

わけです．

鎮静度モニタ～BISモニタ～

全身麻酔の定義の一つに患者が意識を消失して（眠って）いることがあげられます．かつては眠っているか起きているかの二者択一的な判断しか行えませんでしたが，臨床現場においては，1990年代から就眠程度を定量する目的で皮質脳波を用いた処理脳波モニタが登場し，現在ではBIS（bispectral index）モニタが最も一般的に活用されています．BIS以外にはエントロピーモニタや最近ではセドラインも使用されています．いずれも処理脳波モニタです．BISモニタに表示されるBIS値は覚醒時には90以上，至適麻酔レベルでは40〜60，脳波が100％平坦の場合には0となります．他の脳波関連モニタも鎮静度を数値化して表示するようになっており，それぞれの値から判定しますが，いずれの脳波関連モニタでもその数値を解釈するうえで留意しなければならない点があります．それはQ43でも述べたアーチファクトや筋電活動のチェックと鎮痛の重要性です．

BIS値が疑わしいときには？

基本的に，セボフルランやデスフルランのような揮発性麻酔薬では，一定の濃度が維持されていれば術中に大きく鎮静度が変わることはありません．一方，プロポフォール（ディプリバン®）のような静脈麻酔薬の場合には，大量出血時に心拍出量が低下しプロポフォールの代謝が低減することによって鎮静度が上昇する可能性があります．さらに，すべての麻酔薬に共通している事象として，極端な低血圧が生じると，脳への血流量が低下することによってBIS値が低下して鎮静度が深くなったようにみえることがあります．

鎮痛が十分でない麻酔の場合，生体が痛みを感じると筋電活動（electromyogram：EMG）レベルが上昇します．すると，Q43で述べたようにEMGによって見かけ上BIS値が高い状況が生じえます．電気メスや吸引などの機械的ノイズがない状況でEMGレベルが高い状況では，鎮痛が不十分な可能性を考えるべきです．

種々の要因によってBIS値自体の信頼性に疑問が生じる場合には，脳波原波形を観察することが重要になります．手術を行ううえで適切な深さに鎮静されており，鎮痛も図られている状況においては，脳波上，睡眠紡錘波が出現します（図1）．睡眠紡錘波とは，脳波原波形の振幅が漸増漸減を繰り返している状態のことで，睡眠紡錘波を周波数解析すると8〜12 Hzのα帯域にピークが生じます．これをBIS値に換算すると45〜55くらいに相当することから，BISモニタに表示されるBIS値の至適レベルが

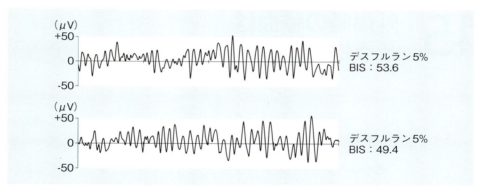

図1　デスフルラン麻酔中の睡眠紡錘波
上下方向の振幅の大きさが大きくなったり小さくなったりを繰り返している状態が睡眠紡錘波．

50前後といわれているのです．

　▶鎮静度を判定する前提として十分な鎮痛が図られていることが重要です．鎮静度はBISモニタ上のBIS値を用いて判定しますが，値の信頼性に疑問がある場合には脳波原波形上の睡眠紡錘波の出現を確認します．

（小板橋俊哉）

● 文献
1) Segawa H, et al. Anesthesiology. 1998：89：1407-1413.
2) Weale NK, et al. Br J Anaesth. 2004：92：187-194.
3) Marana E, et al. Acta Anaesthesiol Scand. 2008：52：541-546.
4) Ke JJ, et al. Anaesth Intensive Care. 2008：36：74-78.

Question 45 外傷時の輸血はどうしたらよい？

はじめに

　外傷時や手術中の大量出血時にどんな指標を元に輸血を行うかということに関して，わが国におけるガイドラインは存在しません．一方で，ガイドラインがないからといってやみくもに輸血を行うことが正しいことではないことも明白であります．本項では，現状で使用されているモニタリングをいかに上手に駆使して対応することが患者の安全を担保しつつ輸血管理が行えるかを解説します．

外傷時の対応

　外傷時には，すでに出血多量となっていることが大いに予想されます．救急部や手術室に搬送された際，見た目は血圧が保たれていても，それは交感神経が亢進して血管抵抗を高くする代償機能がフル稼働していると考えるべきです．1回拍出量が減少しているため，臓器血流を考えますと，輸液や輸血は必然となります．もちろん，容量負荷のためだけに輸血をするということではなく，出血によりヘモグロビンが減少して組織酸素代謝が悪くなりますし，凝固因子や血小板が減少するとともに抗凝固因子も同時に減少しています．そのため血液凝固のホメオスタシスを保つためにも輸血製剤の対応が求められるのです．2007年に日本麻酔科学会を含めた多学会によって『危機的出血への対応ガイドライン』[1]が，2010年には『産科危機的出血ガイドライン』[1]が策定されました．これによって，指示系統が統一され迅速対応という道筋はできたと思われます．この指揮をとる役目がコマンダーであり，われわれ麻酔科医がキーマンとなるのです．

　次に重要となるのが，それぞれの患者の状況を把握したうえで，どの輸血製剤が何単位必要で，今の時点で何単位を輸血すべきかという点です．赤血球輸血製剤は必要がなければ返品可能でしょうが，新鮮凍結血漿製剤（fresh frozen plasma：FFP）をいったん溶解させた場合には，使用しなければ破棄という貴重な医療資源の無駄になります．また，血小板製剤も依頼をかけた後は返品できないため，このことがわれわれ臨床医にとって昔からの大きな悩みであり，いまだ解決されていない重要な点であります．

外傷時の輸血の指標

　日々の臨床上，患者の身体状態を把握するために採血は必須項目となりますし，特に外傷時には現在の状況の把握と治療への介入に大いに役立つと思われます．現状において，われわれが採血で知りたい必要最小限の項目は，ヘモグロビン値（Hb），ヘマトクリット（Hct），血小板数（Plt），フィブリノーゲン値（Fib），PT-INRやAPTTであると思われます．しかし，採血の結果が判明するのは概算で1時間程度でしょう．こと外傷時に関しては，一刻を争いますので，臨床医が採血の結果の前に主観的に判断する必要が生じます．そこで，客観的指標を求めて別のモニタリングが参考になります．

1）MAPの指標

　HbとHctに関していえば，血液ガス分析器にて約1分あれば結果が判りますので，濃厚赤血球製剤（MAP）輸血の指標として大いに役立つと思われます．しかし，HbとHctは輸液によって血液希釈が起こるため，見かけ上貧血に見えることがよくあります．その際には，乳酸値やbase excess値を同時にチェックして組織の酸素代謝を考えながら輸血を行うことで，過分なMAP投与を避けることが可能となります．

2）FFPの指標

　次に新鮮凍結血漿製剤（FFP）投与の指標はどうでしょうか？ 2016年に発表されたEuropean Guideline[2]によれば，凝固異常を判断するうえでPT-INR，APTT，PltおよびFibの値を参考とせよ，との記載があります．と同時に血液凝固機能装置によるモニタリングも推奨されています．その装置といえばTEG®，ROTEM®[3]が一般的でありますが，Sonoclot®[4]も有用性のある装置であると思われます．生体における血液凝固には凝固因子だけでなく，Pltが大きな役割を担っています[5]．採血におけるPT-INRやAPTTの測定は，Pltを含まない血漿で行われているため，生体内の正確な血液凝固機能を反映していないことが示唆されます．また，PT-INRやAPTTの測定は，血液凝固に大きな影響のあるトロンビン生成のわずか4％というほんの初期の状況を示した値[6]でありますから凝固全般を示しているわけではないのです．そこで，上記にあげた装置の出番です．TEG®，ROTEM®やSonoclot®とも約15～20分で血液凝固機能や血小板機能の測定が可能です．約20分間を待った後に判定を下すのではなく，測定中の波形をリアルタイムで観察できるため，もっと早い時間（例えば，筆者が使用するSonoclot®では，約10分程度で波形の傾きがどのようになるかを予測できます）に判断することが可能となります．

3）血小板製剤の指標

血小板製剤の輸血に関しては，上記のガイドラインにおいても5万以下が妥当であるといわれています．しかし，他の検査値と同様に結果が判るまで時間を要しますし，血小板製剤はFFPよりも依頼をしてから手術室に到着するまでの時間が長いです．したがって，少しでも迅速に客観的な判断を行うためにもTEG®，ROTEM®，Sonoclot®やMultiplate®[7]を使用して血小板機能低下を捉えるというのも選択肢の一つとはなるのではないでしょうか？ 現にTEG®を用いた研究[8]によれば，外傷時においては血小板機能が低下することが報告されています．

> **まとめ** ▶外傷時には，輸血の判断をいかに迅速に行うかが求められます．そこで，臨床経験での判断は非常に大事であることは明白でありますが，より客観性を保つために血液凝固・血小板機能モニタリング下で輸血を行うかどうかの判断を行うことは，一般採血結果を待つよりも迅速な判断が可能となります．今後の輸血療法に向けた可能性を秘めていると思われます．

（枝長充隆）

● 文献

1) http://www.anesth.or.jp/guide/index.html
2) Rossaint R, et al. Crit Care. 2016；20：100.
3) Davenport R, et al. Crit Care Med. 2011；39：2652-2658.
4) Bischof DB, et al. J Cardiothorac Vasc Anesth. 2015；29：715-722.
5) Monroe DM, et al. Arterioscler Thromb Vasc Biol. 2006；26：41-48.
6) Mann KG, et al. Arterioscler Thromb Vasc Biol. 2003；23：17-25.
7) Petricevic M, et al. Anaesthesia. 2016；71：636-647.
8) Wohlauer MV, et al. J Am Coll Surg. 2012；214：739-746.

Question 46 回収血輸血は出血を助長するの？

はじめに

　出血多量の際，輸血を判断して実施することを第一に考えるのが常です．その際の輸血製剤は，一般的に同種血を選択されることとなるでしょうが，そもそも他人の血液を輸血することはできるだけ避けたいものです．なぜかといえば，①溶血性副作用，②発熱などの非溶血性副作用，③感染症を起こす可能性があるからです[1]．さらに少量の同種血によっても予後が悪化[2]するという報告もあるぐらいです．そこで，可能な限り自分の血液を体内に戻せたらというのが誰しも思うところでしょう．その一つの方法に回収血輸血があります．本項では，回収血輸血の適応と注意点について述べたいと思います．

回収血輸血の適応と方法

　すべての手術が適応となるわけではなく，出血の多い心臓血管外科手術，整形外科手術（人工関節置換術など）や外傷時が臨床的に適応となるでしょう．保険適用としては，**600 mLの出血した場合や10 mL/kg（12歳未満）の出血が起きた手術**とあります．一方，禁忌としては，細菌や悪性腫瘍細胞の混入する手術となります[2]．

　回収血輸血回路には，洗浄用生理食塩水とヘパリン加生理食塩水（30,000単位/1,000 mL）が必要となりますが，洗浄過程でヘパリンは除去されるといわれています．回収血が生成されたら，4時間以内に返血を終了しなければなりませんが，1〜6℃で冷却した場合にのみ24時間保存が可能です．

回収血輸血の利点

　赤血球の生存能力が高くなるため，同種血輸血と比較して組織酸素代謝を改善する点[4]や免疫賦活性によって感染症を減少させる効果[5]が示唆されています．

回収血輸血の欠点

　回収血は3,000 mLまでであれば，輸血しても凝固機能は保たれるという報告[6]があります．一方で，通常は回収血を生成する過程でヘパリンは除去されるはずですが，

回収血を繰り返し行うことで残存ヘパリンの作用によって凝固異常を悪化させ出血を助長する可能性も指摘[7]されています．したがって，大量の回収血を投与する際には，ACT（activated coagulation time）の測定を頻回に行い，延長があれば回収血のヘパリンの影響も考慮する必要があると思われます．

▶回収血輸血は，同種血輸血を防ぐ一つの方法です．しかし，回収血であってもむやみに大量投与するのではなく，適応や投与量を十分に考慮しながら必要時には，ACTをモニタリングすることで安全な輸血管理が可能となります．

（枝長充隆）

● 文献
1) http://www.jrc.or.jp/mr/reaction/
2) Goodnough LT, et al. Anesthesiology. 2012；116：1367-1376.
3) http://www.jsat.jp/jsat_web/standard2012/standard2012.pdf
4) Ashworth A, et al. Br J Anaesthsia. 2010；105：401-416.
5) Bridgens JP, et al. J Bone Joint Surg. 2007；89：270-275.
6) Jagoditsch M, et al. Dis Colon Rectum. 2006；49：1116-1130.
7) Zheng J, et al. Pak J Med Sci. 2013；29：1459-1461.

Question 47 新鮮凍結血漿製剤の投与についての適切な指標は？

はじめに

　外傷時の輸血とリンクする問題ですが，皆さんは，新鮮凍結血漿製剤（FFP）の投与基準をどのように定めていますか？ 臨床上のガイドラインとしては，厚生労働省からの血液適正使用指針[1]のみです．FFP投与の目的としては，容量負荷として使用するものではないことが大前提となり，もちろん凝固因子の補充が第一であります．本稿では，上記の使用指針を取り上げながらも，実際の臨床上はどのように考えてFFPの投与を行うことがよいのかを解説します．

FFPの適応

　厚労省の使用指針[1]によれば，PT-INRが2以上，30％以下あるいはAPTTが基準上限の2倍以上，25％以下が基準となっています．一方，大量出血時においては，希釈性凝固障害が起こるため，止血困難な際には適応となるという文言があることから数値では示されていない臨床的な判断で使用が可能となります．輸血の判断に苦慮する症例は，特に心臓血管外科手術や出血が徐々に多くなっている非心臓手術の場合（帝王切開時など）であり，そういった患者への対応をどうするかでしょう．緊急で輸血部にFFP依頼をしますと，数十分から1時間程度は要するわけですから，早めの行動が必要となります．その基準としては，最低限PT-INR，APTT，フィブリノーゲンでよろしいかと思います．しかし，2010年の外傷時のEuropean Guidelineによれば[2]，PT-INRやAPTTだけで輸血の指標とはならないと報告されています．実は，PT-INRやAPTTは血小板を含まない血漿で測定されています．生体内で起こる血液凝固反応は凝固因子と血小板は密接に関係しているため[3]，血小板を含まない血漿での測定は本来の血液凝固状態を表現していないことが示唆されます．したがって，現状では臨床的判断で行動するしかありません．こういった状況から脱し，より客観的にするために血液凝固モニタリングは大いに役立つのではないかと思います．いくつかの装置の概略を簡潔に述べたいと思います．

血液凝固モニタリングによる指標

現在,FFPの適応を考える上で用いられている血液凝固機能モニタリングとしては,TEG®,ROTEM®やSonoclot®という精密血液凝固機能・血小板機能モニタリング装置でしょう.

近年,ROTEM®による輸血管理の有用性を示す文献[4]が散見されています.本装置は,少量の血液で内因系凝固因子の作用を測るINTEM,外因系凝固因子の作用を測るEXTEM,フィブリン重合能を測るFIBTEM,ヘパリンの影響を除去するHEPTEMあるいは線溶亢進を測定するAPTEMと必要に応じてそれぞれについて細かく検査ができます.FFPの必要性や輸血後の変化に関しては,INTEM,EXTEMやFIBTEMの検査を行います.それぞれの測定には,別々の試薬があるため測定用の血液試料(0.3 mL)に必要な試薬を入れて約15〜20分で結果が判明します.

一方,Sonoclot®は,一度に全ての項目が測定できます.つまり,ACTを示すSon-ACT,clot形成度合いを示すClot Rate,血小板機能を示すPlatelet Functionの3つが時間の経過とともに測定可能です.こちらも約15〜20分で結果が判明します.これらの装置を使用することで,過去20年も解決できていない不適切な輸血[5]の問題からの離脱に向けて少しずつ進める可能性が示唆されます.

FFP投与による合併症

容量負荷,感染症[6],transfusion related acute lung injury(TRALI)[7]が指摘されており,不必要な輸血は避けなければなりません.

▶ 血液凝固機能装置には,採血では判断しえない質的凝固機能を測定することで,必要なFFPを輸血する一方で,過分な量を避け,患者に不利益なくかつ貴重な医療資源を有効に活用できるという利点が期待され,有効活用していただきたいと思います.

(枝長充隆)

● 文献
1) http://www.anesth.or.jp/guide/pdf/kateteru_20090323150433.pdf
2) Rossaint R, et al. Crit Care. 2010:14:R52.
3) Monroe DM, et al. Arterioscler Thromb Vasc Biol. 2006:26:41-48.
4) Weber CF, et al. Anesthesiology. 2012:117:531-547.
5) Snyder-Ramos SA, et al. Transfusion. 2008:48:1284-1299.
6) Casbard AC, et al. Anaesthesia. 2004:59:550-558.
7) Khan H, et al. Chest. 2007:131:1308-1314.

Question 48 ラリンジアルマスクの適切なリーク圧はいくつ？

はじめに

ラリンジアルマスクを代表とする声門上エアウェイを介して陽圧換気をするときの一つの問題点は，器具周囲から送気ガスが漏れることです．**リーク圧とは，陽圧換気中の送気ガスの漏れが発生する時点の気道内圧のこと**を指すのが一般的です．陽圧換気時にはリーク圧が高いほうがガス漏れが少なくてよいことになりますが，同時にカフにより咽頭粘膜に過剰な圧が加わらないようにカフ量を調節する必要があります．

気管チューブでの原理

気管チューブの場合，カフに注入する空気量が過少であればリーク圧が低くなってしまい，逆に過剰であるとカフが気管粘膜の血流を低下させる危険があります．これらの合併症を防ぐには，送気ガスが漏れない最少量の空気でカフを膨らませるべき，とされています．この時点の組織に加わる圧は，最高気道内圧と一致するはずで，例えば最高気道内圧が 20 cmH$_2$O なら，組織に加わる圧も理論的には 20 cmH$_2$O になります．さて，現在よく使用されている高容量・低圧カフ付きの気管チューブの場合，"カフ内圧＝カフが組織に加える圧"という法則があります．そのため，次の式のようになります[1]．

最高気道内圧＝カフ内圧＝カフが組織に加える圧

これらのことから，最高気道内圧を毛細血管圧（約 30 cmH$_2$O）より低くなるように調節換気を設定し，送気ガス漏れを防ぐ最少の空気量でカフを膨らませるとよいことになります[1]．

ラリンジアルマスクのカフ量，リーク圧，組織に加わる圧の関係

ラリンジアルマスクの場合，気管チューブのカフの場合と違い，圧の関係は次のようにまったく相関しません．

最高気道内圧 ≠ カフ内圧 ≠ カフが組織に加える圧

そのため，気道内圧やカフ内圧を調整しても組織に加わる圧は推定できないことになります．そして，次のことが判明しています．

表1　ガス漏れが起こる気道内圧

第1世代の声門上器具	
ラリンジアルマスク・クラッシック	15〜20 cmH$_2$O
ラリンジアルマスク・ユニーク	15〜20 cmH$_2$O
ラリンジアルマスク・フレキシブル	15〜20 cmH$_2$O
第2世代の声門上器具	
ラリンジアルマスク・プロシール	25〜30 cmH$_2$O
ラリンジアルマスク・スプリーム	25〜30 cmH$_2$O

表2　製造元の示すカフの"最大"空気注入量

サイズ	推奨最大空気注入量
1	4 mL
1.5	7 mL
2	10 mL
2.5	14 mL
3	20 mL
4	30 mL
5	40 mL

1）器具によりリーク圧に差がある

　リーク圧は器具により違い，第1世代は第2世代の声門上エアウェイに比べ，低い傾向にあります（表1）．例えば，**第1世代のラリンジアルマスク・クラッシックのリーク圧は15〜20 cmH$_2$O**ですが，**第2世代のラリンジアルマスク・プロシールやスプリームでは，25〜30 cmH$_2$O**です．そのため，これらの圧以上のリーク圧が必要な場合には，その器具の使用は適していないと判断する必要があります．

2）カフを膨らませすぎると口腔・咽頭粘膜の血流が減ってしまう

　カフを過剰に膨らませると，周囲組織に加わる圧が上昇し，咽頭粘膜の血流が減ることが判明しています．咽頭粘膜の毛細血管血流は，30〜35 cmH$_2$Oの圧で低下し始め，70〜75 cmH$_2$Oの圧で閉塞状態となります[2, 3]．

3）カフを膨らませすぎると送気ガス漏れが増えてしまう

　カフを過剰に膨らませると，リーク圧が上がるのではなく，逆に下がってしまうことが判明しています[4]．その理由として，カフが過剰に膨らまされるとマスクが周囲組織を伸展させ，隙間ができてしまうから，と考えられています．

ラリンジアルマスクの適切なカフ量

　表2は製造元に示す最大カフ注入量です．これらの量を製造元の示す"適切な量"と思い，それらの量でカフを膨らませ，ガス漏れがあればさらにカフを膨らませている人がいるようですが，これは間違いです．表2の値は"最大"量で，これらの量でカフを膨らませると，組織の毛細血流が減少し，術後に咽頭痛を増加させることが知られています[2, 3]．

　ラリンジアルマスクのカフ量の調整法は，気管チューブの方法と基本的に同じで，マスク周囲からのガス漏れがなくなる最少量の空気でカフを膨らませるべきとされています．**必要最少量は平均的に製造元の示す最大カフ注入量の1/2〜2/3量である**こ

とが判明しています[4, 5]．そのため，サイズ 3，4，5 では挿入後にまず 15 mL 程度の空気でカフを膨らませ，マスク周囲からガス漏れがない場合，最少の空気量にまで脱気します．そしてもし逆に，最大カフ量まで膨らませてもガス漏れが多い場合，サイズが小さすぎると判断し，1 サイズ大きなマスクに変更して，同じ操作を繰り返します．

カフ圧計がある場合，カフ内圧が約 60 cmH$_2$O になるように空気を注入するとよいといわれています[5]．これはガス漏れが発生しない最少のカフ量に調節したときのカフ内圧の平均値です．平均値なので，実際にはこの値より高くなったり低くなったりするはずなので，各症例で調節します．

亜酸化窒素使用中の注意点

亜酸化窒素を用いて全身麻酔をしていると，カフ内のガス量が増加してきます．そのため，麻酔中にカフ圧計でカフ内圧の上昇を認めたり，パイロットバルーンが膨らんできたりしたら，カフ内の空気を少し抜き取って調節します．

▶ラリンジアルマスクリーク圧は第 1 世代で 15 〜 20 cmH$_2$O，第 2 世代で 25 〜 30 cmH$_2$O のため，これら以下の気道内圧設定下で送気ガスが漏れない最少量の空気でカフを膨らませるべきとなります．

（浅井　隆）

● 文献
1) Seegobin et al. Br Med J. 1984：288：965-968.
2) Asai T, et al. Br J Anaesth. 1998：80：470-474.
3) Brimacombe J, et al. Anesth Analg. 1998：87：1379-1382.
4) Brimacombe J, et al. Anaesthesia. 2000：55：338-343.
5) Asai T, et al. Anaesthesia. 2000：55：1179-1184.

Question 49 頭頚部後屈制限のある患者の麻酔導入はどうする？

はじめに

　頭頚部後屈制限がある人での全身麻酔の導入時の注意点は，①外傷や関節リウマチなどによる頚椎疾患を有する疑いのある症例では，**気道確保により気道や脊髄を損傷させる危険性があること**，②**気道確保が困難となりやすい**ことです．そのため，これらの注意点を考慮して適切な麻酔の導入をする必要があります．

頚髄の保護法

　マッキントッシュ喉頭鏡を用いて気管挿管をするのに最適な患者の頭頚位はスニッフィング位ですが，この頭頚位で喉頭展開をすると，頭部と上部頚椎が伸展されるため，不安定頚椎などでは脊髄損傷を起こす危険性があります[1]．また，フェイスマスクを用いた換気時の下顎挙上により頚椎間隙を広げ，椎体を前方に移動させ，その程度は喉頭鏡を用いた経口挿管のときより大きい可能性があります[2]．

　気道確保により脊髄損傷を起こさせないためには，頭頚部可動域を制限する必要があります．ソフトカラーの装着は簡便ですが有効とはいえません．一方フィラデルフィア型カラーのような**硬性カラーの装着，あるいは頭部をベッドに直接おいた状態を両手で保持する方法（用手水平固定，manual in-line stabilization）は，有効に頚椎運動を制限することが可能**です．

気道確保法

　頭頚部可動域制限状態での，各気道確保法の利点と欠点を知ったうえで適切な気道確保をする必要があります．

1）マスク換気

　マスク換気は頭部後屈制限があると困難となります．

2）声門上器具

　頭部後屈制限があるとラリンジアルマスク・クラッシックの挿入は困難ですが[3]，ラリンジアルマスク・ファーストラックはクラッシックに比べて挿入が容易と報告されています[4]．

3) 喉頭鏡を用いた気管挿管

頭部後屈制限や不安定頚椎の固定状態では，**マッキントッシュ喉頭鏡による喉頭展開が困難**となります．喉頭展開が困難であると，歯や頚髄を損傷させたり，血圧・脳圧・眼圧を過度に上昇させたりする危険性が高くなります．

いくつかの型の喉頭鏡は頭部後屈制限のある症例でマッキントッシュ喉頭鏡に比べ，喉頭展開が容易で頚椎への負担も少ないと報告されました．その中でもマッコイ喉頭鏡は使用法が簡便なこともあり，過去にはよく使用されていました．

ビデオ喉頭鏡の有用性には疑いがなく[5,6]，頭頚部が固定された状態で気管支ファイバースコープ挿管が困難であった症例において，ビデオ喉頭鏡を用いると容易に気管挿管しえたなどの報告がされています．

4) ブジーやスタイレットの使用

喉頭展開によって，声門の視野が得られにくい場合，ブジーやスタイレットを用いる場合があります．英国では頚椎損傷を有する可能性のある場合，ブジーの使用が第一選択となっています．

5) 気管支ファイバースコープを用いた挿管

気管挿管が困難な症例では気管支ファイバースコープは有用ですが，**頭頚部運動制限状態ではファイバースコープの気管への挿入が著明に困難となる**ことが判明しています．

6) 声門上器具を用いた挿管

声門上器具はフェイスマスクによる換気ならびに喉頭鏡を用いての気管挿管が困難な際に換気を可能にしうる頻度が高く，またいくつかの声門上器具を介して気管挿管が可能なため，挿管困難な症例で有用な器具です．ラリンジアルマスク・ファーストラックを通した気管支ファイバースコープ気管挿管は，喉頭鏡とブジーを用いた挿管あるいは気管支ファイバースコープ単独使用による気管挿管に比べて挿管の成功率は高く，挿管時間も短いと報告されています[7]．

7) 気管切開

気管切開の施行には頚部の伸展が必要となり，不安定頚椎の症例では気管切開処置により理論的には頚髄を損傷する可能性があります．一方，穿刺針を用いた経皮気管切開は頚椎の伸展をさせずに行うことができるのでよい適応となります．

気道確保のタイミング

頭部後屈制限がある症例での気道確保は，全身麻酔の導入後でよいのか，それとも前にすべきかを判断します．気管挿管が必要な症例で，**マスク換気が困難，あるいは**

誤嚥の危険性が高いと予測されている場合には，原則として麻酔導入前に気道確保をすべきです．鎮静および局所麻酔下の気管支ファイバースコープ挿管はよい適応となりますが，誤嚥を起こしたり，気道閉塞が起こって気管切開を要したという報告があるため，覚醒下のファイバースコープ挿管も安全とは限らないことに注意すべきです．さらに，気管挿管により気道反射を誘発すると頚髄に過大な負荷となることも覚えておく必要があります．

　声門上器具の単独使用が適応となる症例では，麻酔の導入後に器具を挿入できるとは限りません．そのため，覚醒下に声門上器具を挿入し，セボフルランなどの吸入麻酔薬を用いて自発呼吸を保ったまま麻酔を導入することにより気道閉塞の危険性を減らすことが可能です．

▶頭頚部後屈制限がある人での全身麻酔の導入は，気道確保困難な場合の対策と，気道確保時の頚髄保護に注意する必要があります．

（浅井　隆）

● 文献
1）Muckart DJJ, et al. Anesthesiology. 1997：87：418-420.
2）Aprahamian C, et al. Ann Emerg Med. 1984：13：584-587.
3）Asai T, et al. Br J Anaesth. 1998：80：617-620.
4）Asai T, et al. Br J Anaesth. 1999：82：712-714.
5）Asai T, et al. Anesthesiology. 2009：110：898-904.
6）Enomoto Y. Br J Anaesth. 2008：100：544-548.
7）Asai T, et al. Can J Anaesth. 2000：47：843-848.

Question 50 声門上器具はさまざまな種類があります．どう使い分けるのですか？

はじめに

　声門上器具には明確な定義がありませんが，一般的には，口腔・咽頭に挿入して上気道閉塞を防ぐ気道確保器具のことになります．主に全身麻酔中と心肺蘇生中に使用しますが，各声門上器具の利点，欠点を知ったうえで選択すべき器具を決めます．

声門上器具の区分

　声門上器具は，狭義には「口腔・咽頭内の，頭側（すなわち声門上）にまで挿入して上気道閉塞を防ぐ器具」（咽頭プラグ式エアウェイと喉頭マスク），そして広義には「遠位部を食道上部に挿入する食道閉鎖式エアウェイ」になります[*1]．

1）咽頭プラグ式エアウェイ

　咽頭プラグ式エアウェイは，口腔・咽頭内でのチューブ周囲の隙間を'栓（プラグ）'をすることにより，送気ガス漏れを防ぐ器具で，コパ（現在製造中止）やコブラエアウェイなどが含まれます．

2）喉頭マスク

　喉頭マスクは，喉頭をマスクで覆うことにより換気を可能とする器具で，その代表例がラリンジアルマスクです．ラリンジアルマスクの基本構造の特許が切れたため，類似品が各社から発売されるようになりました．i-gel も喉頭マスクの範疇に入りますが，ラリンジアルマスクと違い，マスク辺縁が喉頭に密着することにより，カフ構造を使うことなく換気を可能とする器具です[1, 2]．

3）食道閉鎖式エアウェイ

　食道閉鎖式エアウェイは，器具の遠位部を食道上部に挿入し，"食道を閉鎖"しながら換気を可能にするもので，コンビチューブやラリンジアルチューブなどが含まれます[3]．

[*1] 声門上器具の定義は厳格にはないため，これらの区分は筆者による暫定的なもので，絶対的なものではありません．

全身麻酔中の使用

　全身麻酔中の使用では，性能が高く，合併症の低い器具を選択すべきです．咽頭プラグ式エアウェイは他の声門上器具と比較して性能が低く，食道閉鎖式エアウェイは，他の器具に比べより侵襲的なため，**原則的に喉頭マスクを選択**します．

　喉頭マスクのうち，比較研究により性能がよいと判断されたものを使用すべきことになります．一般的に，①器具周囲からの送気ガス漏れが起こりにくい，②食道開口部での密閉性が高い，③胃内容物ドレーン用機能を有する，④バイトブロック機能を有する，などの改良が加えられたいわゆる**第2世代声門上器具**を使用するのがよいとされています．

　声門上器具は，麻酔の導入後，気管挿管およびフェイスマスク換気が不可能であった症例で，声門上器具の挿入により換気が可能となったという報告が多数出されました．そのため，次の点を満たす'レスキュー'器具として役立つ可能性の高い器具の選択が有利といえます[4]．

1）器具の準備が短時間である

　i-gel はカフ構造を有さないため，準備に要する時間が最短となります．また，Air-Qsp は，カフ構造がありながら，カフ内の空気を自動的に調整できるため，挿入前にカフの脱気をする必要がないとされています．

2）挿入時間が短く，換気成功率が高い

　ラリンジアルマスク・プロシールの挿入は，他の声門上器具に比べより困難なため，第一選択になりません．ラリンジアルマスク・ファーストラックや i-gel は，指を口腔・咽頭内に挿入することなく器具の挿入が可能なため，ラリンジアルマスク・クラッシックに比べて換気成功率は高いことが知られています．また，i-gel は，挿入後にカフを膨らませることなく換気が可能なため，挿入時間が最短で，換気成功率も高いとされています．

3）レスキューとして役立ったという報告がある

　これまで，声門上器具がレスキュー器具として役立った報告は，ラリンジアルマスクと i-gel があります[1, 2, 5]．

4）気管挿管の補助器具として用いることが可能である

　ラリンジアルマスク（クラッシック，ファーストラック，プロシール），Air-Q，Ambu Aura-i，i-gel などを挿入した後，それを介して気管挿管が可能なため，これらの器具の選択が有利です．

　ラリンジアルマスク・ファーストラックはハンドルを用いることにより，マスク開

口部が声門に対して真正面に向くように位置調整が可能なため，気管挿管の成功率を上げることが可能となっています．Air-Q のチューブ長はラリンジアルマスクに比べ短く，接続コネクターを外すことが可能なため，経 Air-Q 挿管の後，Air-Q を抜去しやすい特徴があります．

心肺蘇生中の使用

　心肺蘇生中には，**食道閉鎖式エアウェイを選択するのが一般的**です．ラリンジアルマスクは院外の心肺蘇生時には抜け出しやすい欠点があり，その役割が低いと判断します．

　コンビチューブは，簡易式人工呼吸器を接続しながら搬送しても器具が抜け出す危険性は低い，という利点があるため，院外における心肺蘇生時の気道確保エアウェイとして普及していました．しかし，コンビチューブは食道中央部まで挿入する必要があるため，侵襲が大きく，食道破裂などの重篤な合併症が報告されています．一方，**ラリンジアルチューブ**はコンビチューブに比べ侵襲が小さいため，**日本においては心肺蘇生のときに最も高頻度に使用され**ています[3]．

　i-gel はカフを膨らませる必要がないため，挿入時間が短く，頭頸部可動域制限のある場合，ラリンジルアルマスクに比べて挿入が容易とされているため，理論的には院内外の心肺蘇生中の気道確保器具として有用といえます．

▶全身麻酔中には主に狭義の声門上器具，そして心肺蘇生中には主に食道閉鎖式エアウェイを選択すべきです．

（浅井　隆）

● 文献
1) Asai T, et al. Can J Anaesth. 1994；41：930-960.
2) 浅井　隆．麻酔．2011；60：850-852.
3) Asai T, et al. Br J Anaesth. 2005；95：729-736.
4) Japanese Society of Anesthesiologists. J Anesth. 2014；28：482-493.
5) Joshi NA, et al. Anaesthesia. 2008；63：1020-1021.

Question 51 覚醒下挿管をスムーズにする方法は？

はじめに

　覚醒下挿管（あるいは鎮静下挿管）が適応となるのは，気道確保が困難と予測されている場合と，麻酔の導入により循環虚脱を起こす危険性がある場合です．しかし覚醒下挿管は"上手に"しないと患者に苦痛をもたらし，脳圧，眼圧，心血管機能に悪影響をもたらす危険があります．またフルストマック症例では，覚醒時であっても誤嚥の危険性が高くなってしまいます．そのため，スムーズな覚醒下挿管をするためには，適切な処置と適切な挿管器具を用いて行う必要があります．

適切な鎮静，鎮痛薬の投与

　スムーズな覚醒下挿管をするには，適切な鎮静，鎮痛をします．そのときに注意すべき項目が4つあります．

1）侵害刺激反応の抑制

　覚醒下挿管の適切な鎮静は，できるだけ強い鎮静状態であるが，「息をして」などに反応できる状態を目標とします．記憶を消す作用はミダゾラムがジアゼパムに比して強いため，**ミダゾラムを使うのがより合目的**といえます．ミダゾラムで呼名に反応しない状態までの鎮静を得るには通常 0.05 mg/kg 以下で可能です．

　ケタミンは 0.125〜0.25 mg/kg で鎮静および鎮痛作用を有します．プロポフォールは 1〜3 mg/kg/時が鎮静目的で使用でき，レミフェンタニルなどのオピオイドを同時投与すると，鎮静，鎮痛作用が各薬物の単独投与に比して強くなることが判明しています．デクスメデトミジンは呼名に反応する鎮静に有用で，0.25〜0.7 μg/kg/時が適量とされています．

2）自発呼吸の保持

　ミダゾラム 0.1 mg/kg の単独投与あるいは，ミダゾラム 0.05 mg/kg とフェンタニル 2 μg/kg の併用投与により，高頻度に無呼吸となりうるため，それ以下を投与するようにします．プロポフォールは，効果器濃度が 1.3 μg/mL で分時換気量を半減させ，またオピオイドとの併用で相乗的に呼吸を抑制するので注意します．

3）気道反射の抑制

ジアゼパム，ミダゾラム，プロポフォールおよびフェンタニルのすべてが気道反射を抑制することが判明しています．

4）誤嚥防止機能の温存

気管挿管に伴う気道反射を抑制する鎮静法は，同時に誤嚥防止機能を抑制していることにもなるため，鎮静処置により誤嚥の危険性は高くなると考えるべきです．

これらの4項目を満たす鎮静，鎮痛の例として，ミダゾラム1.6～2 mgとフェンタニル50～100 μgの併用投与，あるいはプロポフォール1 mg/kg/時とレミフェンタニル0.1 μg/kg/分などがあります．

また，**覚醒下挿管中に一時的に鎮静を強くしたい場合，プロポフォール10 mgの投与が有用**です．

適切な局所麻酔

舌下神経ブロック，上喉頭神経ブロック，経皮気管注入などの局所麻酔もスムーズな覚醒下挿管をするのに有効です．ただし，関節リウマチを有する症例などでは局所麻酔薬の喉頭へのスプレー噴霧のみで声門部浮腫による気道閉塞を起こす危険があることに注意します．局所麻酔薬の経皮気管内注入は気管挿管時のバッキングを抑える目的でされますが，気管注入により激しく咳き込ませたのでは，意味があるとはいえません．特に不安定な頚椎を有する症例での使用には注意する必要があります．

適切な挿管器具の選択

気管挿管はさまざまな器具により可能ですが，それらの挿管法の容易度と侵襲度に違いがあります．

1）気管支ファイバースコープ

気管支ファイバースコープを用いた気管挿管はマッキントッシュ喉頭鏡を用いた場合に比べて侵襲が小さく，挿管困難の症例での**覚醒下ファイバー挿管が最も信頼のおける方法**といわれています．しかし覚醒下ファイバースコープ挿管は，鎮静薬による上気道閉塞状態や，頭頚部可動域制限のある症例では困難な場合が多いことを知っておくべきです[1, 2]．

2）声門上器具の使用

ラリンジアルマスクなどの声門上器具の挿入は，その柔らかい素材のため，心循環系に及ぼす影響が小さく，喉頭反射や嘔吐反射を引き起こすことも少ないという利点

があるため，声門上器具を通して気管挿管をする方法があります．覚醒下に声門上器具を挿入し，その中に気管支ファイバースコープを挿入すると，ファイバースコープ単独使用時に比べてより短時間に気管挿管が可能となります[3]．

3）ビデオ喉頭鏡

ビデオ喉頭鏡が気道確保困難な症例で有用なのは疑いがありません．また，覚醒下でのビデオ喉頭鏡の挿入は，マッキントッシュ喉頭鏡に比べ侵襲が小さいため，覚醒下挿管に有用です[4]．

4）気管挿管のタイミング

覚醒下にビデオ喉頭鏡や声門上器具を挿入できたら，気管挿管をしますが，挿管の刺激はやはり大きいという問題があります．そのため，気管挿管を覚醒下に行うか，あるいはその時点で全身麻酔を導入してから気管挿管をする方法もあります．後者の方法により気管挿管による侵襲を抑制することが可能となります．ただし胃内容物の誤嚥の危険性のある症例では，輪状軟骨部圧迫により挿管が困難となりうる危険性[5]を知ったうえで全身麻酔を導入すべきか，覚醒下挿管とすべきかを判断します．

まとめ ▶覚醒下挿管は下手をすると，合併症を増やしてしまうので，適切な処置と適切な挿管器具を用いてスムーズに行う必要があります．

（浅井　隆）

● 文献

1) Asai T, et al. Br J Anaesth. 2004：92：870-881.
2) Asai T, et al. Can J Anaesth. 2000：47：843-848.
3) Koga T, et al. Anaesthesia. 1997：52：131-135.
4) Asai T, et al. Br J Anaesth. 2010：104：108-111.
5) Asai T, et al. Br J Anaesth. 1994：72：47-51.

Question 52 | 気管支ブロッカーとダブルルーメンチューブをどう使い分ける？

はじめに

　肺切除術，下行大動脈瘤手術や食道癌手術などでは分離肺換気が必要となります．分離肺換気を行う際に，最もよく使用される気道確保器具はダブルルーメンチューブと気管支ブロッカーです．

ダブルルーメンチューブ

　ダブルルーメンチューブ（double lumen tube：DLT）（図1）は，その名の通り，2本の気管チューブを組み合わせて1本にまとめた構造をしています．2本のチューブは長さが違い，先端が長いチューブはその先端を片方の気管支に挿入し，短いチューブはその先端を気管支の直前に位置させ，気管支部と気管部の2つのカフを膨らませることにより，2つのチューブ内腔を通じて，それぞれ片方ずつの気管支・肺のみとの交通が得られます．これにより，それぞれのチューブ内腔から，右肺と左肺を独立させて換気することが可能となります（図1）．これを**分離肺換気**または一側肺換気といいます．

気管支ブロッカー

　気管支ブロッカー（bronchial blocker：BB）（図2）は，外径1.5〜3mmほどの細長いチューブの先端に気管支を閉塞可能なブロッカーカフを備えたデバイスです．通常のシングルルーメン気管チューブ内腔に留置し，その先端を気管支ファイバースコープ観察下に右または左の主気管支に誘導し，ブロッカーカフを膨らませることにより，ブロック側の気管支への送気を停止させて分離肺換気を可能とします．

気管支ブロッカーとダブルルーメンチューブの使い分けは？

　両者を比較した場合の利点と欠点については種々報告[1]されていますが，特別な理由がない限りは，多くの利点がある**ダブルルーメンチューブを使用するのが望ましい**と結論できます．その一方で，ダブルルーメンチューブに比べて気管支ブロッカーが優れる場合もあります．

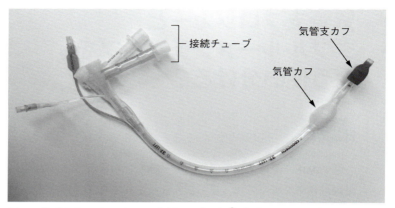

図1 ダブルルーメンチューブ（クーデック®ダブルルーメン気管支チューブ（大研医器））

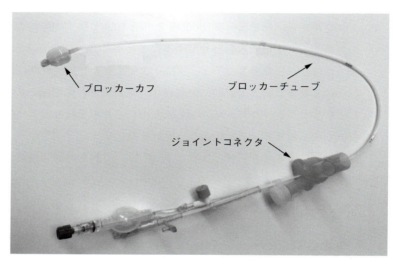

図2 気管支ブロッカー（クーデック®気管支ブロッカーチューブ（大研医器））

　ダブルルーメンチューブが気管支ブロッカーより優れる点としては，以下があげられます．
①留置に時間がかからない．
②すばやく肺の虚脱を得ることができる．
③手術側気管支内の吸引や気管支鏡検査が容易である．
④位置異常が少ない．
⑤右気管気管支の症例でも分離肺換気が可能な場合が多い．

表1 気管支ブロッカーとダブルルーメンチューブの比較

	気管支ブロッカー	ダブルルーメンチューブ
挿入・位置決定の所要時間	比較的長い	比較的短い
肺虚脱	時間がかかり不完全な場合もあり	素早く可能
分離肺換気中の位置異常	手術操作によりカフの位置が変わりやすく頻回の位置調整が必要	手術操作や体位変換による位置変化が起きることがある
術側気管支内の喀痰・血液吸引，気管支鏡検査，CPAP	可能だが限定的	自由に施行可能
右肺虚脱	困難な場合がある 特に気管気管支の場合	困難な場合は少ない
術後人工呼吸が必要な場合	術終了後BB抜去だけで良く気管チューブ入れ替え不要	術終了後DLT抜管し気管チューブ入れ替えが必要
太い気管支ファイバー挿入	可能な場合あり	難しい
選択的な肺葉ブロック	可能	不可能
挿管困難の場合	挿管法の選択肢が多い	挿管法の選択肢が少ない
小児や気管切開症例の分離肺換気	選択肢が多い	選択肢が少ない
価格	比較的安価	比較的高価

CPAP：continuous positive airway pressure

　この中で，手術側気管支内の喀痰・血液吸引や気管支鏡検査が容易に行えるのは，特に肺切除術などでは大きなメリットといえます．

　その一方で，気管支ブロッカーが優れている点としては，

①すでに通常の気管チューブが挿管されている場合は，それをそのまま使うことができる．また，術後も引き続き挿管しておく場合は，ダブルルーメンチューブから通常の気管チューブへ入れ替える必要がない．

②ダブルルーメンチューブを挿管できない場合は気管支ブロッカーの適応となる．例えば経鼻挿管が必要な場合，小児，小さいサイズの気管切開孔から挿管する場合など．

③挿管困難の場合，ダブルルーメンチューブよりも通常の気管チューブのほうが挿管法の選択肢が多いので，気管支ブロッカーが有利．

④選択的な肺葉のブロックが可能になる．

⑤比較的太い気管支ファイバーを挿入可能な場合がある．

　といったことがあげられます．それぞれの特徴を表1にまとめます．

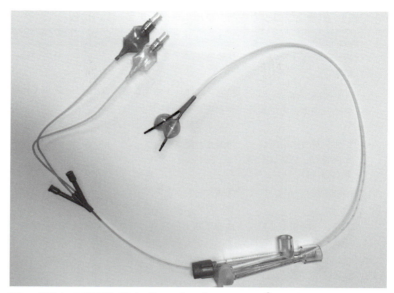

図3 新しいY字型気管支ブロッカー(リュッシュ®EZブロッカー(テレフレックスメディカルジャパン))

　また，近年では新しい気管支ブロッカーも開発されてきています[2]．これは，ブロッカーの遠位端が気管分岐部をイメージするY字型となっていて，その二股の両方にカフを備えており，気管分岐部へ先端を進めると，自然にそれぞれが左右の主気管支に挿入され，カフも理想的な位置に留置可能となるように設計されたものです(図3)．通常の気管支ブロッカーと比べてのメリットとして，どちらかの気管支へ先端を誘導する必要がなく，位置決めがしやすいこと，術中のずれが少なく，万が一抜けても再位置決めがしやすいこと，両側手術時でも挿入し直しが不要なことなどがあり，今後は普及するかもしれません．

▶分離肺換気が必要なときには，特別な理由がなければ，さまざまな利点のあるダブルルーメンチューブを使用すべきですが，気管支ブロッカーの使用が便利な場合もあります．それぞれについて，その仕組みと使い方に習熟しておきましょう．

（中山禎人）

● 文献
1) Ueda K, et al. J Anesth. 2012：26：115-117.
2) Mungroop H, et al. Br J Anaesth. 2009：104：119-120.

Question 53 一側肺換気中のSpO₂低下はどこまで許容できる？

はじめに

一側肺換気(one lung ventilation：OLV)中のSpO_2低下の許容範囲については，はっきりとした根拠のある答えはありませんが，一定の目安が求められるところです．

低酸素血症の問題点は？

急性期の低酸素血症の問題点としては，その**許容限界が明確ではない**こと，**組織への酸素供給が十分か否かの適切なモニタリングが難しい**ことがあります．人工呼吸中の低酸素血症の容認について，Shapiroら[1]の報告があります．① PaO_2 50～59 mmHgは，循環系に問題のない患者で，高いFiO_2や呼気終末陽圧(positive end-expiratory pressure：PEEP)が肺障害を増悪させると考えられる場合においては容認する，② PaO_2 50 mmHg未満は，高いFiO_2とPEEPの危険性が生命予後に関して組織の低酸素症による危険性を上回る場合に容認する，としています．ただ，本報告では，その根拠は明らかにはしていません．

低酸素血症をどこまで許容できるかという研究は，倫理的問題により現実的ではないので，そのような報告はほとんどみられず，その許容範囲についてはいまだ議論があるところです．実際の臨床で低酸素血症がどこまで容認できるかどうかは，各臓器の虚血度合のいかんにより判断すべきです．酸素の需要・供給バランスを反映する臨床上の客観的指標としては，胃粘膜のpH，混合静脈血酸素飽和度や組織酸素飽和度が一般的に使用されていますが，これらを用いても各臓器における虚血の有無は難しく，その評価には限界があります．

ヒトはどこまで低酸素血症に耐えられるか？

低酸素血症では生体のさまざまな臓器に障害を生じるとされています(図1)．OLVからちょっと話は逸脱しますが，では人間は果たしてどこまで低酸素血症に耐えうるのでしょうか．

エベレスト山頂，高度8,847 m(！)で，米国隊が1981年に実際に測定した，10分間酸素を使用せずに計測した擬似的測定値のデータがあります[2]．

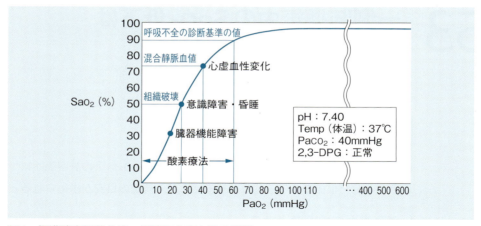

図1　標準酸素解離曲線：低酸素血症とその影響
（道又元裕編著：根拠でわかる人工呼吸ケア　ベスト・プラクティス．照林社，2008より引用改変）

　大気圧253 mmHg　動脈血液ガスpH＞7.7，$PaCO_2$ 7.5 mmHg，PaO_2 28 mmHg，SaO_2 79％
　アルピニストはPaO_2 28 mmHgでも何と生存していたのです！
　ただし，この報告を根拠にOLV中のSpO_2は80％まで下がっても大丈夫か，というと，話はそう単純ではありません．
　この報告でのアルピニストの生存を可能とした理由としては，あらかじめ高地馴化によりヘモグロビンを増加させたことと，過換気で低二酸化炭素血症を維持し，ヘモグロビン酸素解離曲線を左方移動させることにより，組織への最低限の酸素供給維持が可能となったことが推測されます．これは，重症右－左シャントをもつファロー四徴症患者が低酸素に耐えることができるのと同じような機序です．このような特殊な状態で，はじめて生体は生存に耐えうると考えられます．
　また，江木ら[3]は，溺水により急性呼吸促迫症候群（acute respiratory distress syndrome：ARDS）を発症し，PaO_2 30 mmHg台が7時間，PaO_2 40 mmHg台が22時間という長時間に及ぶ高度低酸素血症に陥ったものの，明らかな臓器障害を残さず社会復帰しえた症例を報告しています．この症例では，臨床所見として，時間経過とともに意識レベルが改善した点，心電図上ST変化がなく心エコーにより左室の動きが良好な点，尿量が保たれており，血液検査で肝腎機能の異常が軽度または改善傾向がみられた点などから総合的に判断し，低酸素血症により各臓器が明らかな虚血に陥ってはおらず，低酸素血症を少しでも改善するために無理に気道内圧を上げてventilator induced lung injuryを惹起するよりは肺保護戦略が肝要と考え，最高気道内圧

30 cmH$_2$OのPCV（pressure control ventilation）で管理を行ったと述べています．

この症例の結果は一定の参考にはなりますが，症例報告になるほどのまれな症例であるため，この結果を直ちにOLV中の低酸素血症の許容限界に結び付けられるかどうかは不明です．ひとたび低酸素血症による中枢神経障害や臓器傷害が起きると，その障害は不可逆的または治療困難となる可能性が高いため，より確実に安全と考えられる低酸素血症に止めるのが無難と考えます．

一側肺換気中の低酸素血症改善法

麻酔科医としては，一側肺換気中に生じる低酸素血症の程度を少しでも小さくすることのほうが重要です．そのための主な手段を以下にまとめます．

① FiO$_2$が低ければ上げる．ただし間質性肺炎症例では50％が上限．
② 麻酔回路の外れや，チューブの屈曲，カフの位置ずれなどの基本的トラブルの有無を確認し，あれば是正する．
③ 肺葉切除術の場合は，可能であれば，早く切除予定の肺血管をクランプしてもらう．または肺血管の離断まで待つ．
④ 換気量が十分保たれているかを確認する．基本的トラブルがないのに換気量不足の場合は，換気側肺の無気肺・気胸などが疑われる．
⑤ 換気側肺の十分な喀痰吸引を行う．
⑥ 換気側肺に肺胞リクルートメント手技を施行する（例：30 cmH$_2$Oを10秒間ホールド）．
⑦ それでも改善しなければ，術者と相談して，時々両肺換気に戻す．

本稿ではこれ以上述べませんが，詳しくは他の文献[4,5]を参考にして下さい．

▶ 一側肺換気中のSpO$_2$については，定説はないものの，できる限り90％以上，低くても85％（すなわちPaO$_2$が50mmHg以上）を保つのが望ましいと考えます．さまざまな工夫をして，一側肺換気中に生じる低酸素血症の程度を少しでも小さくしましょう．

（中山禎人）

● 文献
1) Shapiro BA, et al. Surgery. 1995：117：121-133.
2) West JB, et al. J Appl Physiol. 1983：55：678-687.
3) 江木盛時ほか．日集中医誌．2002：9：45-50.
4) Karzai W, et al. Anesthesiology. 2009：110：1402-1411.
5) 中山禎人．LiSA. 2016：23（別冊）：56-67.

Question 54 一側肺換気の際の換気量はどうしたらよい？

はじめに

　一側肺換気（one lung ventilation：OLV）の際の換気量は，両肺換気時と同じ換気量でよいとする考え方から，肺保護戦略の理念より，少ない換気量での施行へと推移し，さらに近年はそれに対する検証も散見されてきています．

　1990年代にAmatoら[1]は急性呼吸促迫症候群（acute respiratory distress syndrome：ARDS）症例の呼吸管理において，最高気道内圧を可能な限り低く抑える，**肺保護戦略（lung protective strategy）**を提唱しました．この呼吸管理法は，圧-容量曲線のlower inflection pointより高いPEEP，低い1回換気量（＜6 mL/kg），低い最高気道内圧（＜40 cmH$_2$O）という条件に要約されます．OLVにおいても，ARDSの呼吸管理に倣って肺保護戦略の考え方が広まりましたが，ARDSとOLVの呼吸生理は似て非なるものであるため，OLVでは独自の肺保護戦略による呼吸管理が求められます．

OLV中の1回換気量，呼吸数

1）1回換気量

　OLV中の1回換気量は，従来は8～12 mL/kgが推奨されていましたが，肺保護戦略の提唱より，より少ない4～6 mL/kg程度での施行が流行しました．しかし，近年はOLV中6 mL/kgの低1回換気量での呼吸管理は，PEEPの有無にかかわらず高1回換気量での管理と比較して有意に低酸素血症を惹起したという報告[2]など，行きすぎた低1回換気量管理の弊害の報告も散見されます．必要十分な換気量を確保しない呼吸管理では，換気側肺に周囲からの圧迫による無気肺発生の危険性が増す可能性が否めないため，筆者は7～8 mL/kgでの管理を好んで施行しています．

2）呼吸数

　呼吸数は，低1回換気量を補うために高頻度にしてしまうとair trappingの素因ともなるため，15/分より多くするのは避けたほうが無難です．その一方で，いわゆるpermissive hypercapniaについては，細胞に対して保護的であるという見解[3]と，肺の炎症反応を増幅するという見解[4]があります．手術症例の高齢化に伴い，hypercapniaを容認できない合併症を有する症例も増えてきていることもあり，ルーチンの

hypercapniaでの管理には危険が伴う可能性があります．行きすぎたCO_2上昇は，心機能低下や心室性不整脈，低酸素血症や重篤な高カリウム血症を招くなどの危険性もある[5]ため，pressure-control ventilation(PCV)により低い最高気道内圧で管理可能であれば，hypercapniaは通常は軽度にとどめるのが安全です．

OLV中の適切な換気モード

1) PCVのメリット

OLV中の換気モードとしては，volume-control ventilation (VCV) より**PCVが優れている**と考えます．PCVの利点としては，吸気の始まりにフローが最大になり，その後漸減することにより，吸気の始まり直後より設定圧で換気可能であるため，コンプライアンスの低い肺胞にもより換気を行きわたらせることができる[6]ため，限られた吸気時間を最大限に活用できる利点があります．また，同じ換気量を確保するためには，PCVはVCVと比較して，より低い最高気道内圧での管理が可能で，また偶発的な高気道内圧も予防できるため，肺保護効果につながるものと考えます．また，最高気道内圧が高いと，血管抵抗が上昇し，換気側から非換気側へと血流がシフトしてシャント率が上昇し，酸素化が悪化する原因にもなるため，PCVで最高気道内圧を下げることは，シャント率を改善させ，酸素化の改善につながることが期待されます．

2) PCVのデメリットとPCV-VG

PCVの欠点は換気量保障がないことですが，近年は特に高機能の麻酔器を中心に，PCVの換気様式で換気量保障を可能とした換気モード（PCV-volume guaranteed：PCV-VG，オートフローなど）が普及しつつあります．この換気モードを用い，同時に最高気道内圧の上限値も設定しておくことにより，片肺・両肺換気の双方で設定換気量を確保しつつ，また気道内圧の過度な上昇も防ぎながら，PCVの換気様式の利点を保持した高品質[7]かつ簡便な呼吸管理が可能となります．

PEEP施行の問題点

肺保護戦略の盲信により，OLV時にPEEPをルーチンで用いる麻酔科医も少なくない印象があります．OLV時のPEEPの根拠として，低1回換気量時における肺胞の開存性の担保や酸素化の改善，PEEP自体の肺障害の軽減作用など[8]があげられるようですが，低1回換気量でのOLV中にPEEPの有無で酸素化は不変との報告[2]もあります．また，OLV時のPEEPは気道内圧のさらなる上昇を招くため，気道内圧をなるべく低く保つ肺保護戦略の理念と矛盾し，またPEEP施行時における換気側の肺血管抵抗上昇と非換気側への血流シフトによるシャント血流増加・低酸素血症の惹起も珍し

表1 従来型一側肺換気と保護的一側肺換気との比較

	従来型OLV	保護的OLV	筆者の考える保護的OLV
換気モード	VCV	PCV	PCV（PCV-volume guaranteedがベスト）
1回換気量	8〜12mL/kg	4〜6 mL/kg	7〜8 mL/kg
呼吸回数	normocapnia	permissive hypercapnia	normocapnia〜mild hypercapnia
最高気道内圧		≦35cmH$_2$O	≦30cmH$_2$O，可能な限り低く
PEEP	なし	5〜10cmH$_2$O	必要時のみ3〜8cmH$_2$O，肺気腫では不使用
吸入酸素濃度	80〜100％	可能な限り低く（SpO$_2$ 92〜94％）	≦50％
リクルートメント手技		あり	あり
呼吸管理で特に重視する点			術中の十分な喀痰吸引

くありません．また，chronic obstructive pulmonary disease（COPD）症例では，PEEPなしで比較的低い1回換気量で維持してもOLV中の酸素化は非COPD症例に劣らないとも報告[9]されています．中高齢者の肺手術症例では，相当数がCOPD合併症例であることより，OLVでPEEPが必要な症例は限定的と考えます．PEEPに頼らない肺胞の開存性の担保のためには，術中の十分な喀痰吸引とリクルートメント手技が最も大切であると考えます．

筆者の考えるOLV中の換気条件を表1にまとめます．

まとめ ▶肺保護戦略が基本ですが，極端な低1回換気量は避けて，7〜8 mL/kg，呼吸回数12〜14回/分程度が望ましいと考えます．

（中山禎人）

● 文献
1) Amato MB, et al. Am J Respir Crit Care Med. 1995；152：1835-1846.
2) Kim SH, et al. J Anesth. 2012；26：568-573.
3) Sinclair SE, et al. Am J Respir Crit Care Med. 2002；166：403-408.
4) Lang JD, et al. Am J Respir Crit Care Med. 2005；171：147-157.
5) Morisaki H, et al. Acta Anaesthesiol Scand. 1999；43：845-849.
6) Nichols D, et al. Crit Care Clin. 2007；23：183-199.
7) Pu J, et al. Int J Clin Exp Med. 2014；7：1094-1098.
8) Tremblay LN, et al. Intensive Care Med. 2006；32：24-33.
9) Michelet P, et al. Acta Anaesthesiol Scand. 2010；54：1128-1136.

Question 55 小児の前投薬の是非について教えて下さい

術前の不安をどこまで許容するのか

　子どもにとっても手術室は異世界で行きたくない場所であり，医療従事者の想像以上に点滴（針）を恐れます．その心理的負担には，分離不安，コントロール喪失，術中覚醒や術後の痛みなどさまざまな不安が含まれます．それには年齢，発達，理解度，過去の医療体験，養育環境や社会文化的背景などが大きく影響します[1]．強い不安は，術後の行動異常に関連し，長期にわたって子どもの成長発達に影響を及ぼす可能性があります[2]．そのため可能な限り不安を軽減させる方策をとることが必要になります．特に泣き叫ぶ子どもを押さえての麻酔導入は大きな精神的外傷体験となり，行動異常など成長発達への影響も示唆されるため，可能な限り回避しなければなりません．しかし術前の不安がどこまで許容できるのか，はっきりしたことはわかっていません．

　不安軽減の方策には，①心理的準備，②入室時の親の同伴，③前投薬の3つがあげられます[3]．

プリパレーション（心理的準備，psychological preparation）について

　子どもの心理的負担の軽減には，術前準備が大切です．心理的準備では，具体的に手術の流れを説明し理解を得ながら，人形や手術室探検ツアー，ビデオやおもちゃを使った遊びなどさまざまな方法で子どもなりに処置を受け止めることを援助します．これには看護師，保育士，心理士，チャイルドライフスペシャリストなどの協力が必要で，可能なら積極的に実践してもらいます．欠点は手間と人材が必要であること，効果に限界があること，費用対効果も乏しいことや，乳児以下には無効なことです．不安はどこまで許容可能なのか不明瞭なことも問題です．術前訪問においては，年齢や精神発達状態からの推定とともに，本人，保護者や担当の看護師などから情報を得て，心理的準備の程度を評価します．また手術室が子どもの目線において，服装，音楽や環境などが馴染みやすいものであること，タオルケットや縫いぐるみ，など馴染みのものが同伴できることは重要です．

入室時の親の同伴

　子どもにとって最大の「馴染み」である親の麻酔導入時の同伴は，世界各国で施行される方法ですが，その効果は限定的です[4]．親の不安は子どもに伝達される傾向があり，ルーチンで親を同伴させることが良いとは限りません．強い不安を抱く親に対し，手術や麻酔の十分な理解が得られるように説明することは，子どもの不安の軽減に間接的に有効です．また親の同伴で安静に手術室へ入室した子どものなかにも，マスク導入時には嫌がることはまれでなく，親同伴は前投薬の代用にはなりません[5]．

前投薬の考え方

1）目的

　前投薬の目的は，手術室への入室や麻酔導入における子どもの不安や恐怖感，トラウマ体験をなくし，円滑な麻酔導入を行うことです．不安の軽減，術中覚醒の軽減，麻酔必要量の減少，術後疼痛，覚醒時せん妄や異常行動の軽減などが期待される役割です．

2）年齢と発達

　小児の前投薬の必要性は，年齢と発達によって大きく異なります．一般的に6ヵ月以下の乳児に前投薬は不要です．7～8ヵ月以降から3歳以下の子どもは，言葉による理解が困難で保護者からの分離不安があるため，前投薬が必要となってきます．3歳から6歳までの子どもでは，前投薬に加え，ビデオなどで気をそらすこと（ディストラクション）も有効です．7歳以降の子どもでは，説明やビデオなどで具体的な理解と納得を得ることができれば，前投薬が不要になってきます．また発達障害があって協力を得られない場合には前投薬が必要です．

3）利点

　前投薬の利点は，前述の方法に比べて不安に対する費用対効果が優れ，有効性が高いことです．特に経口ベンゾジアゼピン薬は発売以降，急速に普及しました．ミダゾラム（ドルミカム®）を用いた研究では，不安軽減に有用で，親の満足度が高く，順行性の健忘作用があり，術後の行動異常を軽減させると報告されています[3]．それは術前不安のすべてを解消する特効薬かと思われました．しかしミダゾラムは，潜在記憶（explicit memory）を遮断し顕在記憶（implicit memory）は保つため，術前の不安について術後に意識的な想起ができません．そのため健忘と思われていた術前の不安が実は記憶されているとも指摘されています[6]．またかえって興奮状態となる場合や，覚醒時せん妄が増える可能性も指摘されます．それらの結果からミダゾラムの使用を控

え，α₂作動薬クロニジン（カタプレス®）を使用する報告がみられます．ミダゾラムとの比較において，クロニジンは記憶への影響が少なく，覚醒時せん妄や術後疼痛の軽減も含めた有効性が報告されています[7, 8]．どちらが優れているかの結論はありませんが，ベンゾジアゼピン系薬が最も理想的な前投薬とはいえない可能性があります．

4）危険

前投薬に伴う主な危険は，上気道閉塞と呼吸抑制です．術前から閉塞性無呼吸や中枢性低換気の可能性が高い場合には，前投薬を避けるほうが安全です．一方で，チアノーゼ性心疾患やもやもや病など，興奮に伴う悪化が懸念される場合には，麻酔導入時の鎮静状態を保つことの有効性が見込まれるため，前投薬の適応となります．抗コリン薬は，口渇感を招き，発汗抑制による体温上昇が問題となるため，ルーチンでの投与は不要です．

5）処方例

使用薬の容量と用法は，ジアゼパム経口（セルシン®）0.5〜0.7 mg/kg（30〜90分前），ジアゼパム坐剤（ダイアップ®）1 mg/kg（5〜10分前），ミダゾラム経口 0.25〜0.75 mg/kg（50分前），ミダゾラム鼻腔・舌下（適応外使用）0.2 mg/kg（10分前），クロニジン経口（カタプレス®）4 mcg/kg（45分前），クロニジン鼻腔（適応外使用）2 mcg/kg（15分前）が主なものです．日本では経口のミダゾラム製剤はなく，またミダゾラム経口投与（筋注には前投薬の適応あり）およびクロニジンは麻酔前投薬の適応はないことに注意して下さい．

まとめ ▶ 前投薬の適応については，子どもの心理的準備を評価したうえで，その必要性と安全性，さらに周術期の快適性や満足度の質を考慮して決定します．

（糟谷周吾・鈴木康之）

● 文献

1) 相吉　恵．医療を受ける子どもへの上手なかかわり方．原田香奈ほか編，東京，日本看護協会出版会，2013, pp 27-32
2) Kain ZN. Curr Opin Anaesthesiol. 2001：14：331-337.
3) Rosenbaum A, et al. Pediatr Anesth. 2009：19：817-828.
4) Davidson A, et al. Curr Opin Anaesthesiol. 2011：24：301-306.
5) 篠崎克洋ほか．麻酔．2001：50：998-1003.
6) Lonnqvist PA, et al. Pediatr Anesth. 2005：15：263-265.
7) 仁科かほるほか．日臨麻会誌．1999：19：127-134.
8) Almenrader N, et al. Pediatr Anesth. 2007：17：1143-1149.

Question 56 小児のMRI時にどう鎮静する？

鎮静

　手術室外の鎮静をその医療従事者が行うかは各国さまざまですが，日本とアメリカを除く多くの国では麻酔科医が主導で小児の鎮静をしています[1]．日本では麻酔科医が少ないため，手術室外の鎮静にかかわることが少なく，小児の鎮静の多くは小児科医がそれぞれの方法で行ってきました．小児のMRI検査は鎮静でなく全身麻酔で管理すべきと考える筆者が，初期研修中の読者に対してMRI鎮静の解説をするのは矛盾していますが，それは差し置いて話を進めます．

小児MRI検査の特徴は？

　小児の鎮静が成人と異なる点は，覚醒下で協力を得ることが困難であること，鎮静レベルが深い状態に移行しやすいことです．

　MRI検査の特徴として，30分程度の不動化が患者に要求されること，騒音が大きいこと，磁性体をもつ機器の持ち込みができないこと，MRI対応のモニタリング機器・麻酔器・ポンプなどの装備が必要であること，操作中に患者から離れる必要があり直接の継続的患者観察が困難であること，手術室から離れた異なる環境で緊急用設備が不十分であること，そして緊急時に応援が来るまで時間がかかること，急変時はMRI室から患者を出して対応する必要があること，などがあげられます．

　小児にとって，狭くうるさいガントリーの中で安静にしているのは難しく，深い鎮静状態を必要とします．主に6歳未満の子どもは，事前の準備を行っても協力を得ることが難しく，鎮静の必要性が高くなります．7歳以上では鎮静の必要は少なくなります．しかし精神発達遅滞などによって協力が得られない場合には，より大きな年齢においても鎮静が必要となります．また小児の心臓MRI検査は全身麻酔で行います．

　MRI中の合併症は，気道閉塞に伴う低酸素血症とそれによる心停止が最も重篤な問題です．全国調査では，回答を寄せた施設の35％に鎮静の合併症の経験があり[2]，死亡例や重篤な合併症を起こした症例報告もあります．これらは観察者やモニタリングの不在，適切な緊急時対策の欠如などが影響するシステム上のエラーです[3]．鎮静においては，呼吸停止，気道閉塞緊急時に備えた準備と，鎮静を行い観察や介入を行う

ための人材配分が不可欠です．

MRIの共同提言

2013年に内容が6章からなる合同提言がなされました[2]．内容は，MRI検査の適応とリスクの説明と同意，患者の評価，緊急時のためのバックアップ体制，鎮静前の経口摂取の制限，患者の監視，検査終了後のケアと覚醒の確認からなります．これは是非実現させましょう．

検査前の準備はどうする？

小児のMRI検査では，米国小児科学会の小児鎮静ガイドラインに準じ[4]，手術麻酔と同様に診察し保護者から説明と同意を得ておきます．手術時同様に絶飲食時間を確保します．

検査前には，気道，呼吸，循環状態の安定と，MRI検査の目的と時期が適切か確認します．鎮静による上気道閉塞は大きな問題となるため，閉塞性無呼吸や困難気道について十分に評価します．状態が不安定な患者を移動させてMRI検査を行うのは危険なため，基本的にできる限り全身状態の改善を待ちます．

施行中は，心電図，非観血的血圧測定，SpO_2および$EtCO_2$をモニタリングし，患者監視を行い，麻酔記録同様にバイタルサインの経時記録を残します．またMRI対応のモニター，ポンプ，麻酔器，配管などの医療機器に加え，鎮静の提供と観察および記録を行う医療従事者などの医療資源の配分が，安全なMRI検査の遂行のために必要です．今までのMRI検査室は，医療的介入に適した場所として設計されていません．不足しているものは持参します．

また鎮静担当者は患者の危険を早期に察知し，また応援が到着するまでの間，患者の基本的な救命処置が実施できる力量が必要です．

使用する麻酔薬

さまざまな方法があり，ここに使用例を述べます．どれか1つの方法が優れており安全性が高いわけではありません．どの薬剤も危険であり，十分な監視とモニタリング，緊急時のバックアップのもとで使用する必要があることを十分認識して下さい．

- ミダゾラム（ドルミカム®）：導入時0.1～0.2 mg/kg，維持は間欠的に15～30分ごとに反復投与．
- チアミラール（イソゾール®），チオペンタール（ラボナール®）：短時間作用ですが代謝が遅く蓄積性があるため，鎮静での反復投与は適しません．MRI鎮静の維持とし

て使用するのは不適切です．注腸で用いる場合には，20～50 mg/kg使用します．静注での麻酔導入量の10倍ですので，誤って静注しないように十分注意しましょう．

- プロポフォール（ディプリバン®）：導入時2～3 mg/kgボーラス，持続0.15～0.2 mg/kg/分で投与します．プロポフォールは全身麻酔薬のため，全身麻酔に準じた管理ができる状況でのみ使用します．MRI対応のポンプがなければ，長く点滴回路を延長して操作室内で調整するなどの工夫が必要になります．鎮静の状態，呼吸や循環状態に合わせて投与量を適宜調整します[5]．気道開通性は比較的維持されますが，容易に上気道閉塞となるため，体位と呼吸様式に注意しながら監視し，検査中に患者から離れるときは呼吸モニタリングとしてのEtCO$_2$の監視を行うことが大変重要です．SpO$_2$モニターは酸素化の指標であって呼吸モニターではないため，SpO$_2$低下後に介入すると時期が遅れることに留意します．

- デクスメデトミジン（プレセデックス®）：ボーラス2 mcg/kg後，1～2 mcg/kg/時で使用する報告があります[6]．デクスメデトミジン単独での維持は呼吸抑制が少ない利点はありますが，患者の30％近くは他の鎮静薬の追加投与が必要で，軽度の徐脈傾向になります．

- ケタミン（ケタラール®）：1.5 mg/kg静注，脳血流増加作用のため頭蓋内圧亢進や痙攣患者の鎮静には不適切と考えられています．

- 抱水クロラール（エクスレ®）：30～50 mg/kg直腸内，総量1.5 g以下，ゼラチンアレルギーは使用禁忌．

- トリクロホスナトリウム（トリクロール®）：20～80 mg/kg内服，総量2.0 g以下．

まとめ ▶システムとして手術の全身麻酔と同じように前中後の管理をします．施行中は常に気道の開通性と換気に注意し，モニタリングと監視を続けましょう．

（糟谷周吾・鈴木康之）

文献

1) 大嶽浩司ほか．臨床麻酔．2014；38：999-1004．
2) 日本小児科学会ほか．MRI検査時の鎮静に関する共同提言．2013．
3) Cote CJ．日小児麻酔会誌．2009；15：34-44．
4) Cote CJ, et al. Pediatrics. 2016；138：e1-31．
5) 久保田一政ほか．麻酔．2013；62：1003-1008．
6) Mason KP, et al. Pediatr Anesth. 2008；18：403-411．

Question 57 小児の気道異物，麻酔はどのように行うのがよい？

施設の対応能力と事前準備

　小児の気道異物の摘出には小児用硬性気管支鏡と鉗子が必要で，対応できる病院は限られます．事前に情報を確認し，各施設内での専門診療科（小児科，耳鼻咽喉科など）と主な手技について把握します．対応できない施設では，医療圏で対応可能な施設と転院搬送手段および所要時間も把握しておきましょう．

　大切なことは専門診療科との連携です．できる限りで，想定される発症時期，異物の種類と性状，個数，異物の場所，摘出手技の難易度について情報収集します．主に3歳未満が80％で，異物の場所は気管と気管支内がほとんどで種類は食物が多く[1]，喉頭異物では紙片やプラスチック片が多いようです[2]．

術前状態の把握

　小児の気管支鏡検査と気管異物摘出は，必ず全身麻酔下に行います．画像所見以外に，臨床徴候として特に気道状態の把握が重要で，安静時の呼吸状態，患者がとれる体位，喘鳴と呼吸困難の有無，肺炎の合併について確認します．気管支異物では呼気性喘鳴で気道症状は軽度のことが多く，気管異物では吸気性喘鳴で呼吸困難になりやすい傾向があります[3]．多呼吸，発汗，頻拍，体位変換による症状の悪化や，患者接触時の第一印象が悪ければ，気道閉塞に注意します．報告では異物摘出の成功率は99％以上ですが，0.4％程度の心停止の危険が伴います[4]．保護者からは全身麻酔の同意と，術後のICU管理，術中の換気不全による心停止の可能性について説明しておきます[1]．

麻酔管理

　気道異物は臨床診断がつけば常に緊急対応です．異物による気道障害の発症を最小限にするため早期の摘出が望ましいとされます．呼吸状態が安定している場合には，通常の全身麻酔に準じた絶飲食基準から麻酔導入を遅らせることも考慮します[2]．点滴確保は術前に施行して輸液を行います．前投薬については，鎮静薬は気道閉塞の危険から施行せず，また硫酸アトロピンの投与も基本的に不要です．

麻酔においては，吸入麻酔か静脈麻酔か，そして自発呼吸か調節呼吸のどちらで管理するか，筋弛緩薬を使用するかどうかが問題となります．

　麻酔導入方法は，急速導入か吸入導入のどちらも選択可能です．胃内容充満が懸念される症例では迅速導入を考慮しますが，その際に筋弛緩薬の使用が自発呼吸を消失させることが問題となります．

　換気方法について，従来は自発呼吸の温存が推奨されてきました．その理由は，異物の末梢気道への移動でチェックバルブとなり換気・循環不全を招く可能性があること，異物摘出中の無呼吸は酸素飽和度低下を招くことが考慮されたためです[5]．一方で自発呼吸の管理の欠点は，体動，喉頭痙攣，咳反射による処置困難があげられます．

　実際には自発呼吸（自発呼吸単独あるいはジェット換気併用）と調節呼吸（間欠的陽圧換気あるいはジェット換気）のどちらも選択可能です．自発呼吸による麻酔では，セボフルラン（セボフレン®）（3〜5％）単独，セボフルラン（2〜5％）とプロポフォール（ディプリバン®）（0.1〜0.15 mg/kg/分）の併用，あるいはプロポフォール（0.1〜0.15 mg/kg/分）とレミフェンタニル（アルチバ®）（0.1〜0.2 mcg/kg/分）併用などで維持が可能です．日本では小児でジェット換気を用いた管理を行う施設は少ないと思いますが，報告では気胸の合併症頻度に差がなく，低酸素血症も少ないようです[6, 7]．

　筋弛緩薬の使用では，調節呼吸が必然となります．調節呼吸の場合も自発呼吸の管理と比べ，合併症に差がありません[5, 6]．また懸念される気道異物の移動が実際の調節呼吸下で起きることはきわめてまれで[8]，ジェット換気時においても問題とならないようです．陽圧換気が不可欠という欠点もありますが，気道操作時の不動化が確実で挿管などの操作が容易な利点も大きく，十分に選択可能です[2]．

　麻酔方法については，換気設定と併せて総合的に選択するのがよいと思います．静脈麻酔では低換気時も麻酔深度を維持できる利点があります．吸入麻酔では自発呼吸下の管理で呼吸器合併症がより少ないと報告されており[4]，麻酔深度の変動は臨床的に問題となっていませんが，手術室の汚染には配慮が必要です．

手技の実際

　気管挿管後に軟性気管支鏡を用いて気管内の異物の場所と個数を観察します．その後，気管チューブを抜去し，硬性気管支鏡を挿入します．体位は頭部後屈により懸垂頭位とし，声帯の損傷を避けるため先端のベベルの向きを声帯に対して水平に挿入後に，90度回転させて気管挿管を行います．操作中は歯牙損傷に注意します．挿入後は横の換気ポートに麻酔回路を接続すれば換気が可能になります．鉗子挿入ポートからは回路ガスが漏れるため，術者はポートを用手的に閉塞させガス漏れを防ぎます．

鉗子操作時は，硬性気管支鏡の内腔はさらに狭くなり十分な換気ができないため長時間の維持は困難です．酸素化を指標として術者と連携し，適宜中断してもらいます．異物が摘出できたら通常の気管挿管チューブに入れ替えます．

　もし途中で異物が気管に嵌頓して換気困難となった場合は，異物を気管支内へ押し込み気管支内挿管を行って換気を確保します．呼吸状態が著しく悪い場合には，ECMO（extracorporeal membrane oxygenator：体外式膜型人工肺）の導入を行うこともあります．

　術後は，挿管操作が多く声帯の浮腫による上気道閉塞が強く疑われる場合や，呼吸状態が悪い場合には気管挿管のまま ICU 管理とします．それ以外では抜管が可能ですが，抜管前にはチューブ周囲からのリークを確認のうえで行うことが安全です．

まとめ ▶硬性気管支鏡の操作を理解し，他科との連携を密に，安定した呼吸管理ができる麻酔を目指します．

（糟谷周吾・鈴木康之）

● 文献
1）田村高子．まれな疾患の麻酔 AtoZ．高崎真弓ほか編，東京，文光堂，2015；pp55-57．
2）橘　一也ほか．日臨麻会誌．2011：31：946-951．
3）川崎一輝．気管食道異物摘出マニュアル．東京，金原出版，2015；pp124-128．
4）Chai J, et al. Pediatr Anesth. 2014：24：1031-1036．
5）Litman RS, et al. Anesth Analg. 2000：91：1389-1391．
6）Chen LH, et al. Anesth Analg. 2009：109：1079-1084．
7）Hu S, et al. Pediatr Anesth. 2012：22：1100-1104．
8）Zur KB, et al. Pediatr Anesth. 2009：19 Suppl 1：109-117．

Question 58 小児の挿管チューブはカフなしあるいはカフあり？

小児の喉頭（気道）形状はどうなっている？

　従来，小児の喉頭の形状は漏斗型で輪状軟骨部が最も狭く，成長に従って輪状軟骨の傾きが垂直になり喉頭の形状は成人の円筒型に近づくとされ，8歳以下にカフなしチューブを選択する根拠とされてきました．これは主に1951年のEckenhoffの報告[1]に基づきますが，その基のデータは1897年のBayeuxの報告による4ヵ月から15歳までの小児死体15体の鋳型と剖検の計測値です．鋳型の石膏は硬化時に膨張するため，輪状軟骨部の伸展性がないまま周囲が伸展した結果として漏斗型になったと推察されています[2]．これについてEckenhoff自身が，死体の結果は必ずしも生体に当てはまらない可能性があることや，太い挿管チューブに対して輪状軟骨部は伸展性がないと指摘していたのは非常に興味深い点です．

　その後に生体の小児喉頭の形状を計測した2つの研究結果は，ともに円筒形で声帯部が最も狭いというものでした[3,4]．一つはMRIの断面計測から，もう一つは気管支ファイバー画像からの計測という異なる方法でしたが，同じ結果であったことは小児気道が円筒形であるという概念変化をもたらし，8歳以下の小児用カフ付きチューブ導入の再検討につながります．

気道損傷と気管挿管

　では小児の気管挿管に伴う損傷が最もおきやすいのは，どこでしょうか．それは声帯と輪状軟骨部で，乱暴な挿管手技と大きすぎる挿管チューブサイズが関連します．伸展性が乏しい輪状軟骨部と，頭側に傾いた輪状甲状膜面は，強い外力や圧迫によって最も脆弱で損傷されやすい部分です[5]．Eckenhoffの報告は小児気道管理を臨床的に考えるうえで間違っておらず，チューブサイズの規定因子が輪状軟骨部であることに変わりはありません．挿管チューブでカフなしが選ばれてきた理由は，カフ付きチューブよりも大きいサイズが挿入可能で気道抵抗の減少が期待でき，吸引などの処置がしやすいという理由からで，形状を漏斗型と見なしていたからではないのです[6]．

　今まで多くの研究で，抜管後喘鳴（post intubation stridor）が気道損傷の間接的所見とされてきました．全例で抜管後に内視鏡検査を行うことが現実的でなく，臨床的重

要性も乏しいと考えられたからです．しかし抜管直後に症状がない場合にも，後に肉芽，潰瘍形成や狭窄などの合併症が生じることが内視鏡の観察結果から明らかになりました[7]．気管損傷をきたさないチューブ管理で重要なことは，カフ付きカフなしにかかわらず，無理のない挿管手技と，適切なサイズの選択です．

適切なサイズとは，挿管時に抵抗がなく気道粘膜面への局所圧迫が少ないことや，リークが最小限に抑えられることです．横断面が楕円形の気道に対し円形のチューブを挿入している以上，カフなしチューブでリークがあっても接触面に強い圧力がかかれば損傷をきたします．リークの存在は安全性を保証しないことが，チューブの選択を難しくしています．

チューブの選択はどうする？

1）カフなしチューブ

カフなしチューブの利点は，リークのあるチューブを使用する限り安全性が高く気道合併症は最小限という過去の症例蓄積があることです．

カフなしチューブの欠点は，チューブ交換率が高いこと，リークによる不十分な陽圧換気，$EtCO_2$・ガス分析・換気モニタリングの信頼性が減少すること，環境の汚染，microaspiration，医療ガスや吸入麻酔薬の消費量増大，人工鼻の有効性低下などです[6]．しかしこれらは，回路内流量の増加，一時的咽頭パッキング，呼気終末陽圧(positive end-expiratory pressure：PEEP)負荷，加温加湿器の使用によって解決できます．いずれもより医療資源を多く消費する方法になり経済的とはいえませんが，それは細すぎるカフなしチューブによって生じる問題であって，多くの適正サイズのカフなしチューブでは大きな問題となりません．入れ替える行為そのものは長期的な問題ではなく，短期間でも大きすぎるチューブを留置し続けることが問題なのです[7]．

2）カフ付きチューブ

カフ付きチューブの潜在的利点は，カフなしチューブより細いサイズの選択ができ，カフが全周性に気道粘膜面に接触することで局所的な粘膜面への圧迫が少ない可能性があることです．しかし，カフ付きチューブの構造はメーカーによってさまざまで統一規格はなく，カフの形状，先端からの距離，マーカーの位置などが異なります[8]．そして臨床においては，カフの厚みが大きく，カフを膨張させない状態でもしわ自体が圧迫の原因となること，カフ接着面のチューブ外径が太くなること，そしてチューブ先端を気管中部に留置してもカフと声帯が接触する場合があることなどが問題となりました．こうした不適切なデザインのカフ付きチューブは使うべきでなく，カフ付きチューブの製品特性を考慮せずに一括してカフ付きチューブとカフなし

チューブを比較検討することは問題があるといえます．しかし過去の比較研究では，抜管後喘鳴の発生頻度に違いはありません．

　現時点で最も優れたデザインのカフ付きチューブは，ハリヤード社のマイクロカフ気管チューブ小児用（Microcuff®）です．カフなしチューブとの比較研究の報告からは，抜管後喘鳴の発生頻度に差がなく，チューブ交換率はカフ付きチューブが有意に少ない利点を認めました[9]．総合的にマイクロカフに軍配が上がりそうです．しかし，カフ付きチューブでは，頭頚部の屈曲伸展で挿入長が変化すること，わずか 0.5 mL 以下のカフ容量で内圧が大きく変わることがわかっていますので，適切なチューブ位置とカフ圧の維持（20 cmH$_2$O 以下）に配慮した管理が不可欠です．不適切な管理下においては，過膨張する可能性のあるカフ付きチューブがかえって危険な場合もあることに注意が必要です．

▶小児の挿管チューブは，適切なサイズ，チューブの特徴，問題点を理解して選択します．

（糟谷周吾・鈴木康之）

●文献
1) Eckenhoff JE. Anesthesiology. 1950：12：401-410.
2) Motoyama EK. Anesth Analg. 2009：108：1379-1381.
3) Litman RS, et al. Anesthesiology. 2003：98：41-45.
4) Dalal PG, et al. Anesth Analg. 2009：108：1475-1479.
5) Holzki J, et al. Pediatr Anesth. 2009：19 Suppl 1：131-146.
6) Litman RS, et al. Anesthesiology. 2013：118：500-501.
7) Holzki J, et al. Pediatr Anesth. 2009：19 Suppl 1：180-197.
8) Weiss M, et al. Br J Anaesth. 2004：92：78-88.
9) Weiss M, et al. Br J Anaesth. 2009：103：867-873.

Question 59 小児硬膜外麻酔のコツは？

はじめに

成人では抗凝固療法などのために硬膜外麻酔の適応が次第に限られてきました．しかし小児では基礎疾患がないことが多く，また硬膜外麻酔を施行することで周術期の侵害刺激を遮断しストレスホルモンの分泌が減少することが知られています[1]．

硬膜外腔穿刺の部位

小児での下半身の手術で最も汎用されるのは仙骨硬膜外です．左右の後上腸骨棘を結んだ線を底辺とする正三角形の頂点が仙骨裂孔の指標になります[2]．左右の後上腸骨棘を結んだ線がS2に相当し，そこからくも膜下腔が始まるとされていますが，S3に達するものが5％ほど認められています[3]．触診で仙骨裂孔がはっきりしない場合はくも膜下穿刺のリスクがあるので超音波エコーで調べましょう[4]．5歳頃までは第2仙骨孔からも直接硬膜外腔を穿刺することができます．

禁忌

仙骨部の皮膚陥凹はしばしば潜在性二分脊椎を伴うことがあるので穿刺禁忌と考えられていますが，MRIで検索して異常が認められなければ穿刺可能です．凝固異常や脳圧が上昇しているときも禁忌になります．

腰胸硬膜外腔穿刺の体位

小児の場合には全身麻酔下での穿刺となるので，介助者の体位のとり方が重要になります．頭部と下肢を抱えた姿勢をとり介助者が脊椎をできるだけ前屈した体位を保持します．しかし全身麻酔下では筋が弛緩しているため穿刺針を進めると脊椎が前方に凹んで穿刺が難しくなります．そこで乳幼児の場合，穿刺するときに介助者の手を腹部に強く押し当てるようにします（図1）．この介助により脊椎の前方移動が少なくなり穿刺が容易となります．

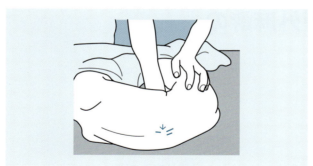

図1　腰胸硬膜外腔穿刺の体位

硬膜外針の進め方

　小児では棘間靱帯の幅が狭く穿刺時に正中を意識しないと左右にずれてしまいます．硬膜外腔の深さは一般的には乳幼児では1 mm/kgが目安になりますが，超音波エコーで確認するとより安全に穿刺できます．硬膜外腔までの距離が短いので針を棘間靱帯で固定することは意識せず，皮下あるいは棘上靱帯付近で針を止めて針をゆっくり進めます．

硬膜外腔の確認

　抵抗消失法を用いる場合は奇異性空気塞栓を予防するため生理食塩水を用います．点滴法では硬膜外針に生理食塩水を満たした点滴セットを接続します．硬膜外腔に入ると急に滴下するようになります[5]．同様に血圧トランスデューサーを用いて圧の変化を見る方法があります．

カテーテル留置と固定

　小児ではカテーテルが抜けやすいので術後にも使用する場合は5 cm以上挿入します．カテーテルの固定はステリテープ®などを用いて直接皮膚に固定してからフィルムドレッシングを貼ると抜けにくくなります．

薬液の漏れ

　小児ではカテーテル周囲からの薬液漏出が頻発します．ガーゼを当てて圧迫するなどで対応しますが，抜去せざるをえないこともあります．長期に留置する場合には皮下トンネルを作成します．

投与する局所麻酔薬の量

仙骨硬膜外麻酔では0.2％ロピバカイン（アナペイン®）を1.0 mL/kg投与するとT10以下の鎮痛域が得られるとされています[2]．腰胸部の場合のロピバカインの標準的な投与量は1 mg/kgのボーラス投与後，0.2〜0.4 mg/kg/時です[6]．1歳未満では48時間以上の投与は予想しない血中濃度の上昇をきたすことがあるので避けましょう．また，術後鎮痛のためにフェンタニルを添加する場合の投与量は約0.4 μg/kg/時としますが，呼吸抑制には十分な注意が必要です[7]．

まとめ
▶小児の硬膜外麻酔は基本さえ抑えれば難しいことはありません．術後鎮痛にも役立ちますので適応があれば積極的に実施してください．

（川名　信）

● 文献
1） Wolf AR. Pediatr Anesth. 2012：22：19-24.
2） Jöhr M, et al. Pediatr Anesth. 2012：22：45-50.
3） Aggarwall A, et al. J Anesth. 2012：26：206-212.
4） Mirjalil SA, et al. Pediatr Anesth. 2015：25：511-516.
5） 大坂佳子．日本臨床麻酔学会誌．2012：32：501-506.
6） Hansen TG, et al. Br J Anaesth. 2000：85：347-353.
7） Karas-Trzeciak M, et al. Pediatr Anesth. 2015：25：813-823.

Question 60 小児挿管困難患者に扁桃摘出術を施行しました．術後の抜管方法は？

はじめに

　小児，挿管困難，扁桃腺摘出と麻酔科医にとってはハードルの高い症例の麻酔です．小児は呼吸の予備力が少なく，容易に低酸素になります．加えて挿管困難であった場合は再挿管も困難と考えて抜管計画を立てなければなりません．さらに扁桃摘出術ということで，抜管後の気道閉塞や術後出血にも備える必要があります．

小児であること

　小児は周術期の気道合併症が多いです[1]．年齢にもよりますが，扁桃摘出の適応となるのが多い3歳から学童期では，抜管に際し意思の疎通の確認が難しいことが多く，喉頭痙攣のリスクも高いため，深麻酔抜管が選択されることもあります．しかし扁桃摘出では気道閉塞のおそれもあるため完全に覚醒し，気道反射がある状態での抜管が安全と考えられます．麻酔下でも覚醒後でも合併症の発生率は変わらないという報告もあります[2]．

　扁桃摘出術は睡眠時無呼吸のために適応となる症例も多いですが，睡眠時無呼吸は術後の気道トラブルが多いという報告もあります[3]．覚醒時興奮を起こさないような麻酔薬を選択し，覚醒に際しては十分な鎮痛が求められます．機能的残気量が少ないことから低酸素に陥りやすいため，抜管前には十分な酸素化を行います．

挿管困難であること

　挿管困難の原因は小顎，短頸や開口障害など，トリチャーコリンズ症候群，ピエールロバン症候群など挿管困難の可能性が高い疾患もあります．小児は口腔内スペースが狭く，相対的に舌が大きいことも挿管困難の要因となります．また，喉頭蓋がやわらかくて倒れやすいことや，喉頭の位置が高いなどの解剖学的特徴に慣れていなければ挿管は難しく感じられます．成人に比べ挿管困難時に使用できるデバイスが限られ，選択肢が少ない可能性があります．術式からは気管挿管以外の選択肢がないため抜管に際しても準備できる最大限の物品を揃えておく必要があります．また，日本麻酔学会気道管理ガイドライン2014のアルゴリズム（JSA-AMA）では準緊急領域での声

門上器具の使用が推奨されますが，術野と重なるため術前はともかく術後の再挿管困難時の使用は慎重に選択します．

扁桃摘出術後であること

　小児の周術期合併症は耳鼻科手術で高いという報告があります[4]．扁桃摘出術では口腔内操作に伴い，口蓋垂や咽頭の腫脹している可能性があります．また，十分な鎮痛も求められますが，無呼吸や低換気も懸念されます．高度肥満や無呼吸のリスクがある症例および3歳未満の症例は術後に抜管せずに集中治療室で数日経過をみて，腫脹と出血がないこと，十分な自発呼吸を確認してから抜管することもあります．体が小さいほど口腔内スペースは狭いため，術操作による口腔内の腫脹が懸念されます．術後出血ではビデオ喉頭鏡などのデバイスは使用できない可能性もあります．

抜管の計画

　年齢や挿管困難の程度，術前の呼吸状態や術中の経過から手術室で抜管するのか，抜管せずに術後集中治療室で管理をするのか，耳鼻科医とも相談して方針を決めます．

　手術室での抜管を選択した場合は口腔内を観察，吸引して止血を確認します．十分な鎮痛は必要ですが，無呼吸のリスクがある症例では他の鎮痛薬を併用し，麻薬の使用量を控えることも検討します．3歳未満では扁桃摘出術後の低酸素が多いという報告もあり[5]，術後は集中治療室での管理を積極的に検討します．

　集中治療室での管理を選択した場合は，気管チューブトラブルに配慮して移動します．粘膜の腫脹は数日で軽減すること，術後出血は当日および痂皮の剝がれる1週間前後に多いことから抜管のタイミングを見計らいます．デクスメデトミジンによる鎮静は呼吸抑制も少なく，抜管前後には有用と考えます．

　抜管に際しては，再挿管が困難であることが予想されますので，挿管困難に対応できるデバイス，上級医を含めた人員を確保しておきます．声門や咽頭の浮腫を軽減させる目的でデキサメサゾン0.2〜0.5 mg/kgの投与も検討します．挿管困難の程度によっては気管切開ができる体制，可能な施設は限られますが，体外循環の手配も検討します．十分な酸素化を行い，有効な自発呼吸があることを確認し，抜管します．

▶手術室での抜管を急がず，集中治療室で数日人工呼吸管理とすることも検討します．

（名和由布子）

● 文献
1) von Ungern-Sternberg BS, et al. Lancet. 2010；376(9743)：773-783.
2) Dalesio NM, et al. Paediatr Anaesth. 2015；25(8)：778-785.
3) Schwengel DA, et al. Anesth Analg. 2009；109(1)：60-75.
4) Mamie C, et al. Paediatr Anaesth. 2004；14(3)：218-224.
5) Dalesio NM, et al. Paediatr Anaesth. 2015；25(8)：778-785.

COLUMN｜DOACって何ですか？

　direct oral anticoagulant のことで，新しいXa阻害薬であり，別名NOAC（non-vitamin K antagonist oral anticoagulant）といいます．本薬剤は，ワーファリンのような食事制限や薬剤の相互作用がなく，血液凝固モニタリングも必要ないといわれています．近年，非弁膜性心房細動，DVTおよび脳梗塞で使用され始めておりますので，麻酔科医は知っておくべきでしょう．

（枝長充隆）

Question 61
小児をラリンジアルマスクで管理した際，どのように覚醒させるのでしょうか？

はじめに

　小児の麻酔からの覚醒時に避けたい呼吸のイベントとして息こらえ，喉頭痙攣，誤嚥や無気肺などがあります．小児は成人よりも喉頭痙攣のリスクが高いといわれています．息こらえや喉頭痙攣を避けるためには浅麻酔ではなく，覚醒後または深麻酔抜管のどちらかを選択することになります．

抜去のタイミング

　ラリンジアルマスクなどの声門上器具（supraglottic airway devices：SGA）で気道管理を行っている場合は，気管の刺激がないため麻酔深度を保ちつつ自発呼吸を維持しやすくなります．

　小児専門施設を対象に行ったアンケート（Q20参照）では，回答を得られた11施設中6施設が基本的には麻酔薬の投与は継続したまま，自発呼吸を出して抜去するとの回答でした．他の5施設では麻酔科医それぞれの選択に委ねるものの，完全覚醒後の抜去は少ない傾向にありました．深麻酔での抜去が良いとする報告はあり[1,2]，どちらが良いかは明確な指標はないものの[3]，成人とは異なる点を認識しておく必要があります．

　小児は成人と異なり，覚醒のタイミングの判断が難しく，従命の確認は困難なことが多いです．麻酔が浅くなってくると分泌物が増えてきます．咳嗽や嘔吐を併発したり，息こらえや喉頭痙攣を起こすと短時間で低酸素血症に陥ります．気道刺激を抑制したままSGAを抜去する際の麻酔薬はセボフルランであれば2.5％程度の濃度[4]，全静脈麻酔（total intravenous anesthesia：TIVA）で行うときはプロポフォール単独では4 mg/kg（レミフェンタニル併用であればより少ない量）程度を目安とします．

　麻酔薬を継続したままSGAを抜去した場合は呼吸の観察を行い，回復室があれば移動して，意識の回復を待ちます．小児は頭部が大きいため，先に肩枕をいれるなどして，気道確保のための体位を整えておくことも有効です．

　覚醒後の抜去も安全とする報告はありますが[5]，抜去する場合はあらかじめ固定テープを最小限まで剥がしておき，体動の出現やSGAを吐き出す動きがあったとき

には速やかに抜去できるような準備をしておくとタイミングを見計らった抜去ができます．

深麻酔下に抜去するときの工夫

深麻酔下に自発呼吸を出して管理するためには鎮痛がなされていることが重要です．十分な量のアセトアミノフェン，非ステロイド性鎮痛薬の投与，可能な症例では硬膜外麻酔や末梢神経ブロックの併用も積極的に行います．ブロックができない症例では術者に局所麻酔をしてもらいます．自発呼吸を維持する際は回路や人工鼻の死腔が多いと二酸化炭素が貯留する可能性があります．必要に応じて呼吸をサポートしながら十分な換気量が確保されていることを確認して，SGAを抜去します．

シール性の高いSGAでは，誤嚥や無気肺を予防するためには呼気終末陽圧（positive end-expiratory pressure：PEEP）をかけておくこと，麻酔深度が十分なうちに胃内容物や鼻腔の分泌物を吸引しておくことも有効です．SGA抜去の際，カフを用いたデバイスの場合はカフの空気を抜くかどうかも意見の分かれるところですが，空気を抜かずに口腔内の分泌物ごと抜去することが多いです．抜去の際に気をつけることとして，乳歯の動揺歯の有無を確認しておくこともだいじです．

▶小児の特徴を理解し，麻酔下にラリンジアルマスクを抜去することも検討します．

（名和由布子）

● 文献
1) McGinn G. Pediatr Anesth. 1993；1：23-28.
2) Park JS, et al. J Clin Anesth. 2012；24：537-541.
3) Splinter WM, et al. J Clin Anesth. 1997；9：4-7.
4) Lee JR, et al. Anesth Analg. 2007；104：528-531.
5) Samarkandi AH. Can J Anesth. 1998；9：150-152.

Question 62 新生児手術時の体温管理はどうしたらよい？

はじめに

新生児は成人に比べて熱を喪失しやすく，麻酔中に容易に低体温に陥ります．低体温は手術創感染の増加，凝固異常，出血量の増加，循環器系合併症の増加，麻酔薬効果の遷延などから入院期間の延長につながることが知られており，体温管理に注意する必要があります[1]．

ヒトの体温調節機構

1）麻酔中の体温低下はなぜ起こるか

恒温動物であるヒトは体温調節機構により深部体温37℃から±0.2℃の範囲内で緻密に体温調節されています[2]．ヒトは冷環境に曝されると行動性調節（着衣する，体を丸める，室温を調節する），血管収縮やふるえによる熱産生（シバリング）や非ふるえ熱産生などのメカニズムにより体温を維持します．しかし，麻酔中は行動性調節がとれなくなることに加えて，麻酔薬の作用により体温調節機構の閾値もあがり，低温に対しては深部温が2.5℃ほど低下するまで熱産生が行われなくなります．したがって冷環境の手術室では容易に低体温になるのです．

2）新生児は成人に比べてなぜ低体温になりやすいか

新生児は体重当たりの体表面積が大きく，皮膚や皮下脂肪も薄いため熱を喪失しやすくなっています．加えて生後3ヵ月まではふるえによる熱産生能力が備わっておらず，非ふるえ熱産生の能力も未熟なため熱の喪失をカバーすることができないのです[3]．

麻酔中，どのように体温を管理する？

1）体温のモニタリング

新生児の体温モニタリングには中枢温のモニタリングとして鼻咽頭温，食道温，直腸温などが一般的です．手術室への搬入時に，すでに低体温になっていることもあるため，できるだけ早くモニタリングを開始することがだいじです．

2）いかにして熱の喪失を防ぐか（表1，図1）

新生児が低体温に陥る機序は熱喪失が主体であり，いかに喪失を最小限にするかが

表1 低体温をふせぐためのコツ

・手術室，手術台を温かめに保つ
・帽子，毛布をかぶせる
・ビニールでラッピングする
・温風ブランケットを用いる
・急速投与時には輸液，輸血を加温する
・消毒薬は温めておき，溜まった消毒薬は体から拭き取る

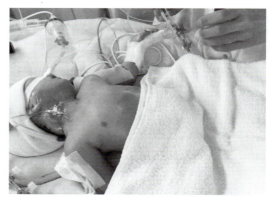

図1 新生児の麻酔時の体温管理（心臓手術）
背面に温風ブランケットを敷き，あらかじめ加温しておきます．頭部には帽子をかぶせ，術野以外の部分はタオルで覆います．消毒の際には余分な消毒液のたまりを作らないように拭き取ります．

体温保持のために大切です．体熱の喪失は**放射，伝導，対流および蒸散**の4つのメカニズムによって起こるとされています[2]．**放射**を防ぐためには二重壁構造の保育器が有用で，手術室への搬送時などに使用します．**伝導**による熱喪失を防ぐためには手術室や手術台を加温しておきます．新生児の体温を保持するには室温を26℃以上に維持する必要があるとされていますが，これは多くのスタッフにとって不快な環境で注意力散漫の原因にもなります．温風ブランケットを体の下に置いておくことで患者周囲を保温することが可能であり，これで体温が維持できるのであれば必ずしも室温を上げる必要はないと考えられます．**対流**による喪失を防ぐためには患者を毛布やタオルなどで覆うこと，頭部を帽子で覆うことが効果的です．患者に直接空調が当たらないように注意することもだいじです．**蒸散**を防ぐためには患児をビニルラップで覆うこと，吸気を加温，加湿することが効果的です．また消毒液などで体が濡れたままになると蒸発により熱が奪われます．体表に溜まった消毒液は拭き取り，消毒液をあらかじめ加温しておくことも効果的です．

2）高体温への対応

新生児は熱の産生能力が低いため高体温になることはまれです．したがって高体温を認めた場合には，感染や悪性高熱などの異常を考慮する必要があります．過剰な低体温予防策によるうつ熱が考えられた場合には毛布などの覆いを取り除き，温風ブランケットを室温にして送風するなどで体温を調節します．

治療手段としての低体温麻酔

1) 脳外科手術，頭部外傷などへの脳低温療法

　低体温は組織の酸素消費量を低下させるため，脳が虚血に曝される可能性のある脳外科手術などで脳保護目的に導入されることがあります．34℃ほどの軽度低体温で脳保護効果が期待できますが，一方で凝固異常，易感染性や不整脈などに注意する必要があります．

2) 心臓外科手術時の低体温

　心臓手術時の人工心肺中も脳保護目的に低体温が導入されます．術式に応じて mild（30〜36℃），moderate（22〜30℃），deep（17〜22℃）の低体温が導入されます．人工心肺回路の血液温を低下させ，頭部を冷却して低体温を導入しますが，この際の急激な体温低下によって脳神経に障害を与える可能性が指摘されています[4]．循環停止が必要な症例では1℃/分を超えないペースで体温を低下させていき，最低20分以上かけて17〜22℃まで低下させます．復温も同様にゆっくり時間をかけて行う必要があります．

> **まとめ** ▶新生児は体熱の喪失が起こりやすく熱産生能力も低いため，手術中に容易に低体温になります．熱の喪失を防ぐための適切な管理が重要です．

（末盛智彦・岩崎達雄）

● 文献
1) Sessler DI. Anesthesiology. 2001；95：531-543.
2) Sessler DI. Lancet. 2016；S0140-6736.
3) Plattner O, et al. Anesthesiology. 1997；86：772-777.
4) Bellinger DC, et al. Pediatrics. 1991；87：701-707.

Question 63 先天性心疾患術後の肺高血圧症にNO吸入を行うとき，どのくらいの量でいつまで必要？

はじめに

肺高血圧症のある患者は周術期合併症の発生率が高く，心臓手術を含む大手術後の心停止発生率は約10％と報告されています．NO吸入療法は肺高血圧に対する効果的な治療方法ですが，適切に使用するためには病態の理解が大切です．

先天性心疾患に伴う肺高血圧

1）肺高血圧をきたす先天性心疾患（表1）

先天性心疾患のうち肺血流が増加しているものや肺血管が圧負荷にさらされているものは血管内皮の障害により内膜や中膜が肥厚していきます．この病態を肺血管閉塞性病変（pulmonary vascular disease：PVD）といい，経過とともに進行します．適切な時期に手術が行われればPVDも改善しますが，手術が遅れると重篤で不可逆的な肺高血圧をきたします[1]．

2）手術後の心不全，肺高血圧危機の病態

PVDの存在は手術後に循環器系合併症を起こす要因となります．PVDが中等度以上の場合，手術後も肺高血圧は残存し右心系の後負荷増大の原因となります．さらに人工心肺中の血管内皮細胞障害，虚血再灌流障害や一酸化窒素合成酵素（nitric oxide synthase：NOS）の産生低下などにより術後に肺高血圧は悪化します．加えて心筋切開や人工心肺の影響により心機能も低下するため，心臓手術後は右心不全が起こりやすい状態にあります．右心機能の悪化は右心系の拡大を招き，タンポナーデ効果により左心系の拡張障害を引き起こし，心拍出量の低下，低血圧と冠灌流量の低下を引き起こし低心拍出量症候群を起こします．

肺高血圧症患者の術後に最も留意すべき合併症は**肺高血圧危機（PH crisis）**です．吸痰などの刺激により急激に肺血管抵抗が上昇すると血行動態上の悪循環を形成し，重症例では心停止に陥ることがあります（図1）．

表1 肺高血圧をきたす先天性心疾患

- 肺血流が増加する疾患（左-右シャント）
  心室中隔欠損症，心内膜症欠損症
- 肺が圧負荷に曝される疾患
  僧帽弁狭窄，総肺静脈還流異常症，肺静脈狭窄
  動脈管依存性疾患（完全大血管転位症，左心低形成症候群）
- 遺伝的要因
  21 trisomy，多脾症候群

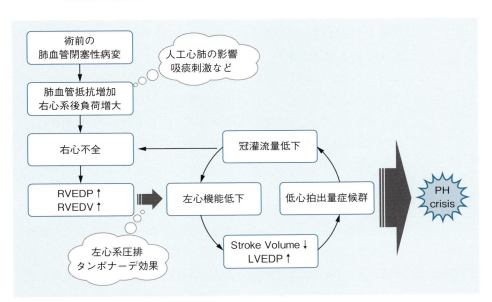

図1 手術後PH crisisに至る悪循環の形

肺高血圧患者の周術期管理

1）手術前評価

　周術期管理のためには術前から肺高血圧の程度を把握しておくことが重要です．心エコー検査や心臓カテーテル検査で肺動脈圧を評価し，体血圧を上回っている場合には特に注意が必要です．一方で肺血流が増加している症例では肺高血圧を過大評価している可能性もあります．正確に重症度を評価するには肺血管抵抗（pulmonary vascular resistance：PVR）が有用です．PVR > 4.6 WU（PVRI > 8 WU·m^2）の場合には根治術（シャント閉鎖）は不適応とされますが，PVRが2.3〜4.6 WU（PVRI：4〜8 WU·m^2）と中等度の場合には施設，症例ごとに手術適応が判断されます[2]．手術が行われた場合には常に肺高血圧危機を念頭においた管理が必要です．

2）手術中，術後評価

　心修復後の肺動脈圧は術後管理の方針を決めるうえでよい判断材料になります．岡山大学病院では肺高血圧が懸念される場合，人工心肺離脱時に肺動脈圧（右室圧）を術野で直接測定し，体血圧の4割以下であれば抜管，4割以上の場合には鎮静の方針とし，一酸化窒素（NO）の導入を考慮します．肺高血圧が特に重度の場合には外科医に依頼し経胸壁的に肺動脈カテーテルを留置して持続的モニタリングを行います．肺動脈圧が持続的にモニタリングされると肺高血圧危機の診断も誰にでも容易にでき，後述のようにNO投与の減量・中止の非常に良い指標となります．

3）NO吸入療法の導入

　NOは細胞内の可溶型グアニル酸シクラーゼを活性化してサイクリックGMP（cGMP）を合成させることにより血管平滑筋を弛緩させ，血管拡張作用を発揮します．吸入することにより直接肺に取り込まれ，血液中ですぐに代謝されるため，肺血管選択的に血管抵抗を下げることが可能です．右心系後負荷の軽減，左心系前負荷の増加が期待できます．

4）NOの使用方法

　NOの投与は通常10～20 ppmで開始します[3]．肺動脈カテーテルが入っている場合には肺動脈圧を，入っていない場合には心エコーで三尖弁逆流の流速から求めた右室圧を指標に調節し，覚醒時にも肺血圧が体血圧を上回ることのないように濃度を決めます．また中心静脈圧や血圧から右心不全の程度を評価し，循環を良好に維持するのに必要な量を調節していきます．高濃度での投与は有害なNO_2の発生やメトヘモグロビン血症に注意が必要なため，できるだけ少ない濃度に調節することが望ましいです．効果不良例では，40 ppm程度まで増量できますが，それでも効果が得られない場合は無効例と判断し，残存病変の有無について検討します．

5）投与期間．いつまで投与するか……

　NOの投与が必要な期間は病態によってまちまちです．術前のPVDが軽度であれば，術後早期に肺高血圧は改善し，NOの吸入は不要か必要であっても短期間で中止可能です．一方でPVDが中等度～重度の場合には肺高血圧が遷延することが予想されます．減量・投与中止の判断には肺動脈圧が非常に有用で，肺動脈圧が十分に低下するか，若干高値でも吸痰などの刺激によっても過剰な圧上昇がみられず，安定するようになればNOの減量・投与中止に向かいます．NOの減量によって肺動脈圧が上昇し，なかなかNOを減量できない場合には，シルデナフィル（レバチオ®）などの内服薬を早期に導入します．減量する際には注意が必要で，肺高血圧や右心不全の悪化（リバウンド）に注意しながらゆっくり減量します．NOは2 ppm程度の少量でも強力に肺血

管拡張作用を発揮していることがあるため，中止後しばらくは慎重に監視し，必要があればすぐに再開できるようにしておきます．また，NO投与中止前にあらかじめ酸素濃度を20〜30％増やしておくこともスムーズな離脱に有用です．

▶NOの吸入は肺高血圧患者の周術期管理にとても有効ですが，肺高血圧患者の周術期合併症の発症率は依然として高く，慎重な管理が必要です．

（末盛智彦・岩崎達雄）

● 文献
1）Gatzoulis MA, et al. Int J Cardiol. 2014；177：340-347.
2）Simonneau G, et al. J Am Coll Cardiol. 2013；62：D34-41.
3）Abman SH, et al. Circulation. 2015；132：2037-2099.

COLUMN｜橈骨動脈も可視化できるのですか？

現在，橈骨動脈カテーテル留置は脈拍触知法がスタンダードな方法ですが，超音波ガイド下穿刺法も徐々に広まりつつあります．また2015年に新たに橈骨動脈が可視化できる血管可視化装置 Mill-Suss™（日本メドトロニック社，東京）というデバイスが発売されました．近赤外線を使用することで画面に橈骨動脈が映し出されますため，超音波装置と同様にカテーテル留置をより確実に施行できる時代へと変遷しつつあります．興味のある方は http://www.covidien.co.jp/medical/catalog＃pagetop をご覧ください．

（枝長充隆）

Question 64 高度肥満の妊婦の帝王切開術の麻酔方法は？

はじめに

肥満妊婦の麻酔管理は，全身麻酔も区域麻酔も非常にリスクが高いことを意識する必要があります．区域麻酔においても皮下脂肪のため脊椎の正中および，棘間が触れず，穿刺困難となりやすいです．

肥満の定義

肥満は体格指数（body mass index：BMI）によって評価され，日本肥満学会ではBMI＞25 kg/m^{2}を肥満と定義し，WHOによる分類ではBMI＞30 kg/m^{2}を肥満と定義しています．

麻酔法の選択

全身麻酔帝王切開の妊婦死亡率は，区域麻酔と比較して1.7倍と高く，挿管困難や誤嚥による気道トラブルが麻酔関連死の原因となっています[1]．可能な限り区域麻酔を選択しますが，全身麻酔が回避できない場合は，導入方法や挿管方法など入念に準備しておく必要があります．

区域麻酔

皮下脂肪が厚く肥満の帝王切開術は，皮膚切開から児娩出まで時間を要し，手術時間が長引く[3]ため，麻酔法としては調節性がある硬膜外麻酔（あるいは硬膜外併用脊髄くも膜下麻酔）が有用です．正中や棘間が触れない場合は，座位での超音波のプレスキャンが有効です（図1）．BMI 33～86 kg/m^{2}の肥満妊婦に対し超音波装置を用いて，椎間の位置や硬膜外腔までの距離を確認することで，76.1％が穿刺部位を変更不要，67.4％が穿刺方向も変更不要であった報告[2]があります．実際の到達距離と相関もあり，ワークショップも開催されています．また針が硬膜外腔まで到達しないこともあるため，あらかじめ長い脊麻針や硬膜外針を準備するとよいでしょう．肥満妊婦では，一般妊婦と比較して硬膜外の麻酔範囲が広がりやすいため[6]，初回投与量は非肥満妊婦に比べて80％程度減量投与します．同様にくも膜下腔の麻酔範囲も広がり

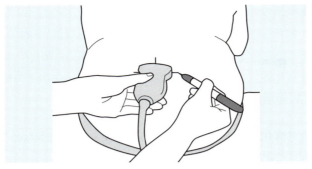

図1 座位での超音波プレスキャン

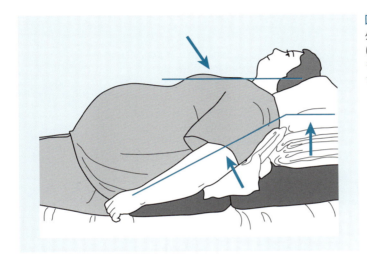

図2 ramped position
外耳道と胸骨切痕が水平になるように頭や背中にも枕を入れて体位をとります.

やすく血圧低下しやすいと考えられてきましたが，肥満妊婦の高比重ブピバカインED(95)は15 mg(10〜20 mg)と，非肥満妊婦と変わらなかった報告[7]もあります.

　無痛分娩可能な施設であれば，早めに硬膜外カテーテル挿入しておくことで，緊急帝王切開に備えて，全身麻酔を避けられるかもしれません.

全身麻酔

　妊娠による気道浮腫や妊娠子宮の影響，そして肥満による胸壁のコンプライアンス低下から呼気予備能低下や機能的残気量低下を認め，非常に低酸素血症に陥りやすい状態にあります．麻酔導入前には十分な酸素投与が必要です．また誤嚥や挿管困難のハイリスクであり，ヒスタミンH_2受容体拮抗薬やメトクロプラミド（プリンペラン®）の投与を行います．麻酔導入の基本は迅速導入ですが，猪首で挿管が難しいことが多いです．胸壁が厚いので短い柄の喉頭鏡を準備し，挿管の体位をramped position（図

2)にします．困難気道の対策としてエアウェイスコープ®やMacGrath®などの物品を揃えておきます．抜管後の低換気や嘔吐による気道閉塞も報告[5]されており，抜管時もそのリスクがあることを注意する必要があります．麻酔薬に関しては，実体重で投与すると過量となるため，心拍出量や薬物動態と相関するとされる除脂肪体重（lean body weight：LBW）が用いられることが多いです[4]．

▶入念な準備（ICUの空床チェック状況）や当日の人員確保など，万全な体制で臨むことが大切です！

（水口亜紀）

● 文献
1) Hawkins JL, et al. Anesthesiology. 2008：103：A206.
2) Balki M, et al. Anesth Analg. 2009：108：1876-1881.
3) Gersen AI, et al. Obstet Gynecol. 2014：124：684-689.
4) Ingrande J, et al. Br J Anaesth. 2010：105：il6-23.
5) Mhyre JM, et al. Anesthesiology. 2007：106：1096-1104.
6) Panni MK, et al. Br J Anaesth. 2006：96：106-110.
7) Carvalho B, et al. Anesthesiology. 2011：114：529-535.
8) 奥富俊之ほか．緊急産科手術の麻酔に備える．克誠堂出版社，2014．

Question 65 帝王切開時の適切な子宮収縮薬と適切な投与方法は？

はじめに

帝王切開時の子宮収縮薬は，主に3種類あります．

使用目的

胎児・胎盤娩出後の胎盤剥離面からの出血は，子宮筋の収縮により露出血管が圧迫・絞扼されて止血されます．何らかの原因により子宮収縮が障害されると血管から出血が続き，時に大出血に陥ることがあります．産後の出血の原因として4T（Tone, Trauma, Tissue, Thrombin）が知られています[4]が，Tone（弛緩出血）は70％を占めます．弛緩出血をきたしやすい病態には**表1**があげられ，病態によって子宮収縮薬の使用量は異なります．分娩前の微弱陣痛に対する使用に関してはガイドラインに詳細に記載されていますが，分娩後の子宮収縮薬の使用法は明確に示されておらず，施設によっても使用薬剤・投与方法が異なるのが現状です．

主な子宮収縮薬

1）オキシトシン（アトニン-O®）

帝王切開における子宮収縮薬の第一選択薬です．通常5〜10単位を5％ブドウ糖注射液（500 mL）に希釈して，子宮収縮状況を観察しながら適宜増減します．副作用は嘔気嘔吐，頭痛，血圧変動，不整脈，心電図ST変化などあり，オキシトシン10単位ボーラス投与後の死亡例が報告[2]されていますので慎重な投与が必要です．妊婦のオキシトシン半減期は1〜6分[1]と短いです．手術室退室に備え，ルートを整理しようとアトニン点滴をはずしてしまうと病棟に到着する頃には子宮収縮が悪くなっている可能性もあるかもしれません．筆者は，病棟までゆっくりと滴下続けるように心がけています．

2）エルゴメトリン（パルタン®，メチルエルゴメトリン®，エルゴメトリンマレイン酸塩）

帝王切開における子宮収縮薬の第二選択薬です．パルタン®・メチルエルゴメトリン®・エルゴメトリンマレイン酸塩®0.2 mgを生食10 mLに溶解し分割投与あるいは，

表1 弛緩出血のリスク因子

子宮筋の過伸展	多胎妊娠，羊水過多，巨大児，子宮筋腫や腺筋症，子宮奇形
子宮収縮の異常	微弱陣痛，遷延分娩（長時間の子宮収縮薬使用）
胎盤剥離面	常位胎盤早期剥離，胎盤遺残，前置胎盤

生食50〜100 mLに希釈し持続静脈投与します．作用発現時間は静脈投与1分以内，皮下注射で3〜5分以内であり，作用時間は数時間と長いです．平滑筋（血管や子宮）収縮作用のほか，血管攣縮作用を示しますので，高血圧や妊娠高血圧症候群，心疾患合併の妊婦に使用する場合は慎重投与が必要です．

3）プロスタグランジン$F_{2\alpha}$（ジロプロスト®，プロスタルモンF®）

プロスタグランジン$F_{2\alpha}$は腸管運動亢進作用や子宮収縮作用があります．しかし帝王切開時の出血防止の目的での使用は，保険適用外であり，各施設での対応が必要です．投与方法はプロスタルモンF®1,000 μgを生食500 mLに希釈して持続静脈投与を行います．気管支収縮作用があるため喘息には禁忌です．また不整脈の報告[3]もあり慎重投与が必要です．

まとめ
▶子宮収縮薬は全身に作用します．それぞれの副作用を理解し，特に合併症のある妊婦への使用は注意し，十分留意して使用しましょう．

（水口亜紀）

● 文献
1）医薬品インタビューフォーム改訂第7版，2015年．
2）Tomas TA, et al. Br J Anaesthesia. 2002：89：499-508.
3）株丹浩二ほか．麻酔．1994：43：392-394.
4）American College of Obstetricians and Gynecologists. Obstet Gynecol. 2006：108：1039-1047.

Question 66 超緊急帝王切開時の全身麻酔はどういう方法で行う？

はじめに

帝王切開における全身麻酔は，誤嚥，低酸素，挿管困難などのリスクがあるため，可能な限り避けるべきですが，緊急度が高い症例では全身麻酔を選択せざるをえないことがあります．

適応は？

超緊急帝王切開術の適応は，胎児適応と母体適応と 2 つがあります（表1）．胎児への血流が途絶える病態（常位胎盤早期剥離，子宮破裂，臍帯脱出）や胎児心拍モニターで高度の胎児徐脈などがあります．また母体適応の中には，出血性ショックに陥っている症例もあるので輸血対応が必要な麻酔管理もあります．

手術室入室前の準備

術前評価を行う時間がないことが多いです．ストレッチャーで移動する間に，既往歴，合併症（喘息やアレルギー），最終飲食や気道の評価を手早く確認します．特に妊娠子宮による消化管の機械的圧迫やプロゲステロンによる下部食道括約筋の緊張低下などにより妊婦の誤嚥リスクは高くなります．間に合えば術前にラニチジン（ザンタック®）30 mg とメトクロプラミド（プリンペラン®）10 mg を静注します．

手術室入室・麻酔導入

子宮左方転位を行いながらモニターを装着（BIS モニターも含む）し，18 G 以上で末梢静脈ラインを確保します．麻酔導入前に術野消毒を行うので，喉頭展開のスペースを確保し離被架を立て，同時にフェイスマスクを顔に密着させ，100 ％酸素下で 4 回深呼吸させ十分な酸素化[1]を行います．誤嚥のリスクが高いため，輪状軟骨圧迫を併用した迅速導入を行います．分娩中は気道浮腫が強く挿管が難しくなるため[5]，細めの 6.0〜6.5 mm の気管チューブを準備します．困難気道対策として通常の喉頭鏡のほか，ビデオ喉頭鏡やラリンジアルマスクも準備するといいでしょう．喉頭鏡のバンドルは，胸壁に当たることを避けるため短いものを使用します．導入薬剤は表2 にまと

表1 超緊急帝王切開の適応

母体適応	胎児適応
・子宮破裂 ・常位胎盤早期剥離 ・子癇 ・大量出血 ・HELLP症候群 ・母体心停止（死戦期帝王切開） 　　　　　　　　　　　　　　　　など	・臍帯脱出 ・高度胎児徐脈 　　　　　　　　　　　　　　　　など

表2 全身麻酔の導入薬，筋弛緩薬の種類

	使用量	特徴
チオペンタール（ラボナール®）	4〜5 mg/kg	・溶解が必要
プロポフォール（ディプリバン®）	2 mg/kg	・溶解の必要なし ・使用慣れている ・チオペンタールより血圧低下しやすい
ケタミン（ケタラール®）	1〜1.5 mg/kg	・交感神経刺激により血圧上昇する ・ショックのときは有用
サクシニルコリン（スキサメトニウム®）	1〜1.5 ng/kg	・悪性高熱 ・高カリウム血症
ロクロニウム（エスラックス®）	0.9〜1.2 mg/kg	・妊娠に伴い作用発現までの時間は短縮するが，作用時間は延長する

めました．

児娩出まで

　児娩出までの麻酔は，吸入麻酔で維持します．吸入麻酔薬は，50％亜酸化窒素併用で呼気中のセボフルラン濃度1.2〜1.3％[4]，100％酸素の場合は1.5％になるように調整します．過換気は子宮胎盤血流を減少させるため$PaCO_2$は30〜32 mmHgを目標とします．

児娩出後

　児娩出後は，①適切な麻酔深度，②子宮筋弛緩への影響に注意しながら麻酔維持を行います．全身麻酔による帝王切開術時の術中覚醒頻度は0.26％と他の手術よりも高いと報告[3]されています．妊娠中の吸入麻酔薬の必要量は低下するため，最小肺胞濃度（minimum alveolar concentration：MAC）1〜1.5 MAC以下の吸入麻酔濃度であれ

ば子宮筋に対する弛緩作用は臨床的には問題にならないと思われます．フェンタニルやレミフェンタニル（アルチバ®）を併用することで吸入麻酔濃度はさらに下げることが可能になりますが，子宮収縮が不良の場合には完全静脈麻酔へ変更することも考えます．術中覚醒が起こらないような麻酔深度を維持することが必要です．もちろん子宮収縮薬投与時は副作用に注意が必要です（Q65 参照）．

手術終了

抜管後の嘔吐や低換気による気道トラブルの報告[2]も多く，抜管前には胃内容を吸引し，筋弛緩を完全に拮抗し十分に覚醒してから抜管を行います．

▶産科，新生児科，手術室スタッフと麻酔科で，患者の『産科リスク』と『麻酔リスク』を情報共有し，超緊急手術のときこそコミュニケーションを図ることが大切です．

（水口亜紀）

文献
1) Norris, et al. Anesthesiology. 1985；62：827-829.
2) Mhyre JM, et al. Anesthesiology. 2007；106：1096-1104.
3) Robins K, et al. Anesth Analg. 2009；109：886-890.
4) Chin KJ, et al. Aneasthesia. 2004；59：1064-1068.
5) Kodali BS, et al. Anesthesiology. 2008；108：357-362.

Question 67 severe aortic stenosis (AS) 患者の麻酔導入法は？

はじめに

　大動脈弁狭窄は失神発作や心不全などの臨床症状で発見されることがありますが，なんの症状もなく手術を受ける患者もいます．まずは重症度を把握することが重要です．

循環器評価の必要姓

　心臓超音波に慣れているのでなければ循環器内科への相談は必須です．severe AS は弁口面積＜ 1.0 cm^2 (0.6 cm^2/m^2 BSA)，大動脈弁上流速＞ 4 m/s，平均圧較差＞ 40 mmHg のいずれかを満たすものです．しかし診断基準を満たすからといっても無症状で過ごしている人はわりといます．severe AS の患者が非心臓手術を受ける場合は，リスクを判定する必要があります．表1を参考にしてもらえれば理解しやすいですが，低リスクの予定手術であれば無症状の方は注意して行うことができる，とされています[1]．中リスク以上や緊急手術では周術期の合併症発生頻度が上昇します．また severe AS で臨床症状がある場合は基本的に心臓手術やカテーテルによる治療が先行されます[2]．

AS患者の麻酔の注意点

　stroke volume は狭窄により制限されており，末梢血管拡張は容易に血圧低下を招きます．脱水や循環血液量低下も AS を悪化させます．同様に頻脈，β刺激薬の使用（心筋収縮力増加）も stroke volume を減少させるので，結果的に心拍出量低下をきたします[3]．

　血圧低下が生じないように麻酔導入を行います．まず，動脈ラインは極力意識下に挿入します．導入中の血圧変動にいち早く対応するためです．フェンタニルをゆっくりと静注していき，4〜6 μg/kg 程度投与しながらミダゾラムを 1〜3 mg 程度投与し意識が消失するのを待ちます．気道が確保できていれば筋弛緩薬はいつ投与しても構いません．ただしパンクロニウムは頻脈をきたすのでロクロニウムなどが適しています．プロポフォールやレミフェンタニルも使用できますが，血圧低下は生じやすいの

表1 非心臓手術のリスク分類

- 低リスク(合併症頻度＜1％)
  乳房，歯科，表在，眼科，甲状腺，形成，婦人科小手術，泌尿器小手術(経尿道)，整形小手術，無症状内頚動脈内膜剥離(またはステント)
- 中リスク(合併症頻度1〜5％)
  腹部手術，内頚動脈内膜剥離(またはステント)，末梢血管，動脈瘤ステント治療，頭頚部，整形(股関節，脊椎)，泌尿器および婦人科大手術，腎移植，胸部
- 高リスク(合併症頻度＞5％)
  大動脈瘤手術，下肢血管手術，膵十二指腸，肝切除，食道，消化管穿孔，副腎，膀胱全摘，肺全摘，肺or肝移植

(文献1)より引用)

で投与量を調節しながら導入することが肝心です．血圧低下に対しては徐脈傾向となるフェニレフリンを0.1〜0.2 mg投与して対応します．脱水がある場合は容量負荷を行っても構いません．また頻脈による血圧低下が考えられる場合はエスモロールやランジオロールなどのβ遮断薬も使用できます．

▶ASの麻酔導入は，動脈ラインを確保してから，末梢血管抵抗維持，頻脈回避を心がけます．

(戸田雄一郎)

● 文献
1) Kristensen SD, et al. Eur Heart J. 2014：35：2383-2431.
2) Nishimura RA, et al. J Am Coll Cardiol. 2014：63：e57-185.
3) Nussmeier NA, et al. Anesthesia for Cardiac Surgical Procedures. In：Miller RD, et al. Miller's Anesthesia. 8th. Philadelphia：Elsevier, 2010：2007-2095.

Question 68 心臓手術時，手術が始まるまでにTEEで何を評価したらよい？

はじめに

米国心臓麻酔学会のガイドラインで示されている[1]ようにすべてを見ていけば詳細まで評価可能です．しかし手術前のさまざまな準備の時間や手術開始から人工心肺に移行するまでの短時間でできることは限られてきます．基本画像は文献[2]で確認できます．

心機能

心臓手術において術前の心機能を見ておくことはどんな手術であっても必須です．冠動脈疾患および再建手術はもちろんのこと，弁膜症ひいては大動脈解離などでも必要になります．人工心肺を使用しない冠動脈バイパス術（off-pump coronary artery bypass：OPCAB）を除けばほとんどの手術が一度心停止をするので，術前の心機能がどの程度であったかを知っておくことは大切です．

経胃短軸像（図1）はTEEプローブを胃内で操作することが禁忌でなければ比較的容易にどの患者でも観察が可能です．これだけでおおよその心機能の目安がつきます．心尖部や心基部の評価はできませんが，EFを測定するにも適していますし，このレベルでの3本の冠動脈支配領域を観察できます．

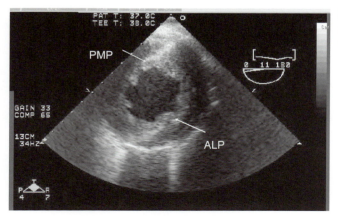

図1　経胃短軸像
PMP；後乳頭筋，ALP；前乳頭筋

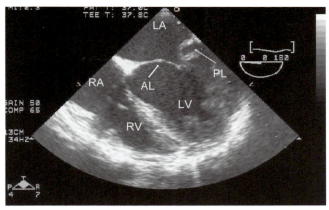

図2 中部食道四腔像
RA；右心房，LA；左心房，PL；僧帽弁後尖，AL；僧帽弁前尖，LV；左心室，RV；右心室

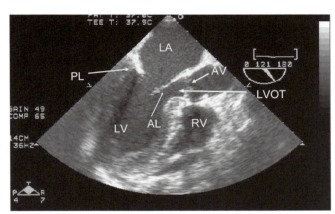

図3 中部食道長軸像
LA；左心房，PL；僧帽弁後尖，AL；僧帽弁前尖，LV；左心室，RV；右心室，LVOT；左室流出路，AV；大動脈弁

　冠動脈疾患でもう少し詳細に見たい場合は，このほかに中部食道四腔像（図2），中部食道二腔像，中部食道長軸像を観察すれば大概の左室の動きはみることができます．これらは同じ中部食道でエコー断面を0度から120度くらいまで回転させるだけなので難しくありません．

大動脈弁

　大動脈弁狭窄と大動脈弁逆流に代表される弁置換手術の際には大動脈弁を中心に観察します．基本的には短軸像と長軸像でみます．大動脈弁の短軸は中部食道，45度あたりで観察します．弁の形，二尖弁かどうか，動き，疣贅の有無などを見ます．120度で長軸像（図3）を観察して逆流の重症度や大動脈弁置換に必要な計測を行っておきます（弁輪径，Valsalva径，STJなど）．大動脈弁狭窄で圧較差を測定するのに最も適しているのは深経胃五腔像ですが，5割くらいの確立でしか観察できません（そ

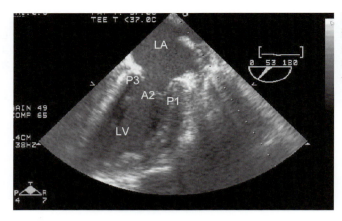

図4 中部食道二腔像（交連部像の超音波画像）
LA；左心房，LV；左心室，P1・P3；僧帽弁後尖，A2；僧帽弁前尖

もそも見にくい，石灰化が強いとシャドーを引きやすい）し，プローブ操作にも注意が必要です．

僧帽弁

　僧帽弁逆流および僧帽弁狭窄では弁置換もしくは弁形成術が施行されます．逆流に対しては最近では形成術を行うことが多くなっています．僧帽弁の手術のときは弁の状態や逆流，狭窄の程度などを中心にみます．中部食道で，0度から60度，90度，120度を見ていく予定で希望の画像が得られるところを探します．特に40〜70度くらいで観察できる交連部像（図4）を描出できることが望ましいです．2D画像で弁の形態や動き，そして断裂した腱索がないか，などを観察します．またカラーを入れて，逆流の場合は，どれだけ，どの方向なのか，を診断します．交連部像では画像の右から僧帽弁のP1, A2, P3が観察されます．

 まとめ ▶麻酔導入直後の多忙な時間帯，心機能，大動脈弁，僧帽弁は観察できるようになりましょう．

（戸田雄一郎）

● 文献
1) Hahn RT, et al. Anesth Analg. 2014：118：21-68.
2) Reeves ST, et al. Anesth Analg. 2013：117：543-558.

Question 69 心臓血管麻酔において β刺激薬はどう使う？

はじめに

心臓手術では人工心肺からの立ち上げにカテコラミンが使用されてきましたが，何を使用すべきかなどは一定の見解はありません．

使用される薬剤

β作用をもつ薬剤には，ドパミン，ドブタミン，エピネフリンがあります．ドブタミンはほぼβ作用のみ，ドパミン，エピネフリンはα，βの両方の作用があります．またβ作用と同様の効果を示す薬剤にミルリノンがありますが，近年心臓手術においても頻用されるようになってきました．他にβ作用はごくわずかでα作用が主な効能であるノルアドレナリン，純粋な血管収縮薬としてのバゾプレシンなども心臓手術で使用されます．

1) ドパミン

心臓手術を対象とした研究ではありませんが，"腎容量ドパミン"はプラセボと比較しても効果がはっきりしないことがわかりました[1]．また心臓手術においてドパミンを使用したほうが新たな心房細動の発生が多いという報告もありました[2]．さらにショックの患者に対するノルアドレナリンとの比較試験において，心原性ショックの患者ではドパミン群のほうが有意に死亡率が高いという結果でした[3]．以上より心臓手術においてドパミンを積極的に使用する理由は認められない，と結論できそうです．

2) ドブタミン

古くから使用されている薬剤で，心収縮増強と血管拡張作用をもつカテコラミンです．心拍出量は増大しますが，乳酸の増大はほとんどないとされています[4]．また最近のメタ解析では心臓手術においてGDT (goal directed therapy) を利用すると予後はよいという結果が出ていて，酸素運搬の改善には多くの症例でドブタミンが使用されていました[5]．第一選択の一つにしても良いかもしれません．

3) エピネフリン

この薬剤も強力なβ作用があることが知られています．心拍出量を増大させ低容量では末梢血管拡張効果を示します[6]．しかし，乳酸の上昇をきたすため大容量での使

用は病態を複雑にする可能性があります．

4）ミルリノン

　ホスホジエステラーゼⅢ阻害薬である本薬剤は，細胞内のcAMP濃度を上昇させ，心収縮力増強および血管平滑筋への弛緩作用がありますが，酸素消費量は増加させません．したがって，心拍出量を増加させ，末梢血管抵抗を減少させる効果が期待されます．ほとんどの研究は冠動脈バイパス手術（coronary artery bypass graft：CABG）患者が対象となっていますが，最近のメタ解析では心臓手術においてミルリノンの使用が死亡率を改善しないという結果でした[7]．

5）血管収縮薬

　β刺激薬ではありませんが，ノルアドレナリン，バゾプレシンは心臓手術中，および術後に低血圧に対してよく使用される薬剤です．末梢血管抵抗の低下が顕著である場合はこれら薬剤が適していると考えられますが，どちらのほうが推奨されるかとまでは言えません[8]．

▶現時点ではドパミンの効果が懐疑的という程度で，何を第一選択にすべきかは証明されていません．上記の機序に従って各症例の病態に応じて使用すればよいと思います．

（戸田雄一郎）

文献

1) Bellomo R, et al. Lancet. 2000：356：2139-2143.
2) Argalious M, et al. Crit Care Med. 2005：33：1327-1332.
3) De Backer D, et al. N Engl J Med. 2010：362：779-789.
4) Ensinger H, et al. Anesthesiology. 1999：91：1587-1595.
5) Osawa EA, et al. Crit Care Med. 2016：44：724-733.
6) Royster RL, et al. Anesth Analg. 1993：77：662-672.
7) Majure DT, et al. J Cardiothorac Vasc Anesth. 2013：27：220-229.
8) Egi M, et al. Ann Thorac Surg. 2007：83：715-723.

Question 70 ニトログリセリンとニコランジルの適切な使用法は？ そしてどのように使い分ける？

はじめに

「冠動脈疾患の既往があるからとりあえずニコランジルを流しておこう」などと安易な麻酔計画を立てたことはありませんか？ 本項では、身近な薬剤であるニトログリセリンとニコランジルの薬理作用や使用方法について、改めて再考してみます．

ニトログリセリン（ミオコール®）の作用機序と薬理作用

ニトログリセリンの主たる血管拡張作用はNO/cGMP/PKG経路によるものです．投与されたニトログリセリンは一酸化窒素（NO）へと変換され，NOがguanylate cyclase（GC）の活性化，cGMPの産生増加を介してプロテインキナーゼG（PKG）を活性化させます．活性化したPKGはmyosin light chain phosphataseを活性化させることでmyosin light chainを脱リン酸化し，血管平滑筋を弛緩させます（図1）．また，PKGはカリウムチャネルである大コンダクタンスCa^{2+}依存性カリウムチャネル（BKチャネル）の活性化を介して血管拡張作用を持つことも知られています[1]．

ニトログリセリンは，低容量では主に静脈拡張薬として振る舞います．この作用により，中心静脈圧の低下や左室充満圧の低下が得られ，心筋仕事量，つまり心筋の酸素需要量の減少へとつながり，酸素需要供給バランスが崩れた虚血心筋においては有効な治療介入となります．また，0.5〜0.7 mcg/kg/分以上のより高容量では動脈拡張薬としての性格も併せ持ち，冠動脈拡張による虚血領域の冠灌流量の増加や後負荷低下が期待できますが，同時に体血管抵抗の低下に伴い血圧も低下します．

ニコランジル（シグマート®）の作用機序と薬理作用

ニコランジルはわが国で開発されたユニークな薬剤であり，欧米からの研究報告はきわめて少ないのが現状です．その作用機序は主に2つに分けられ，一つは硝酸塩としてニトログリセリンと同様のNO/cGMP/PKG経路による血管拡張，もう一つはATP感受性カリウムチャネルやBKチャネルの直接的な開口薬として作用することによる血管拡張作用です[2]．また，ATP感受性カリウムチャネルの開口作用により，虚血プレコンディショニング効果に似た心筋保護効果を持つことが示されています．ニ

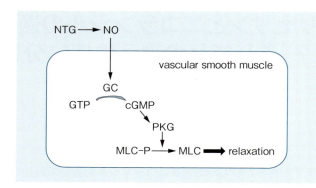

図1 ニトログリセリンの作用機序
NTG：nitroglycerin, NO：nitric oxide, GC：guanylate cyclase, GTP：guanosine triphosphate, cGMP：cyclic guanosine monophosphate, PKG：protein kinase G, MLC-P：phosphorylated myosin light chain, MLC：myosin light chain

コランジルの血管拡張作用は冠動脈への選択性が高く血圧が低下しにくいため，比較的使用しやすい薬剤です．

術中の予防的投与の是非

1) ニトログリセリン

ニトログリセリンの予防的投与を推奨する大規模研究は存在しません．むしろ体血圧が低下し，冠灌流圧が低下するという悪影響を招きかねません．2014年のACC/AHAの非心臓手術における合併心疾患の評価と管理に関するガイドライン[3]では，ニトログリセリンの予防的投与の推奨度はclass IIIであり，使用すべきではないとされています．

2) ニコランジル

ニコランジルの予防的投与を推奨する大規模研究も同様に存在しませんが，心臓手術に対して予防的に使用することで，周術期の心筋逸脱酵素の低下が得られたといった，若干の心筋保護効果を示した小規模研究は散見されます．非心臓手術においては，Kanekoら[4]は，冠動脈疾患のリスクがある患者の腹部手術に予防的にニコランジルを使用することにより，術中の心筋虚血の頻度が減少したと報告しました．しかし，これらの研究はすべて患者予後の改善には至っていません．ニコランジルは米国では販売されていないため，先述のAHAのガイドラインにはその使用についての記載はありません．ニトログリセリンに比べニコランジルは血圧低下作用が少ないため，有害事象が少ないという観点から日本ではしばしば予防的に使用される場面が散見されるのが現状です．

心筋虚血に対する使用

1) ニトログリセリン

予防的使用に妥当性はありませんが，心筋虚血に対してはニトログリセリンの使用価値は存在します．先述の通り，ニトログリセリンは低容量で静脈拡張作用により心室の前負荷を軽減し，心筋仕事量を低下させ心筋酸素需要量を低下させる点で，虚血心には有利に働きます．2014年のAHA/ACCによる非ST上昇型急性冠症候群（NSTE-ACS）の診療ガイドライン[5]では，高血圧や心不全を呈するNSTE-ACSに対するニトログリセリンの静脈内投与はclass Iで推奨されています．2013年のACCF/AHAによるST上昇型心筋梗塞（STEMI）の診療に関するガイドライン[6]では，高血圧や心不全合併のSTEMI症例ではニトログリセリンの投与を考慮してもよいとされていますが，ルーチンの使用は必要ないとされています．

収縮期血圧90 mmHg以下の低血圧，高度の徐脈や頻脈，右室梗塞，ホスホジエステラーゼⅤ阻害薬内服，閉塞性肥大型心筋症，重症大動脈弁狭窄には使用すべきではありません．

2) ニコランジル

1999年にItoら[7]は，急性心筋梗塞（acute myocardial infarction：AMI）患者の経皮的冠動脈形成術（percutaneous coronary intervention：PCI）前からニコランジルの静脈注射を開始することにより，心筋壁運動の改善や心血管イベントの減少，難治性不整脈の減少が得られたことを報告しました．しかし，日本からの多施設合同前向き臨床研究（J-WIND-KATP試験）[8]が2007年に発表され，AMIに対するPCIによる再灌流後からのニコランジルの使用は心保護作用を示さなかったことが報告されました．このように，心筋虚血に対してのニコランジルの有用性はいまだ統一した見解はありませんが，日本循環器学会などが参加する合同研究班からの非ST上昇型急性冠症候群の診療に関するガイドライン[9]，ST上昇型急性心筋梗塞の診療に関するガイドライン[10]では，ニコランジルの使用はclass Ⅱaの推奨となっています．

まとめ
▶ニトログリセリンやニコランジルは，周術期の予防的投与が有効だとするエビデンスに乏しく，各種ガイドラインでも予防的投与は推奨されていません．心筋虚血イベントの予防に本当に重要なことは，循環動態を整え，心筋酸素需要供給バランスを適切に保つことです．

（吉川裕介）

● 文献

1) Kyle BD, et al. Front Physiol. 2014；5：316.
2) Marinko M, et al. J Pharmacol Sci. 2015；128：59-64.
3) Fleisher LA, et al. J Am Coll Cardiol. 2014；64：e77-137.
4) Kaneko T, et al. Br J Anaesth. 2001；86：332-337.
5) Amsterdam EA, et al. Circulation. 2014；130：e344-426.
6) O'Gara PT, et al. J Am Coll Cardiol. 2013；61：e78-140.
7) Ito H, et al. J Am Coll Cardiol. 1999；33：654-660.
8) Kitakaze M, et al. Lancet. 2007；370：1483-1493.
9) 循環器病の診断と治療に関するガイドライン（2011年度合同研究班報告）非ST上昇型急性冠症候群の診療に関するガイドライン（2012年改訂版）.
10) 循環器病の診断と治療に関するガイドライン（2012年度合同研究班報告）ST上昇型急性心筋梗塞の診療に関するガイドライン（2013年改訂版）.

COLUMN　超高齢化社会でも麻酔科医は活躍できる？

　わが国は超高齢化社会に突入しましたが，医療技術の進歩により多くの合併症をもった高齢者への対応が麻酔科医には必要となります．その一つにtranscatheter aortic valve implantation（TAVI）治療があります．今まで治療できないといわれていた重症大動脈弁狭窄症患者さんもカテーテル治療の適応となることで，今後リスクの高い患者さんが大いに増えることが予想されます．麻酔科医の果たす役割は益々増えますね．

（枝長充隆）

Question 71 OPCABの脱転時の血圧低下にはどうする？

はじめに

　日本では冠動脈バイパス（coronary artery bypass graft：CABG）におけるオフポンプ冠動脈バイパス術（off pump coronary artery bypass：OPCAB）の割合がきわめて高いです．OPCAB術中，特に後下行枝（PD）や回旋枝（CX）領域の吻合時の心脱転ではさまざまな理由で循環動態が悪化しますが，そこでどう循環を保つかは麻酔科医の腕の見せ所です．

脱転でどれほど循環動態が悪化するのか

　Mathisonら[1]によると，CX吻合中では，平均血圧（mean arterial pressure：MAP）は22.2％，1回心拍出量（stroke volume：SV）は28.5％低下し，左室拡張末期圧（left ventricular end-diastolic pressure：LVEDP）は59％，右室拡張末期圧（right ventricular end-diastolic pressure：RVEDP）は151％増加します．またPD吻合中では，MAPとSVはそれぞれ，10.2％，22.4％低下し，LVEDPとRVEDPはそれぞれ9.8％，82.4％増加すると報告されています．このように，心脱転に伴い著明に血行動態が増悪するため，麻酔科医には循環を保つための努力が必要となります．

血圧低下の原因と評価

　脱転時の血圧低下の原因は大きく分けて，①脱転による形態学的変化，②吻合中の心筋虚血の2つに分けて考えることができます．

　形態学的変化としては，壁が薄く内腔が低圧である心房と右室の圧排が重要です．それにより左室に十分な前負荷がかからなくなり，結果として体血圧の低下を招きます．また，僧帽弁輪の形態変化も忘れてはなりません．僧帽弁輪は通常，馬の鞍型の3D構造をとっていますが，心脱転によりこの3D構造が損なわれ，弁輪が平坦となってしまうことにより，僧帽弁逆流が増悪することがあります．重度の僧帽弁逆流は心拍出量の低下，体血圧の低下につながります．

　吻合中の心筋虚血については，末梢側の血流を維持するために術野でシャントチューブを挿入することが多いですが，必ずしも十分な血流が得られるわけではな

表1 OPCAB術中の循環維持のポイント

術野での対応	心尖部吸引の調整 スタビライザーの調整 LIMA stichの調整 右胸腔開放
麻酔科としての対応	Trendelenburg体位 容量負荷 血管収縮薬による冠灌流圧の維持 （強心薬は可能な限り避ける） 頻脈の回避

く，吻合中に吻合領域の心筋虚血を発症することがあります．それにより局所壁運動低下や僧帽弁逆流(mitral regurgitation：MR)の増悪などが生じます．心室性不整脈の増加は心筋虚血の危険信号です．術前の冠動脈狭窄が比較的軽度の場合には側副血行路があまり発達していないため，吻合中の心筋虚血が起こりやすいと考えられています．これらの評価には経食道心エコー(transesophageal echocardiography：TEE)や肺動脈カテーテルなどが有用です．TEEにより心腔の圧排や壁運動異常，MRの増悪は多くの場合容易に診断できますし，肺動脈圧の巨大v波の出現は重症MRの存在を疑わせます．

どのように対応するか

現実的にはある程度の血圧低下は許容せざるをえないこともありますが，許容できない低血圧には何らかの介入をする必要があります(表1)．

形態的変化が原因の低血圧に対しては，まずは術野での脱転の調節をしてもらいます．具体的には，スタビライザーや心尖部吸引の位置調節，右室の圧排を軽減するための右胸腔開放などがあげられます．また，LIMA stitchが不適切にかけられている場合下大静脈からの静脈灌流が阻害されることがあるため注意が必要です．また，麻酔科側からの対応としては，Trendelenburg体位，容量負荷を行い心内腔容量を保つこと，冠灌流圧を保つための血管収縮薬（フェニレフリンやノルアドレナリンなど）などがあげられます．昇圧薬の選択としてはドパミン（イノバン®）やドブタミン（ドブトレックス®）などの強心薬は心筋酸素需要量を増加させるため，血管収縮薬が好ましいと考えられます．重症のMRが血行動態増悪の原因となっている場合は，血管抵抗の増加によりMRが悪化するため血管収縮薬を過剰投与することは好ましくなく，この場合はドパミンやドブタミンなどの強心薬，あるいはPDE III阻害薬の投与を考慮します．

心筋虚血が血圧低下の原因と考えられる場合は，硝酸薬の投与を検討するとともに，先述の血管収縮薬を投与することで冠灌流圧の維持につとめます．また，右冠動脈の吻合時には高度徐脈となることがありその際には一時的な心外膜ペーシングを行います．浅麻酔や血管内容量の低下などにより過度な頻脈となると，心筋酸素需要量の増加により心筋虚血を引き起こしてしまう可能性があるため，安定した麻酔管理による過度な頻脈の回避も重要であることは言うまでもありません．

　このような各種努力を行っても循環を維持することが不可能な場合は，大動脈内バルーンパンピング（intra aortic balloon pumping：IABP）の挿入や人工心肺の使用など，機械的補助を考慮します．しかし，実際はそのような機械的補助を必要とする症例は少なく，外科医による心脱転の調節と麻酔科医による適切な血管内容量，血管抵抗や心筋酸素需要供給バランスの調節により，ほとんどの症例で循環の維持が可能です．一方で，術前に低心機能が存在する場合は何らかの機械的補助を要する可能性が高まります．Mishraら[2]によると，OPCAB中の人工心肺へのコンバートのリスクファクターとして，EF（ejection fraction）25％未満，1ヵ月以内の心筋梗塞の既往，うっ血性心不全があげられています．

▶OPCABの心脱転時の循環管理は，まずは術者と密接なコミュニケーションをとることがだいじです．麻酔管理としては，十分な容量負荷と血管収縮薬による冠灌流圧の維持，心筋酸素需要供給バランスの維持がポイントです．

（吉川裕介）

● 文献
1）Mathison M, et al. Ann Thorac Surg. 2000：70：1355-1360.
2）Mishra M, et al. J Cardiothorac Vasc Anesth. 2003：17：452-458.

Question 72

高度頚動脈狭窄がある狭心症患者のOPCABが予定されました.どう対応する？

はじめに

オフポンプ冠動脈バイパス術(off pump coronary artery bypass：OPCAB)が予定された患者に頚動脈狭窄が併存することは少なくありません．それもそのはず，どちらも動脈硬化性病変だからです．自信を持って対応できるようになる必要があります．

冠動脈狭窄症と頚動脈狭窄症

近年，生活習慣の欧米化などの影響を受けて日本人においても動脈硬化性疾患の罹患率が高まっています．動脈硬化は全身の血管に生じ，冠動脈狭窄症も頚動脈狭窄症もともに動脈硬化性疾患であるため，両者のうち一方を有する患者はもう一方も有する確率が高くなることは自明です．日本人を対象としたある研究[1]によると，冠動脈狭窄症を有する患者のうち，25％の患者は頚動脈狭窄症を合併すると報告されています．加えて，冠動脈病変が多数になればなるほど頚動脈狭窄症合併の頻度は高く，冠動脈3枝病変を有する患者では実に36％もの患者が頚動脈狭窄症を合併します．したがって，われわれ麻酔科医はしばしば頚動脈狭窄症合併患者の冠動脈バイパス術の麻酔管理をする機会があるため，そうした患者の対応方法に習熟することは，麻酔科医としては必須であるといえます．

頚動脈狭窄症の診断

頚動脈分岐部の動脈硬化性変化による狭窄を頚動脈狭窄症といい，一般的には70％以上の狭窄が高度頚動脈狭窄症として扱われます．頚動脈エコーは簡便かつ有効な検査方法であり，70％以上の高度狭窄の診断においては，頚動脈エコーは感度89％，特異度84％と報告されており[2]，日常臨床において頻用されています．

その頚動脈狭窄症は治療する必要があるのか

症状のある症候性頚動脈狭窄症が術前に存在する場合は，何らかの血行再建術を先行させる必要があると考えられています．一方，臨床上問題となるのは，冠動脈バイパス術などの術前検査で無症候性高度頚動脈狭窄症の合併が判明した場合です．残念

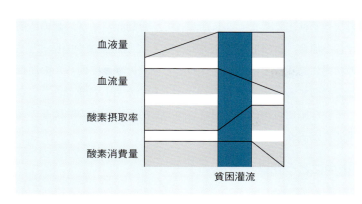

図1　脳循環予備能

ながらそのような場合に対する確立した治療指針は存在しないのが現状ですが，以下に一般的な対応方法を解説します．

血行力学性脳梗塞と血栓塞栓性脳梗塞

　首の血管が狭いから脳梗塞のハイリスク，と漠然と考える前に，脳梗塞の発生機序を整理してみましょう．脳梗塞はその発生機序から大きく分けて血行力学性脳梗塞と血栓塞栓性脳梗塞に分類されます．血行力学性脳梗塞とは，灌流動脈近位部に狭窄病変があり，血圧低下や低酸素血症などにより，その末梢側が低灌流，低酸素となり引き起こされる脳梗塞です．一方，血栓塞栓性脳梗塞とは，動脈硬化による狭窄病変の進行に伴う閉塞或は近位側から塞栓子がはがれ落ちることによって引き起こされる脳梗塞を意味します．頚動脈狭窄症はこれら両者のリスクとなります．

脳SPECTにより脳血流量と脳循環予備脳を評価する

　エコーで頚動脈の狭窄が存在しても，必ずしも脳血流量が低下しているわけではありません．脳には循環予備能（図1）があり，灌流圧が低下しても血流量を確保するために主に血管拡張により血液量を増加させ，結果として血流量が維持されます．この時点ではあまり大きな問題とはなりません．その代償機構が及ばなくなり，血流量が低下すると，組織は酸素の摂取率を増加させることにより血流量の不足を補うことで脳酸素代謝量を維持します（貧困灌流）．この貧困灌流の状態こそが注意を要する状態，かつ血行再建が必要と考えられている状態であるため，ここを的確に診断することが重要となります．貧困灌流の酸素摂取率の上昇は直接的にはPETで診断することになりますが，PET装置は普及率が低く，容易に行うことは難しい検査です．近年ではPETよりもより簡便な脳SPECTを用いて間接的に脳酸素摂取率の上昇を示し，

貧困灌流の状態を検出できます．したがって，冠動脈バイパス術の術前に高度頸動脈狭窄が発覚した場合，脳SPECTなどを行うことで脳血流量や脳循環予備能を評価し，貧困灌流の状態にあるならば脳神経外科医と相談のうえで何らかの血行再建術を先行させることを考慮する，といった方針が望ましいかもしれません[3]．このような考え方により，不要な脳血行再建術を回避しつつも血行力学性の脳梗塞の発症を事前に予防できる可能性が高くなります．

OPCAB術中にどう配慮するか

先述の通り，頸動脈狭窄を合併していても代償機序により脳血流量が確保されている患者などでは，頸動脈狭窄が解除されずに冠動脈バイパス術（coronary artery bypass graft：CABG）を受ける場合があります．しかしながら，こうした患者では当然さらなる血圧低下や貧血，脱水などにより代償機転が破綻して血行力学性脳梗塞が生じる可能性がありますので，麻酔管理においては十分注意する必要があります．とりわけOPCABでは，心脱転中に血圧が低下しやすいため，血圧の維持に十分配慮します．本来，脳梗塞の発症を減少させるために大動脈遮断や人工心肺の使用を避けてOPCABを行うわけですが，OPCABにより低血圧となり血行力学性脳梗塞を発症させては元も子もありません．したがって，特に低心機能患者で，心脱転により循環破綻が予想される場合は，脳梗塞の予防の観点からはOPCABに固執せずに人工心肺（cardiopulmonary bypass：CPB）下に灌流圧を維持したCABGを選択することも必要となるかもしれません．しかしながら，血圧を維持することで血行力学性脳梗塞の予防につとめたとしても，頸動脈狭窄症のプラークは塞栓子ともなりうるため，血栓塞栓性脳梗塞を合併する可能性が存在することを忘れてはなりません．

▶OPCAB術前に高度頸動脈狭窄症の合併が判明した場合，症候性であれば血行再建の先行が推奨されます．無症候性であっても脳SPECTなどで貧困灌流状態が示唆された場合は，術前の血行再建を考慮します．頸動脈狭窄を合併した状態でOPCABを行う場合は灌流圧の維持に十分に注意を払い，脱転時に血行動態が不安定となる場合はOPCABに固執せずに，灌流圧の維持を第一に考えてCPB下でのCABGも考慮する必要があります．

（吉川裕介）

●文献
1）Tanimoto S, et al. Stroke. 2005；36：2094-2098.
2）Wardlaw JM, et al. Lancet. 2006；367：1503-1512.
3）田中慶太ほか．冠疾患誌．2014；20：188-194.

Question 73 腕頭動脈の解離の有無を確認したい．どうしたらよい？

はじめに

大動脈解離の手術の際には解離がどこまで及んでいるかを把握することは重要です．しかし上行大動脈や頚部分枝を経食道心エコーを用いて評価することは上級テクニックです．

頚部分枝の解剖

弓部から頚部分枝が起始するあたりはちょうど食道と大動脈の間に気管が存在するためエコーで観察することが困難です．弓部のやや遠位はプローブを反時計回転することで観察可能ですが，多くの場合気管の前面にある腕頭動脈の起始部の観察は困難を極めます（図1）．この図はCT画像ですが，経食道心エコーのイメージがしやすいように患者頭側からみた図になっています（通常のCT画像とは反転）．

超音波のコツ

基本的に0度で観察を行います．カラーを使用して血流を頼りにすると理解しやすくなります．また目的対象物がプローブから近いのでフォーカスも近くに合わせます．プローブに軽くupの湾曲をかけながらTEEを施行すると画像を失いにくく観察しやすくなります．

腕頭動脈の探し方[1]

遠位から起始部に向かっていくように操作します．プローブを時計回転して観察したときにおそらく右の総頚動脈を発見することができると思います．多くの場合右の内頚静脈や右の鎖骨下動脈も同時に観察できます．反時計回転して左の鎖骨下動脈，左総頚動脈が観察できるとなお理解しやすいです．時計回転し，右総頚動脈（可能なら内頚静脈と鎖骨下動脈）を見ながらそこからプローブを反時計回転しながら推し進めていくとブラインドゾーンにはいって視野を失うことになりますが，プローブの先端の左右操作を使用して気管をよけるようにすると腕頭動脈が観察できることがあります[2]（図2）．

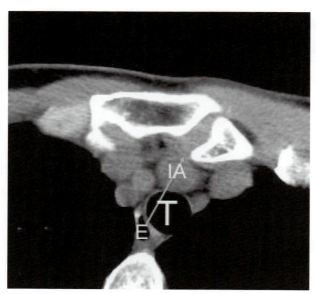

図1　頚部分枝起始部の画像
気管の後方の食道から観察しても腕頭動脈は見えない.
IA；腕頭動脈, T；気管, E；食道

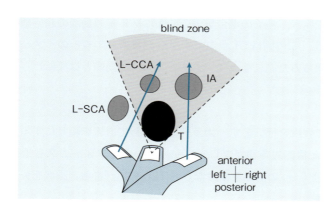

図2　ブラインドゾーンでのプローブ操作
先端の左右の動きを利用.
IA；腕頭動脈, L-CCA：左総頚動脈, L-SCA：左鎖骨下動脈, T；気管.

（文献2）より）

 ▶プローブ先端の左右操作を使用して末梢側から観察すると腕頭動脈を発見できるかもしれません.

（戸田雄一郎）

● 文献
1) 渡橋和政. 大動脈と上・下大静脈. In. 経食道心エコー法マニュアル. 改訂第4版. 東京：南江堂, 2012：103-128.
2) Orihashi K, et al. J Thorac Cardiovasc Surg. 2000：120：466-472.

Question 74 COPDで低肺機能患者のステントグラフト手術はどういった麻酔管理がよいですか？

はじめに

　ステントグラフト内挿術は近年飛躍的に広まっています．従来の開胸，開腹の人工血管置換術に比べて低侵襲であるため，呼吸状態が悪い患者などでは局所麻酔でも施行可能と考えられています．本項では，低肺機能患者のステントグラフトの麻酔方法について考えていきます．

COPDの重症度

　日本呼吸器学会のCOPD診断と治療のためのガイドライン[1]では，1秒率が30％以上，50％未満の場合をⅢ期，30％未満の場合をⅣ期と定義しています．COPDの重症度は気流閉塞の程度のみで決定されるわけではなく，運動耐容能や症状なども踏まえて総合的に判断されるべきではありますが，気流閉塞が高度の場合は麻酔管理における呼吸器合併症の発生率が高まり，全身麻酔には慎重な対応が求められます．また，術前の血液ガス分析結果も簡便かつ有用な情報であり，動脈血二酸化炭素分圧が45 mmHgを超える場合も呼吸器合併症のハイリスクとなり要注意です．それでは，このような重症のCOPDを合併する患者がステントグラフト手術を受ける場合の麻酔管理はどうすればよいのでしょうか．

欧米のガイドラインを俯瞰する

　米国血管外科学会（SVS）は2009年に腹部大動脈瘤の治療についてのガイドライン[2]を出しています．それによると，腹部大動脈瘤に対するステントグラフト内挿術（endovascular aortic repair：EVAR）は全身麻酔，硬膜外麻酔，局所麻酔のいずれにおいても安全に施行可能であるとされ，とりわけ局所麻酔によるEVARは在院日数の短縮や合併症の減少につながるとの点から，推奨される論調で書かれています．また，ヨーロッパ血管外科学会（ESVS）は2011年に腹部大動脈瘤診療に関するガイドライン[3]を出しており，それによると，EVARの麻酔において，局所麻酔は簡便で血行動態の安定にもつながり，基本的には全身麻酔を避けて局所麻酔下にEVARを行うことが推奨されています．しかしながら，ヨーロッパでのEVARを受けた症例5,557症例

(EUROSTAR registry[4])によると，3,848症例（69％）が全身麻酔，1,399症例（25％）が区域麻酔，310症例（6％）が局所麻酔下にEVARを受けており，ガイドラインでは推奨されているものの，ヨーロッパにおいてもいまだ局所麻酔下のEVARはそれほど普及していないようです．

日本のガイドラインでは？

欧米のガイドラインとは対照的に，日本循環器学会などの合同研究班による大動脈瘤・大動脈解離診療ガイドライン（2011年度改訂版）[5]によると，EVARは基本的には全身麻酔下で行うことを第一選択とし，全身麻酔が困難なハイリスク症例に限り硬膜外麻酔や局所麻酔を考慮すること，と推奨されています．また，ステントグラフト実施基準管理委員会による胸部症例の追跡調査[5]によると，わが国では胸部大動脈瘤に対するステントグラフト内挿術では93％の症例が全身麻酔下で行われているようです．このように，腹部・胸部を問わず，わが国ではステントグラフト内挿術は全身麻酔下に行われることが一般的で，局所麻酔下の施行は奥の手ともいえるでしょう．

重症COPDでどう考えるか

麻酔方法について先述の欧米と日本のガイドラインをまとめると，以下の通りになります．

- 麻酔方法は全身麻酔，区域麻酔，局所麻酔のいずれでも可能．
- 区域麻酔や局所麻酔で行う利点もあるかもしれないが，一般的には全身麻酔下で行われることが多い．
- しかしながら，何らかの合併症の存在など全身麻酔が困難な場合は区域麻酔や局所麻酔で行うことが妥当かもしれない．

上記のように考えると，重症のCOPDは全身麻酔を避けるべきハイリスク症例となりえます．したがって，COPDの重症度を評価し，また患者のその他の要因も十分に考慮したうえで，術後の呼吸器合併症や抜管困難などの可能性が高いと判断した場合は，全身麻酔を避けて区域麻酔や局所麻酔で行うことを考慮すべきといえます．しかしながら，そのデメリットについても考慮する必要があります．例えば区域麻酔には脊椎くも膜下麻酔や硬膜外麻酔などがありますが，それらはいずれも術中のヘパリン使用による血腫形成のリスクとなります．また，万が一，術中に動脈瘤の破裂などが生じ血行動態が不安定になった場合の対応が困難であることも考えられます．さらに，手技中は息止めが必要な場合があるため，患者の協力が必要であることも注意点

の一つです．

まとめ ▶重症の COPD の場合は全身麻酔を避けることが望ましい場合がありますが，それには区域麻酔や局所麻酔で行うデメリットを十分に考慮し，外科医と相談のうえで慎重に適応を決定する必要があります．

（吉川裕介）

● 文献
1) 日本呼吸器学会 COPD ガイドライン第 4 版作成委員会．COPD（慢性閉塞性肺疾患）診断と治療のためのガイドライン第 4 版
2) Chaikof EL, et al. J Vasc Surg. 2009：50：S2-49.
3) Moll FL, et al. Eur J Vasc Endovasc Surg. 2011：41：S1-58.
4) Ruppert V, et al. J Vasc Surg. 2006：44：16-21.
5) JCS Joint Working Group. Circ J. 2013：77：789-828.

COLUMN 周術期管理チームへの麻酔科医の関わりとは？

昨今の医療情勢の変化に合わせて 2016 年に日本麻酔科学会より「周術期管理チーム」認定制度が発足致しました．この制度は，周術期の麻酔診療をより安全で質の高いものを提供すべく発足したものであります．本制度で特に重要となるのが看護師の力です．そのためわれわれ麻酔科医は，研修医や学生だけでなく，看護師への必要十分でかつ質の高い教育を行えることが大切となります．麻酔科医の責任の大きさを痛感しますね．

（枝長充隆）

Question 75 人工心肺時，αスタットあるいはpHスタットどちらで管理すべき？

はじめに

　人工心肺中の管理は，麻酔科医としては本来必須の知識なのですが，とりわけ初期研修医や後期研修医の先生の中には敷居が高く感じる方も少なくないと思います．本項では，人工心肺（cardiopulmonary bypass：CPB）中の酸塩基平衡に焦点を当て，その基本的な管理方法を解説します．

低体温になると血液はアルカレミアになる

　αスタット，pHスタットを考える前に，まずは低体温が血液の酸塩基平衡に及ぼす影響について知る必要があります．一般的に温度が低くなると液体への気体の溶解度は高くなるため，ガスの総量が一定の場合は，溶解度が高まった分だけ気体の分圧は低下します．したがって，温度低下により血液中の二酸化炭素分圧も低下し，血液はアルカレミアとなります．つまり，心臓手術時のCPB中に低体温にすると，血液は生理的にアルカレミアとなるわけです．この酸塩基平衡の変化に対するマネージメント方法として，αスタットとpHスタットという考え方が存在します．

αスタットとpHスタット

　αスタット法とは，CPB中の低体温時に外部から二酸化炭素を付加せずに，二酸化炭素の総量を一定とし，低体温に伴うアルカレミアを容認する管理方法を意味します．これに対して，pHスタットとは，冷却中に二酸化炭素を負荷することにより，低体温による二酸化炭素分圧の低下を防ぎ，低体温中も血液のpHを一定に保つ管理方法をさします．当然，二酸化炭素の総量は増えることになります．つまり，αスタットとは低体温時に二酸化炭素総量を一定に，pHスタットとはpHを一定に保つ管理方法です（図1）．

どちらの管理方法が正しいのか？

　心臓手術時のCPB管理においてαスタットとpHスタットのどちらが正しいかという問題については，明確なコンセンサスが得られているわけではなくしばしば議論と

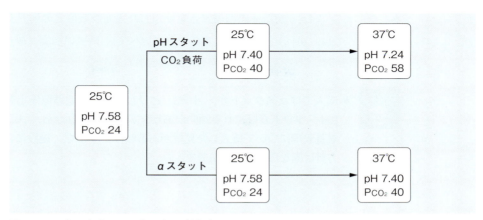

図1 αスタットとpHスタットの考え方

なりますが，現在のところ，成人ではαスタット，小児ではpHスタットが使用されている場面が多いと思われます．この違いは主に神経障害の点から生じます．

　CPBによる神経障害の原因としては，成人では塞栓が主要な要因であるのに対して，小児では低灌流の関与が大きいと考えられています．αスタットで管理した場合，二酸化炭素分圧の低下に伴い脳血流量も減少しますが，低体温により脳の酸素需要量も減少するため，酸素需要供給バランスは保たれます．また，αスタットでは脳の自動調節能も保たれます．一方，pHスタットで管理した場合は，脳の自動調節能は消失し，二酸化炭素負荷により脳血流量が増加します．pHスタットで得られる脳血流量の増加は酸素需要供給バランスの観点からは過剰であり，過剰な脳血流はむしろ微小塞栓を増加させる可能性があります．この点が，塞栓が最大の神経損傷の原因と考えられている成人において，pHスタットよりαスタットが好まれる主な理由の一つです．成人のon pump冠動脈バイパス術 (coronary artery bypass graft：CABG) 患者70名を対象としてαスタットとpHスタットを比較した研究[1]によると，αスタットで管理した患者群のほうが術後の脳機能障害が少なかったと報告されています．

　一方で低灌流が神経損傷の主たる原因と考えられている小児では，とりわけ超低体温循環停止を行う場合においては，脳血流を増加させることにより，より迅速な脳冷却を期待できる観点からpHスタットが好まれています．また，先天性心疾患の小児症例ではしばしば体肺側副血行をもつため，pHスタットでは肺血管抵抗の増加により，肺へのシャント血流が減少し，脳血流の増加が期待できるとも考えられています．チアノーゼ性心疾患の小児40名を対象としてαスタットとpHスタットを比較検討した研究[2]では，pHスタットは体肺側副血流を減少させ，脳酸素化を改善したと報告

されました．また，超低体温循環停止を使用した大血管転位症の乳児92名を対象にした研究[3]では，pHスタットはαスタットに比べて，術後の痙攣が少なく，術後の人工呼吸時間やICU在室日数を短縮したと報告されました．

まとめ
▶ 成人ではαスタットが，小児，とりわけ超低体温循環停止を行う場合はpHスタットが好まれる傾向があります．しかしながら，人工心肺中の酸塩基管理について確立した見解があるわけではなく，施設によりその管理方針は異なることが実情です．

（吉川裕介）

● 文献
1）Patel RL, et al. J Thorac Cardiovasc Surg. 1996：111：1267-1279.
2）Sakamoto T, et al. J Thorac Cardiovasc Surg. 2004：127：12-19.
3）Hickey PR. Ann Thorac Surg. 1998：65：S65-69.

COLUMN | Nitric oxide（NO）の適応拡大は？

一酸化窒素（nitric oxide：NO）は，吸入すると肺血管抵抗を下げる一方で，あっという間に代謝されて体血圧に影響を与えないことから，肺高血圧治療に有用であるということで1990年代よりわが国でも使用されてきました．しかし，元々は工業用として使用されており，医療用は新生児の肺高血圧に伴う低酸素性呼吸不全の改善目的としてのみ保険適用でした．

しかし，2015年度より成人および小児の心臓手術の周術期における肺高血圧患者に適用拡大しました．装置も一酸化窒素ガス管理システム（アイノベント，アイノフロー）という名前で使用できます．これによって多くの方が救われることになるでしょう． （枝長充隆）

Question 76 麻酔中の発作性心房細動に対してどう対応する？

周術期の心房細動発症の原因

麻酔中や術中に心房細動を発症すると，心房からの前負荷が低下し血行動態維持が難しくなることがあります．周術期の心房細動発症に関与する因子としては，高齢，心房への操作，左房の拡張，炎症反応や交感神経刺激が考えられます[1,2]．麻酔科医による処置であれば，中心静脈カテーテルや肺動脈カテーテル挿入時に心房を刺激することがきっかけとなり心房細動を誘発することがあります．また手術中であれば，循環血液量の減少や手術侵襲による交感神経刺激により発症することがあります．心房細動を発症し，術後も継続した場合にはICU入室期間や入院期間が延長し，術後脳梗塞の発症率や死亡率が増加することが知られています[1]．術後の心房細動発症率は大血管手術で30〜40％，肺切除術で10〜40％とされており，侵襲の大きい手術では周術期の心房細動発症を予防することが望まれます[2]．

麻酔中に発症し，血行動態が不安定な場合

適切なバランス麻酔を行っている場合でも，心房細動を発症することがあります．その場合はどのように対応すればよいのでしょうか？ 心房細動は継続すると脳梗塞の原因となる心房内血栓のリスクがあるため，早期に処置を行う必要があります．心房細動発症時のフローチャートを図1に示します．

心房細動を発症した際には，すぐに細動を停止させるかどうかを判断する必要があります．心房細動を発症し，血行動態が不安定な場合，灌流低下による臓器傷害のリスクがあるため迅速に細動を停止させなくてはなりません．収縮期血圧が心房細動発症前よりも20％低下，SpO_2や呼気終末二酸化炭素分圧の低下，尿量の低下など，臓器灌流の低下が疑われる場合には迅速に除細動の準備を行います．同時に輸液負荷と昇圧薬を使用し血圧の維持に努める必要があります．輸液や昇圧薬による血行動態維持が困難な場合には同期下除細動を行います．同期下除細動のメリットは，処置による循環抑制が全くないことです．心臓手術の場合は，術野からの同期下除細動を依頼します．心房細動に対する除細動は，低いエネルギーでは効果が不十分となるため，単相性除細動器では200ジュール，2相性除細動器では120〜200ジュールでの同期

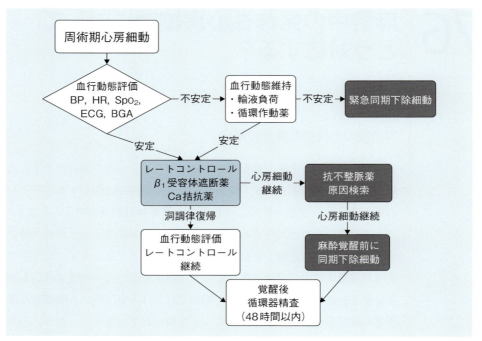

図1 周術期心房細動の対応アルゴリズム

下除細動を行います[3]．除細動の際には，R on Tによる致死的不整脈の発生を避けるため，同期していることを必ず確認して施行する必要があります．

血行動態が安定している場合（図1）

　周術期に心房細動を発症し，血行動態が安定している場合にはどのように対応すればよいでしょうか？　上記のように，心房細動発症には何らかの原因があるので，カテーテルによる刺激であればカテーテル位置の調整，疼痛や手術侵襲による交感神経刺激であればオピオイドなどの鎮痛薬を投与します．それでも改善しない場合は，レートコントロールを行います．レートコントロールとして周術期に用いられる薬剤として β 受容体遮断薬や Ca 拮抗薬があげられます．β_1 受容体遮断薬では，わが国ではランジオロール（オノアクト®）を使用することができます．ランジオロールは β_1 受容体に対する選択性が高く，心拍数を下げる一方で血圧低下が軽度なため，麻酔の影響で循環が抑制されている患者で有用であり，半減期は約4分と短いのが特徴です[4]．術中の急性心房細動では 0.125 mg/kg/分で使用を開始し，0.04〜0.06 mg/kg/分での維持が使用法として推奨されていますが，この容量では血圧を低下させる可能

性があります．一方，1.5〜10 μg/kg/分のような低用量でも頻脈発作を停止するだけでなく，術後の心房細動を予防したという報告もあります[5]．筆者は，術中心房細動などに対するレートコントロールでは，5 μg/kg/分で開始していますが，血圧を下げることなく10分程度で徐々に効果が出現します．Ca拮抗薬としては，ジルチアゼム（ヘルベッサー®）やベラパミル（ワソラン®）が用いられます．ジルチアゼムのほうが，ベラパミルと比較すると血圧低下への影響が少なく，麻酔中には使用しやすいと考えます[6]．

リズムコントロールと抗凝固療法

　発作性心房細動の場合，レートコントロールを適切に行うことで血行動態が維持でき，洞調律に復することがあります．一方，レートコントロールを行ったにもかかわらず，心房細動が持続する場合には抗不整脈薬および電気的除細動によるリズムコントロールが必要になります．心房細動が継続すると血栓症のリスクがあるため，術後に抗凝固療法が必要となるかもしれません．術後の抗凝固療法は術野での出血のリスクもあるため避けたいところです．術中に，レートコントロール，抗不整脈によるリズムコントロールによっても洞調律に戻らない場合には，覚醒前に同期下除細動を考慮します．

▶周術期に心房細動を発症した場合，血行動態が不安定な場合は同期下除細動を考慮します．血行動態が安定している場合には，β_1受容体遮断薬やCa拮抗薬を投与しレートコントロールを行います．

（平田直之）

● 文献
1) Chelazzi C, et al. ISRN Cardiol. 2011：2011：203179.
2) Omae T, et al. J Anesth. 2012：26：429-437.
3) Bellone A, et al. Emerg Med J. 2012：29：188-191.
4) Atarashi H, et al. Clin Pharmacol Ther. 2000：68；143-150.
5) Sezai A, et al. J Thorac Cardiovasc Surg. 2011：141：1468-1487.
6) Phillips BG, et al. Pharmacotherapy. 1997：17：1238-1245.

Question 77 さまざまな非侵襲的心拍測定装置は，どんな症例に必要ですか？

低侵襲で心拍出量を測定

近年，スワンガンツカテーテルなどの侵襲的な方法を用いなくても，動脈圧波形を解析することで1回心拍出量（stroke volume：SV）や心拍出量（cardiac output：CO）を連続的に測定できるモニターが普及しています．これらは動脈ラインを確保するだけで測定可能で，測定値はスワンガンツカテーテルを用いて得られた値と強く相関します[1]．

代表的なモニターとして以下の2つがあげられます．
①フロートラックセンサー®/ビジレオモニター®（エドワーズライフサイエンス社）（図1）
②LiDCO rapid®（日本光電社）

測定原理

フロートラックセンサー®/ビジレオモニター®で得られる心拍出量は以下の計算式で示されます．

$$心拍出量＝脈拍数×動脈圧の標準偏差^{※} × \chi^{※※}$$

※動脈圧の標準偏差：100個/秒で20秒間，動脈圧波形のデータポイントを解析して得られる値
※※χ：血管コンプライアンスと抵抗の変化を加味して動脈圧波形を補正した係数

LiDCO rapid®はpulse power analysisという独自の測定アルゴリズムを用いていますが，基本原理は同じです．

新しい循環管理の指標

これらのモニターで特筆すべきは**1回心拍出量変動（stroke volume variation：SVV）**を連続的に測定できるようになったことです．陽圧調整呼吸下でのSVは，吸気時に胸腔内圧が陽圧になることで静脈還流量が減少して低下するため，呼吸性に変動します（図2）．**SVVとはSVの呼吸性変動率を算出した値（正常値：10％以下）**で，以下の計算式で示されます．

III 応用編

ここまでわかれば専門医レベルのQ&A

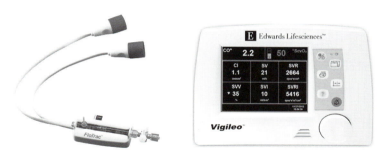

図1　フロートラックセンサー®（左）とビジレオモニター®（右）

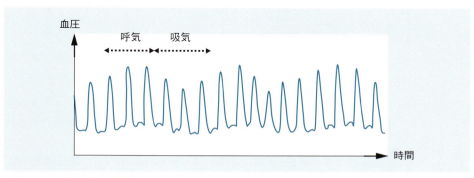

図2　動脈圧の呼吸性変動

$$SVV ＝ (最大SV － 最小SV)/(平均SV)$$

近年では重要臓器に必要な血流を維持しながら可能な限り輸液を制限することで，術後の組織浮腫を避け，機能回復を促進させる**目標指向型術中輸液（goal-directed therapy：GDT）**と呼ばれる輸液管理法が実践されています[2]．**SVVは輸液反応性の指標としての感度が高く，有用**です[3]．

臨床上有用な症例

これらのモニターを用いることで適切な輸液量を維持できるため，**侵襲の大きい手術や重症合併症を有した症例の管理に有用**です．

1）手術因子
- 長時間または侵襲の大きい手術
- 循環動態が変動しやすい手術
- 大量出血が予想される手術
- 輸液を制限することが望ましい手術

2）患者因子

- 重症心疾患の既往
- 腎機能低下症例
- ショック状態

適応外症例

　自発呼吸下の症例，開胸術，大動脈バルーンポンピング（intraaortic balloon pumping：IABP）が使用されている症例，大動脈弁閉鎖不全，心房細動などの不整脈がある症例では正確な値を測定できません．

さらなる進化

　昨年は指先にカフを装着するだけで指動脈から動脈圧と心拍出量とを連続測定できるクリアサイト®（エドワーズライフサイエンス社）が発売されました．「動脈血ガス分析は不要だが，循環動態のみをリアルタイムで連続的に確認したい」という症例が対象となります．海外では帝王切開や人工股関節置換術で有用性が示されています．

 ▶非侵襲的心拍測定装置により得られるSVVは，陽圧調整呼吸下における呼吸性変動を加味した1回拍出量を数値化したものです．輸液反応性の指標としての感度が高く，輸液管理の指標として有用です．

（新山幸俊）

● 文献
1）Opdam HI, et al. Intensive Care Med. 2007：33：344-349.
2）Corcoran T, et al. Anesth Analg. 2012：114：640-651.
3）Ramisingh DS, et al. J Clin Monit Comput. 2013：27：249-257.

Question 78 抗血小板薬あるいは抗凝固薬内服時の神経ブロックはどうする？

はじめに

　神経ブロックは，急性期痛コントロールにおいて重要な位置を占める鎮痛法です．一方で，穿刺に伴う合併症が起こりやすい状態もあるため，適応に慎重な対応が必要なこともあります．鎮痛のために安全性を犠牲にすることがあってはいけません．

ガイドラインを考える

　2016年現在，神経ブロックの施行に関する日本独自のガイドラインはありません．一方，区域麻酔の施行に関するガイドラインが米国区域麻酔学会（ASRA）より出されています[1]．表1に内容をまとめますが，区域麻酔の施行の是非について詳細にわたり検討されていますので，一読を勧めます．本ガイドラインについてはスマートフォン向けのアプリもダウンロード可能[2]ですので，それを利用してもよいでしょう．

　ところがガイドラインをよく読むと，末梢神経ブロックについての記載は一言，『深部領域の神経ブロックおよび神経叢ブロック施行については，本ガイドラインの硬膜外麻酔の適応に準ずるべきである』とだけ書かれています．

　われわれが手術室で行う急性期末梢神経ブロックのほとんどは浅い領域であり，神経叢ブロックでもありません．多くはガイドラインで示されていない領域に該当します．では，どのように考えればよいでしょうか．

神経ブロックの施行は可能か

　現在，神経ブロックの多くでは超音波ガイドを用いることが多くなっています．超音波ガイドを用いることによって神経ブロックの精度は高まっていると報告されています[3]．超音波ガイドは，高い精度で針先を神経近傍に誘導する技術です．まだ神経・血管損傷の発生を減少させたという報告はありません[4]．しかし今後のエビデンスの蓄積により，血管損傷の頻度も減少していくと考えられます．

　では，血管損傷が起きた場合を考えてみましょう．深部ブロックにおいては，エノキサパリン使用中の患者に腰神経叢ブロックを行った後に巨大血腫が形成し，腰神経叢障害をきたした例が報告されています[5]．腰神経叢や仙骨神経叢，また傍脊椎ブ

表1 抗凝固・抗血栓療法を受けている患者に区域麻酔を行う際の薬物使用

ワーファリン	処置4〜5日前に中止してINRが基準内にあることを確認する．カテーテル抜去はINR＜1.5を確認して行う．
アスピリンを含むNSAIDs	禁忌はない．
チエノピリジン誘導体	処置前はクロピドグレル，プラスグレルは7日間の休薬．チクロピジンは14日の休薬．
GP IIb/IIIa阻害薬	血小板機能の回復を待ってから処置を行う．チロフィバン，エプチフィバチドでは8時間以上，アブシキシマブでは24〜48時間以上休薬．
血栓溶解療法	安全性に関して十分なデータがない．行う必要がある場合は，フィブリノーゲン値が基準内にあることを確認し，神経圧迫症状に注意して行う．
低分子ヘパリン	血栓予防量の場合は12時間，治療量の場合は24時間以上空けてから処置を行う．処置後24時間以内に低分子ヘパリンを投与しない．硬膜外カテーテル留置中の低分子ヘパリン投与は1日1回とし，凝固系に干渉するその他の薬剤を用いない．
未分画ヘパリン（皮下）	10,000単位/日以下の場合，禁忌はない．10,000単位/日以上の投与を行う場合，神経学的所見に注意し，抗血小板療法の併用は慎重に行う．
未分画ヘパリン（静脈内）	処置は最終投与から2〜4時間空け，APTTが基準内にあることを確認して行う．処置後の再投与は1時間空ける．硬膜外カテーテル留置中のヘパリン投与継続はリスクを高めるため，神経学的所見に注意する．
Xa阻害薬	フォンダパリヌクス，リバーロキサバンはいずれの凝固系検査もその効果を正確に反映しないため，慎重に対応する．
ダビガトラン	処置前は7日間の休薬．それ以下の休薬期間の場合，TTが基準内にあることを確認する．処置後の再投与は24時間以上空ける．カテーテル抜去後は2時間以上空ける．

INR：（prothrombin time-）international normalized ratio：プロトロビン時間国際標準比，APTT：activated partial thromboplastin time：活性化部分トロンボプラスチン時間，TT：thrombotest：トロンボテスト

（文献1）より抜粋）

ロックのように，圧迫止血もできないような深い領域のブロックは，万一の血腫形成を考えるとやはり行うべきではないでしょう．

　それでは浅い領域のブロックであれば，血腫は発生しないでしょうか？大腿神経ブロックカテーテル留置部位に血腫を形成した2例の報告があります[6]．これらの報告では神経障害は生じていませんが，抗凝固薬により止血異常が起きている状態で神経ブロックを行うのは，必ずしも安全とはいえないようです．

カテーテル抜去は可能か

　現在，カテーテルを留置した患者に抗凝固療法が開始されることはまれではありません．特に股関節および膝関節の人工関節置換術においては，深部静脈血栓症を予防するために10～14日以上の抗凝固療法が推奨されています[7]．整形外科以外でも，周術期深部静脈血栓症の予防として，術後抗凝固療法はしばしば推奨されています[8]．また，術前合併症のために術後早期に抗凝固薬や抗血小板薬を再開するのも，よくあることです．

　硬膜外カテーテルについては，抜去時にも抗血小板・抗凝固薬を中止して行うことがガイドラインに定められています[1]．一方，今回のテーマである末梢神経ブロックにおいては，抗血小板・抗凝固薬は中止しなくても安全にカテーテル抜去が可能であるとの報告があります[9]．

▶神経ブロックには良いアウトカムをもたらすさまざまなエビデンスがありますが，基本的にはあくまでも鎮痛法の一つにすぎません．施行に高いリスクを伴う場合は，他の鎮痛法でカバーすることを考えます．しかし，そのうえでもブロックの施行が望ましい場合も現実にはありますので，そのような際には慎重な管理の下で行うべきでしょう．

〈室内健志〉

● 文献
1) Horlocker TT, et al. Reg Anesth Pain Med. 2010：35：64-101.
2) "ASRA coag". https://itunes.apple.com/jp/app/asra-coags/id858796572
3) Liu SS, et al. Reg Anesth Pain Med. 2016：41：205-220.
4) Neal JM, et al. Reg Anesth Pain Med. 2016：41：195-204.
5) Klein SM, et al. Anesthesiology. 1997：87：1576-1579.
6) Bickler P, et al. Anesth Analg. 2006：103：1036-1037.
7) Falck-Ytter Y, et al. Chest. 2012：141：e278S-325S.
8) Gould MK, et al. Chest. 2012：141：e227S-277S.
9) Chelly JE, et al. J Arthroplasty. 2008：23：350-354.

Question 79 TKA手術時に坐骨神経ブロックはどうしたらよい？

はじめに

膝関節全置換術(total knee arthroplasty：TKA)は，整形外科手術のうち最も強い痛みを伴う手術の一つですが，麻酔科医の努力によって非常に良好な術後痛管理が可能です．

TKAの周術期鎮痛

現在，TKAにおける術後鎮痛では末梢神経ブロック主体の管理が主流となっています．以前は腰部硬膜外鎮痛による管理も行われていましたが，2～3日以上続く強い痛みを区域麻酔によって継続的に緩和することが推奨されていることと，TKAはTHA(股関節全置換術：total hip arthroplasty)とならび周術期深部静脈血栓症による死亡率が最も高いため，術翌日より10～14日以上の抗血栓療法が開始される[1]ことから，硬膜外カテーテルでは管理が煩雑となります．また，鎮痛の効果も持続大腿神経ブロック≧硬膜外ブロック＞関節内局所麻酔薬投与(local infiltration analgesia：LIA)であることから，硬膜外ブロックを選択する理由はありません．

大腿神経・閉鎖神経・外側大腿皮神経・坐骨神経ブロック？

TKAの鎮痛に理解が必要な神経は4つあります．膝前面の皮膚切開には，大腿神経と外側大腿皮神経が関与します．膝の皮下の痛覚には，閉鎖神経が一部関与しています．大腿骨・膝蓋骨には大腿神経が，脛骨近位部には大腿神経と坐骨神経が分布しています．完全な鎮痛を得るためには，この4つの神経ブロックを行います．この4つの神経すべてをブロックする必要はあるでしょうか？ 答えはNOです．TKAの麻酔は末梢神経ブロック主体ですが，原則的に全身麻酔を併用します．外側大腿皮神経や閉鎖神経の支配領域は術後5～6時間以降から急速に痛みが減弱するため，アセトアミノフェンやオピオイドなどによる多角的鎮痛が可能な患者においてはブロックが不要と考えられます．それに対して大腿骨骨切りの痛みは非常に強く，鋭的な痛みが2～3日以上持続するため，大腿神経ブロックの持続注入が理想的とされます．

では本稿のテーマ，坐骨神経はどうでしょうか？ TKAにおける坐骨神経領域の痛

みは，膝裏の鈍痛として知覚され，強い鈍痛が1～2日以上続くことがしばしばです．そのため坐骨神経ブロックを単回注入または持続的に行うことで急性痛は非常に軽くなります[2]．一方，この痛みの特徴として，オピオイド・非ステロイド性消炎鎮痛薬（NSAIDs）との親和性が高いことがあげられます．そのため，オピオイドやNSAIDsが自由に使える患者群では，坐骨神経ブロックを用いる必要はないといえます．

　また，術直後の痛みを軽減する目的で，長時間作用性局所麻酔薬ロピバカインによる局所浸潤鎮痛（local infiltration analgesia：LIA）が行われています．インプラント挿入前あるいは閉塞前に関節内に局所麻酔薬を散布することにより，術後痛のほぼすべてを6～8時間にわたって抑制することができるものです[3]．LIAを多角的鎮痛に組み込むことにより，坐骨神経ブロックの必要性はさらに低下します．

　整形外科医師の間でも，意見は分かれています．手術手技による坐骨神経損傷を検出するため，術直後に足関節の動きを確認したい向きもあるようです．この場合も，坐骨神経による筋力低下は問題になるでしょう．ただし坐骨神経領域の鎮痛が全く行われない場合，急性痛のコントロールは悪くなります．坐骨神経ブロックを行わないのであれば，整形外科医師にはLIAにご協力いただくのがよいでしょう．

　それでは，TKAに坐骨神経ブロックは不要でしょうか？　必ずしもそうではありません．TKAを受ける患者の多くは高齢者であり，CKD（慢性腎臓病）合併患者にはNSAIDsは使いにくく，認知症患者にオピオイド主体の鎮痛を行うと術後せん妄の可能性が高くなります．LIAの効果はせいぜい6～8時間と非常に短い[4]ものですが，坐骨神経ブロックは単回注入であっても24時間前後の良好な鎮痛を得ることが可能です[5]．長時間作用型局所麻酔薬による神経ブロックの効果消失は緩徐ですから，痛みが出始めてからレスキュー鎮痛薬を使い始めてもよく，穏やかな術後を過ごすことが可能になります．

柔軟な対応を

　坐骨神経ブロックのTKAへの適応についてはさまざまなエビデンスがありますが，施行の有無については現時点でもcontroversialです[6,7]．必ずしもこうすべき，という指針はありません．適応については各施設の実情や個々の患者背景を踏まえた対応が望ましいと考えます．その際には，以下の項目を考慮する必要があります．

1）施設の実情
- 整形外科医師との合意：術後抗血栓療法の施行，坐骨神経所見の必要性についてなど，鎮痛方法について主治医と合意しておくべきでしょう．
- 麻酔科医の神経ブロック技術習熟：慣れないうちは，大腿神経ブロックのカテーテ

ル留置でも 15 分以上かかることがあります．そのうえさらに坐骨神経ブロックに時間がかかると大変です．少なくとも，大腿神経ブロック手技が軌道に乗ってから取り組むべきでしょう．

- 大腿神経ブロックと坐骨神経ブロックの観察に関する，看護師の教育：病棟が各神経ブロックの特徴を理解していないと，足趾運動が回復して膝裏の痛みが出たとき，膝の表面は痛くないのに大腿神経ブロックの追加をしてしまったり，膝の表面の痛みが出たときに大腿神経ブロックの追加をせずに不要な NSAIDs を投与したり，というトラブルが起きてしまいます．病棟勉強会などによる周知も考慮すべきでしょう．

2）患者背景

- 多角的鎮痛を阻害する合併症はないか：前述の通り，CKD 患者や認知症患者ではブロックによる安定した鎮痛が望まれます．極端な肥満患者においても，オピオイドよりは神経ブロックのほうが安全でしょう．

▶ 鎮痛に絶対の方法はありませんが，症例により坐骨神経ブロックは非常に良い選択肢となります．是非修得しておきたいものです．

（室内健志）

● 文献
1) Falck-Ytter Y, et al. Chest. 2012；141：e278S-325S.
2) Sato K, et al. Reg Anesth Pain Med. 2014；39：225-229.
3) Busch CA, et al. J Bone Joint Surg Am. 2006；88；959-963.
4) Andersen LO, et al. Br J Anaesth. 2014；113：360-374.
5) Wegener JT, et al. Reg Anesth Pain Med. 2011；36：481-488.
6) Abdallah FW, et al. Reg Anesth Pain Med. 2011；36：493-498.
7) Ilfeld BM, et al. Reg Anesth Pain Med. 2011；36：421-423.

Question 80 末梢神経ブロックの カテーテル留置（チュービング）は いつまでするのでしょうか？

はじめに

　持続末梢神経ブロックは，質の高い鎮痛をもたらします．しかし長期間の留置に伴う合併症もありますので，漫然と継続してはいけません．

カテーテル留置による鎮痛の意義

　長時間作用型局所麻酔薬を用いた単回投与の神経ブロックは，長くみても18〜24時間しか鎮痛効果が持続しません．またこのような鎮痛方法では強い筋力低下と強い感覚鈍麻・脱失をきたすため，偶発性の転倒や外傷リスクが高まり，必ずしも安全とはいえません．

　それに対してカテーテル留置は，少量の局所麻酔薬を持続投与することによって強い痛みを軽減することが目的です．完全な鎮痛を単独で行うと機能障害も持続するため，あくまでも多角的鎮痛の軸として行うことになります．これにより，強い痛みの持続を伴う，上腕・前腕・大腿・下腿骨折，膝関節全置換，肩腱板修復術などでは特にその恩恵が得られます．このような手術においては，少なくとも48時間程度の持続ブロックが望まれます[1]．

カテーテル留置と感染症

　カテーテルは異物ですから，留置日数が長くなると細菌が定着して増殖し，最終的には感染症を起こします．このカテーテル感染症には2種類あり，表在性と深在性に分類されます．留置当初は生じてなかったはずの刺入部の発赤が現れた場合，カテーテルによる表在感染症と判断します．表在性感染症と診断した場合，異物を速やかに抜去する必要があります．表在性感染症を放置すると，皮下や神経周囲に膿瘍を形成する深在性感染症となり，抗生剤治療だけではなく外科的処置を要することも起こります．この考え方は，中心静脈カテーテルの管理と同様と考えてよいでしょう．

　では，表在性感染症を認めなければいつまでもカテーテルは留置してよいでしょうか？　実はそうとも限りません．中心静脈カテーテル留置中に，皮膚異常を認めないのに弛張熱を起こし，カテーテルを抜去したら治ることがあります．同様に，硬膜外

麻酔や末梢神経ブロックのカテーテルも，経血行性の感染を起こすことがあると考えられており，表在性感染症の徴候なしに深在性感染症を生じた例も報告されています[2]．そして，そもそも周術期は手術侵襲によって発熱をきたすことがあるため，カテーテル感染症による発熱がマスクされ，診断が遅れてしまう可能性がありますので注意が必要です．

カテーテルによる神経ブロック戦略

感染の危険性があるから，カテーテル留置を行わないのも一つの選択肢です．しかし末梢神経ブロックによる鎮痛は膝関節全置換術，肩腱板修復術など急性期痛の強い手術に非常に有効であり，捨てがたいのも事実です．

そこで，カテーテルを長く使うためには，その留置と管理に正しい知識と戦略が必要となります．

1）留置

中心静脈カテーテル留置では，清潔野を確保するための消毒薬をポビドンヨードとクロルヘキシジンで比較した場合，その後のカテーテル感染症の発生に圧倒的な差が出ることがわかっています[3]．末梢神経ブロックのカテーテル感染症の起炎菌が *Staphylococcus epidermidis* と *Staphylococcus aureus* であることを考慮すると，アルコール含有も必須です．末梢神経ブロックのカテーテル留置でも，アルコール含有クロルヘキシジンを採用すべきと考えられます．

カテーテル留置の際，予防的抗生剤投与は感染リスクを低下させます[4]．日本では周術期の数日間，創部感染症（surgical site infection：SSI）予防目的で抗生剤を投与することが多いのですが，これはカテーテル感染症にとっても意味があるようです．

留置部位として，鼠径・腋窩のカテーテルは感染症を起こしやすいことがわかっています[4, 5]．不要な場合には，留置部位を大腿神経ではなく内転筋管，腋窩から鎖骨下などに変更するとよいでしょう．

2）管理

血管内留置カテーテルの場合，ドレッシングが湿った，緩んだ，見た目が汚れた場合にドレッシングを交換することが推奨されています[6]．一方，ドレッシングの頻回な交換はカテーテル感染症リスクとなります[7]．

ドレッシングにもさまざまな方法がありますが，シアノアクリレート系接着剤によるカテーテル刺入部の固定により，薬液の漏れやカテーテルの自然抜去を防ぎ，ドレッシングの交換頻度を少なくできるとされています[8]．

術後48時間程度の持続ブロックを行った時点で，神経ブロックを中断してみる評

価もよいでしょう．アセトアミノフェンや非ステロイド性消炎鎮痛薬（NSAID）の定期投与・頓用によって痛みが許容可能な範囲であれば，カテーテル留置の適応はなく，抜去すべきです．一方，小児ではNSAIDが使用できないため多角的鎮痛に支障をきたしやすく，持続ブロックによる鎮痛を1週間程度行うこともしばしばです．その場合も，感染徴候の評価として局所の皮膚異常（表在感染症），また留置部の自発痛・圧痛や原因不明の発熱（深部感染症）に注意を払う必要があります．

　免疫が正常な患者に対するカテーテル留置では，72時間未満の留置で重大な感染症を起こした報告はありません．しかし48時間以上の留置が感染リスクを高めるのは事実です．免疫が弱まっている糖尿病患者やICU入室患者の場合もカテーテル感染症の危険性が高まりますので，運用には注意が必要です[7]．

 まとめ
▶末梢神経カテーテルは簡単な手技ではありませんが，それにより恩恵を受ける患者が非常に多い，有用な鎮痛方法です．安全面にも配慮し，良好な周術期鎮痛を管理したいものです．

（室内健志）

● 文献
1) Bingham AE, et al. Reg Anesth Pain Med. 2012；37：583-594.
2) Lai TT, et al. Pain Med. 2011；12：1676-1681.
3) Mimoz O, et al. Lancet. 2015；386：2069-2077.
4) Capdevila X, et al. Anesthesiology. 2009；110：182-188.
5) Neuburger M, et al. Acta Anaesthesiol Scand. 2007；51：108-114.
6) O'Grady NP, et al. Clin Infect Dis. 2011；52：e162-193.
7) Capdevila X, et al. Anesthesiology. 2005；103：1035-1045.
8) 増淵哲仁ほか．麻酔．2016；65：175-178.

Question 81 ステロイド投与中の患者の神経ブロックはどうしたらよい？

はじめに

ステロイドを長期使用している患者では，特有の問題が周術期に起きる可能性があります．神経ブロックの可否・継続は，有効性だけではなく安全性も考慮して総合的に判断します．

ステロイド常用患者の特徴

投与期間により異なりますが，プレドニゾロン（プレドニン®）10 mg 以上を継続的に内服している場合は，続発性副腎不全の可能性を考慮し，周術期のステロイド補充療法（ステロイドカバー）が必要となります（表1）．このような患者にステロイドを補充しないと，急性副腎不全の危険性が高くなります[1]．侵襲の程度にもよりますが，周術期急性副腎不全は 6～16 ％に起こるとされ，決してまれな合併症ではありません[2]．したがって，ステロイドを常用している患者の麻酔においては，侵襲による周術期のストレスを可能な限り軽減することが重要となります．

侵襲ストレスと神経ブロック

全身麻酔単独と比較した場合，周術期管理に硬膜外麻酔を用いることによって急性期管理は良好になります．侵襲の影響により内因性の ACTH（副腎皮質刺激ホルモン adrenocorticotropic hormone）やコルチゾールが上昇しますが，硬膜外麻酔を併用することによってコルチゾールの上昇は有意に抑制されます[3]．ステロイド長期投与によって副腎の萎縮した患者にとって負担の少ない麻酔方法といえます．ただしストレスを完全に遮断することはできないため，ステロイドカバーが不要になることはないと考えられます．

一方，末梢神経ブロックの併用によってコルチゾールの上昇が抑制されたという報告はありませんが，末梢神経ブロックによって術後の浮腫が軽減したという報告はあります[4]．神経ブロックが急性副腎不全の発生を減少させたというエビデンスはありませんが，ステロイド常用患者において神経ブロックの効果は望ましいものと考えられます．

表1 侵襲処置に対するステロイドカバー推奨量

手技	処置前	処置後
大手術（開心術，ICU入室が必要な手術）	HC 100 mg imまたは50〜100 mg iv	HC 200 mg/24時 持続静注または6時間ごとに100 mg im/iv．飲食可能になったら経口量を48時間は2倍．その後漸減．
回復の早い大手術（関節置換手術など）	HC 100 mg imまたは50〜100 mg iv	HC 200 mg/24時 持続静注または24〜48時間にわたって6時間ごとに100 mg im/iv．経口量を24〜48時間は2倍．その後漸減．
経腟分娩	HC 100 mg im	経口量を出産後24〜48時間2倍．その後漸減．
小手術（ヘルニアなど）歯科大手術（全身麻酔下の抜歯など）	HC 100 mg im	経口量を24時間2倍．その後は通常量．
歯科手術（局麻での抜歯など）	HC 50〜100 mg im	経口量を24時間2倍．その後は通常量．
小処置（皮膚生検，歯の充填など）	不要	症状が出るようであれば追加．

HC：ヒドロコルチゾン．im：筋注．iv：静注． （文献2）より抜粋）

ブロックによる弊害

　ステロイド常用患者では，糖質コルチコイドの作用により耐糖能に障害をきたすことがしばしばあります．ステロイドを使っているからといって神経ブロックにより感染症を起こすことはありませんが，ステロイドによる続発性糖尿病が易感染性を引き起こします．神経ブロックによりカテーテル留置を行う場合は，糖尿病はカテーテル感染の独立した危険因子であることが知られています[5]．神経ブロックを行うことには問題ありませんが，留置したカテーテルの管理には細心の注意が必要です．
　またステロイドの長期継続により，皮膚の萎縮をきたします．留置したカテーテル留置の固定には粘着性のドレッシングを用いますが，萎縮した皮膚に貼付したドレッシングをはがすだけで表皮の剥離が起きやすくなります．カテーテル抜去を行う際には注意が必要です．

神経障害をきたす疾患

　ステロイド内服の原疾患が何かは重要です．脱髄疾患や神経症状を呈する疾患では，周術期ストレスにより病勢に変化が生じ，それによって神経症状が増悪すること

があります．術後の感覚障害や筋力低下がブロックの効果なのか，神経症状の増悪なのか鑑別することが困難になる可能性があります．

また，神経症状がある患者にブロックを行って，症状が悪化しないでしょうか？実は，神経ブロックを行ったことによって，元からある神経症状が増悪するというエビデンスはありません[6]．そのため，神経ブロック自体は必ずしも有害とはいえません．ただし神経損傷においては，同じ神経の2箇所にダメージを受けたことによって神経のダメージが極端に大きくなる，通称「ダブルクラッシュ」という現象が知られています[7]．ダブルクラッシュでは症状が強いのみならず，神経合併症からの回復が遅延するといわれています．元から神経症状がある患者において万が一つにもブロック手技によって神経損傷を起こした場合，ダブルクラッシュと同じ機序の影響が起こると考えられており，注意が必要です．そのため，神経症状がある患者に対するブロックの適応については，他の鎮痛法と比較してベネフィットが大きいときのみ行うべきだと考えられます．

▶ステロイド常用患者においても，安全に神経ブロックを行うことは十分に可能です．ただしその運用に関しては細心の注意が必要になります．他の鎮痛法で問題なく管理が可能な場合は，必ずしも神経ブロックにこだわるべきではありません．一方で，必要なときには的確なブロックを行うスキルも求められます．常にバランスのよい鎮痛を提供できるよう心がけたいものです．

（室内健志）

● 文献
1) Marik PE, et al. Arch Surg. 2008；143：1222-1226.
2) Puar TH, et al. Am J Med. 2016；129：339.e1-9.
3) Guay J, et al. J Anesth. 2006；20：335-340.
4) Martin F, et al. Anesthesiology. 2008；109：484-490.
5) Capdevila X, et al. Anesthesiology. 2009；110：182-188.
6) Neal JM, et al. Reg Anesth Pain Med. 2008；33：404-415.
7) Kane PM, et al. J Am Acad Orthop Surg. 2015；23：558-562.

Question 82 上肢と下肢ブロック施行は，全身麻酔前あるいは後にする？

はじめに

末梢神経ブロックは，全身性の副作用なく効果的な鎮痛を行うことができます．上下肢の神経ブロックを用いることで，整形外科手術において非常に質の高い周術期管理が可能になり，またオピオイドの減量によって術後の食事行動にも影響が出ることが知られています[1,2]．

神経ブロックの方法

ブロックの多くでは，神経のごく近傍まで針を進め，そのうえで薬液投与を行います．1960年頃，Mooreらによって確立されたparesthesia（異常感覚）法は，意図的に放散痛を惹起し，神経近傍に針が存在することを証明した時点で薬液を投与するものでした．針が神経と衝突した刺激で脱分極が起こり，患者はビリッとした異常感覚を知覚するわけです．しかし，paresthesiaを起こした中に後遺障害を起こす頻度が高いため，この方法は現在は行われません．電流を用いて支配筋の収縮を確認する方法（神経刺激ガイド），あるいはリアルタイム画像により針先が神経近傍にあることを確認する方法（超音波ガイド）のいずれかで行うのが主流です．

全身麻酔前にブロックを行う意義

現在のバランス麻酔においては，神経ブロック単独で手術を行うことはあまりなく，大部分では全身麻酔を併用しています．では，全身麻酔の前後で神経ブロックに違いはあるでしょうか．

意識下でブロックを行うと，ブロック針が偶発的に神経に接触したことを検出することができます．患者がparesthesiaを訴えた場合，それ以上針を進めず引き戻せば，問題となるような神経損傷を起こすことはまずないでしょう．

また，ブロックの方法，薬液の種類にもよりますが，薬液投与して2〜10分以内にブロックの効果が現れます．氷による冷覚試験，ピンプリックによる痛覚試験を行えば，ブロックの成功を確認することが可能です．

神経ブロックのほとんどは，皮内や筋膜上にきちんと局所麻酔を行いながら行うこ

とで，強いストレスを与えずに行うことが可能です．不慣れな手技，複数箇所のブロックなどでは，軽度の鎮静を併用してもよいでしょう．神経ブロック施行については，安全のために完全覚醒〜軽度鎮静の意識下で行うことが推奨されています[3, 4]．

全身麻酔後にブロックを行う意義

　全身麻酔前にブロックを行うことが不可能だからといって，神経ブロックを避ける必要はありません．術後急性期痛が強い場合には，神経ブロックによる鎮痛の意義は大きいため，必要であれば行うのが適切でしょう．

　例えば乳幼児の場合には，そもそも覚醒下で神経ブロックをする意味がありませんし，覚醒下で行うと予想外の体動のために安全性はむしろ下がってしまいます．また，覚醒後初期の痛みへの対処が不足していると，覚醒時興奮の危険性が高まることが知られています[5]．認知症患者においても，覚醒下の神経ブロックは必ずしも安全ではありません．一方，術後せん妄リスクの高い高齢者においては，急性期痛の強い手術で神経ブロックを用いないと，術後せん妄の危険性が高まってしまいます[6]．

現実ではどうか

　それでは，実臨床ではブロックは覚醒下に行われているのでしょうか？

　英国で行われた調査では，硬膜外麻酔や脊髄くも膜下麻酔は覚醒下で行うのが大多数であるものの，覚醒下を遵守しているのは上肢の神経ブロックでは50％程度，下肢では10％前後とされています[7, 8]．日本では手術室への超音波機器の普及率が高いため，全身麻酔前の施行率はさらに低い可能性があります．

　「赤信号，みんなで渡ればこわくない」ではありませんが，ガイドラインはどうやらあまり守られていないようです．だからといって，全身麻酔前にブロックをしなくてよい，ということではありません．四肢の手術においては，手術自体によって微細な神経損傷がおきることが決して珍しくありません．麻酔後に神経ブロックを行い，ターニケットを用い，その後に手術の手が加わった場合，神経損傷を起こしたのは誰なのでしょうか．覚醒下で神経ブロックを行えば，ブロック手技によって神経損傷が起きていないことが確実に証明でき，ブロックの効果に安心することができます．何より，周術期管理のプロフェッショナルである麻酔科医として，ブロックの安全性や効果に自信をもって手術に望むべきではないでしょうか．

　一方，大学病院をはじめとする教育病院において，覚醒下で神経ブロックを行うのは必ずしも現実的ではありません．一つの神経ブロックについて，指導医が後期研修医に「そこじゃない！」「おしい！」などと叱咤する環境に患者をおくべきでしょうか．

それよりは，指導医が安全への注意を最大限払ったうえで，麻酔後に指導を行うのも許容すべきでしょう．

現在では，ブロックに伴う神経損傷は，ブロック針が神経に刺さってしまうことよりも，その後の薬液注入が影響していると考えられています．神経内注入は注入圧が高いことが知られています．欧米では注入圧が高いことを検出できるデバイス[9]が用いられており，日本でも普及が望まれます．

▶神経ブロックを行うタイミングについて，画一的に決める必要はありません．医療体制，麻酔科医自身の腕前，また患者背景から総合的に決定すべきです．いずれの方法であっても，安全かつ確実にブロックを遂行し，質の高い周術期管理を行えるようにしたいものです．

（室内健志）

● 文献
1) De Windt AC, et al. Eur J Anaesthesiol. 2010；27：521-525.
2) 室内健志ほか．臨床麻酔．2014；38：605-608.
3) Neal JM, et al. Reg Anesth Pain Med. 2008；33：404-415.
4) Neal JM, et al. Reg Anesth Pain Med. 2015；40：401-430.
5) Wang H, et al. Paediatr Anaesth. 2015；25：906-910.
6) Mouzopoulos G, et al. J Orthop Traumatol. 2009；10：127-133.
7) Jarvi K, et al. Anaesthesia. 2009；64：225.
8) Feely NM, et al. Anaesthesia. 2008；63：621-625.
9) B-Smart™. http://www.bbraunusa.com/ISM.html

Question 83

末梢神経ブロック時の針は，どんなものがあり，どう使い分けるのですか？

はじめに

末梢神経ブロックを行ううえで絶対に欠かせないのが，局所麻酔薬と針です．針にもさまざまな種類があるため，使い分けることによってブロック手技を安全かつスムーズに行うことができます．

神経ブロックに用いる針の種類

神経ブロックに限らず，針は太さと先端の形状などによって分けることができます．

1) 針の太さ

針の太さは，22 G 以下の細いものと 18～20 G の太いものに分けられます．単回投与のみ行う場合には，細い針を用います．一方，カテーテル留置を行う場合には，18～20 G の針を用いてカテーテルを留置するのが一般的です．

2) 先端の形状

針の先端の形状も重要です．針を固い組織に刺す場合には，先端の角度が鋭いほうがスムーズに貫くことができ，痛みが少なくなります．針先の断面が斜めになっている部分をベベル (bevel) と呼びますが，このような鋭い針をロングベベル針といいます．これは先端の角度が 15 度以下になっていて非常に鋭く，固い組織である皮膚や筋膜をスムーズに貫くことができます．一方でロングベベル針は鋭利なため，皮下においては血管壁や神経を損傷する危険性が高くなります．そのため，針先を神経に近接させる手技である神経ブロックにおいて偶発的な神経損傷を避けるには，カテラン針などのロングベベル針を使うべきではありません．それに対して，ベベル角が 15～30 度以上の鈍い先端のものをショートベベル針，またはレギュラーベベル針と呼びます (図1)．ショートベベル針を用いることにより，神経損傷や偶発的な神経内注入，また不要な血管損傷を避けられることがわかっています[1]．このため，神経ブロックで用いる針は，ショートベベル針が主流です．また，ショートベベル針の多くには生体内での直進性を高めるためにバックカットがついていますが，先端が鋭利になっており，注意が必要です (図1)．

針の先端に角度がついて湾曲しているのが，硬膜外麻酔で使っている Tuohy 針

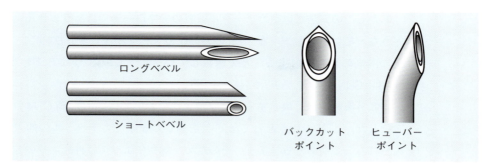

図1 針の種類

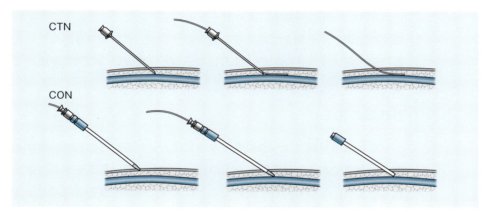

図2 catheter through needle(CTN)とcatheter over needle(CON)アプローチ

(ヒューバーポイント針)(図1)です．一般的に，超音波ガイド下神経ブロックの場合には，針のベベルをプローブ側に向けておくことによって針先端の超音波ビーム反射を良好にし，先端の「ダブルフロア(double floor)」を判別する手法を用います．Tuohy針の場合には，先端がベベル向きに湾曲しているため，一般的な針に比べてダブルフロアの判別がより容易になります．そのため，深い領域の神経ブロックにおいても針先の描出が良好になるという利点があります．

カテーテル留置針

神経ブロックや硬膜外カテーテルにおいては，まず18G程度の太さの針を用いて穿刺し，その内腔に20〜22Gの細いカテーテルを通し，針先より3〜5cm程度進めて留置固定する手法がとられてきました．これをcatheter through needle(CTN)アプローチと呼びます(図2).

しかしこの方法だけがカテーテル留置のアプローチではありません．静脈留置針はどうなっているでしょうか？　針の外側にカテーテルがセットされていて，穿刺した後に内側の針を抜去することで留置しています．このような方法を catheter over needle(CON)アプローチと呼びます(図2)．

硬膜外麻酔をはじめとする神経ブロックにおいては，長い間 CTN のみが行われてきました．CTN の利点としては，針を置いたままでカテーテルの挿入長が自由に変えられることがあげられます．そのため，場合によっては神経より少し離れた場所からカテーテルのみ進めることが可能です．一方で CON の特長は，カテーテルが針より太いため皮膚との間に隙間ができず，カテーテル脇を伝った薬液の漏れが起きにくい点です[2]．針の抜去後にはカテーテルの位置を変えることができないため，針の先端を神経のごく近傍まで進める必要があります．また報告はありませんが，体動による皮膚の変位が大きい場所に挿入していると，術後いつの間にか抜けてしまう可能性があります．

針表面の加工

近年は末梢神経ブロックの多くが超音波ガイド下に行われています．そのため針の描出が重要であり，超音波ビームの反射や散乱が高い加工を施した針が数多く販売されています．これらの針を用いることにより，深い角度の穿刺においても良好な視認性を保つことができます[3]．肥満患者への神経ブロック処置においては穿刺角度が深くなりがちですが，このような針を用いることでより安全な施行が可能になるでしょう．

まとめ　▶弘法筆を選ばずといいますが，状況に応じて適切な針を選択することによって，より安全で快適な周術期を提供できることになります．合併症を起こしては元も子もありませんので，常に適切な針の選択ができるようにしたいものです．

（室内健志）

● 文献
1) Jeng CL, et al. Br J Anaesth. 2010：105 Suppl 1：i97-107.
2) Yu B, et al. Med Sci Monit. 2015：21：1843-1849.
3) Wiesmann T, et al. Reg Anesth Pain Med. 2013：38：452-455.

Question 84 ケタミンが必要な場面は？

はじめに

　古くから静脈麻酔薬として使用されるケタミン（ケタラール®）は，麻酔管理のみならず，ペインクリニック，緩和ケアの領域においても難治性の痛みに対する鎮痛補助薬，難治性の抑うつに対する抗うつ薬としての可能性が指摘され，注目されています．

ケタミンの薬理学的作用

　ケタミンの薬理学的作用では，通常の麻酔薬が作用する$GABA_A$受容体やグリシン受容体への作用は少なく，神経型ニコチン性アセチルコリン受容体やN-メチル-D-アスパラギン酸（NMDA）受容体といった興奮性伝達を担う受容体機能を抑制することが考えられています[1]．このほか，各種受容体，各種イオンチャネル，トランスポータなどの膜タンパクや細胞内情報伝達系タンパクなど多くの分子に作用することが明らかになっています．

ケタミンの麻酔作用

　ケタミンは大脳皮質機能を抑制し，辺縁系機能を賦活化するため解離性麻酔薬とも呼ばれています．そのため，単独使用では悪夢が発生することが知られています．一方，ケタミンには他の静脈麻酔薬と比べ，単独で強力な催眠，鎮痛，健忘が得られること，気管支拡張作用を有していることで喘息患者に有用であること，昇圧効果を有しているため出血性ショックなどの循環動態の不安定な患者に使用しやすいこと，レミフェンタニル（アルチバ®）などのオピオイド鎮痛薬の鎮痛耐性に有用な可能性があること，大血管手術におけるケタミンの脊髄保護の可能性などの魅力的な特徴があり，今なお，臨床上必須の麻酔薬です．

ケタミンの取り扱い

　ケタミンは2005年12月より「麻薬及び向精神薬取締法（昭和28年法律第14号）第2条第1号」に規定される医療用麻薬に指定され，2017年1月よりその処方にあたっては麻薬処方箋が必要となっています．その理由としては，一時的な記憶喪失，幻覚な

表1 ケタミンのNMDA受容体拮抗作用を利用した緩和ケアでの利用

1. 侵害受容伝達の抑制
2. 中枢性感作の抑制
3. オピオイド鎮痛薬の鎮痛耐性の改善
4. 抑うつ症状の改善

＊NMDA受容体：N-メチル-D-アスパラギン酸受容体

どにより乱用が相次いだためとされています．また，医療用ではない非合法のケタミン(粉末)には体外離脱感や臨死体験などの効果があり，乱用されていることもその一因とされています．したがって，緩和ケアにおいても，ケタミンの安易な処方は避けなければなりません．

痛みとケタミン

麻酔，催眠作用を示さない程度の少量のケタミンが痛みの緩和に有効で，古くからその可能性についてさまざまな研究が行われています．表1にケタミンの痛みの医療への可能性を示しますが，NMDA受容体拮抗薬としてさまざまな効果が期待されています．

慢性疼痛とケタミン

ケタミンのNMDA受容体拮抗作用は，古くから神経障害性疼痛などの難治性の痛みの治療への使用が検討されています．実際に，ドラッグチャレンジテスト(薬理学的疼痛機序判別試験)の一つとして注目を浴びてきています．しかしながら，ケタミンが注射剤でしかないこと，NMDA受容体作用を有する可能性が指摘されているテキストロフェトルファンの効果が十分でないこと，前述した乱用の問題などから，ドラッグチャレンジテストおよび慢性疼痛治療への使用は減ってきています．むしろ，注射剤しかないことを考慮すると，ケタミンの慢性疼痛での使用は推奨されないかもしれません．

緩和ケアとケタミン

緩和ケアにおいてケタミンが必要な場面は3つあります．オピオイド鎮痛薬抵抗性の神経障害性疼痛に対する鎮痛補助薬として，オピオイド鎮痛薬の鎮痛耐性が疑われた際の改善薬として，薬剤抵抗性の抑うつに対する抗うつ薬としての可能性が考えられています．

鎮痛補助薬としてのケタミン

　侵害受容伝達物質であるグルタミン酸が結合するNMDA受容体をケタミンが拮抗作用を示します．そのため，ケタミンは神経障害性疼痛に対する鎮痛補助薬としての有用な一つの選択肢となっています．癌の神経圧迫，神経浸潤，神経由来の腫瘍などによって生じた神経障害性疼痛はしばしばオピオイド鎮痛薬に抵抗を示します．そのような際に，少量のケタミンを併用することで痛みの緩和が良好になることがあります．また，ケタミンの併用によってオピオイド鎮痛薬の投与量が減少することもあります．

オピオイド鎮痛薬の鎮痛耐性の改善とケタミン

　高用量あるいは長期のオピオイド鎮痛薬の投与によって，鎮痛耐性（あるいは痛覚過敏）といった有害事象の発生が知られています．鎮痛耐性は頻度こそまれですが，痛みの管理を著しく悪化させる可能性があり，何らかの対処を行わなければならず，その有用な選択肢の一つがケタミンです．その理由としては，オピオイド鎮痛薬の鎮痛耐性の発生機序にNMDA受容体の関与が指摘されているからです[2]．

抗うつ薬としてのケタミン

　ケタミンの抗うつ効果に関する機序はいまだ明確ではありませんが，標準的治療に抵抗する抑うつに対して，ケタミンが有効である可能性が指摘されています．少量のケタミン投与により数時間で抗うつ効果があらわれ，7日間持続することが明らかにされています[3]．そのため，終末期のがん患者における抑うつ症状の緩和に対する一つの選択肢です．

ケタミンの投与の実際

　緩和ケアの領域においてケタミンが使用される際には，少量の持続投与が一般的です．使用の目的が麻酔，催眠ではないため，急激な血中濃度の上昇や高い血中濃度の維持は必要としません．そのため，通常，ケタミンは点滴持続投与します．投与量の目安は100 mg/日程度で，体重や効果，副作用を考慮して50〜300 mg/日の範囲内で調節します．

上手なケタミンの使い方

　ケタミンが必要な場面は，癌患者の緩和ケアにおいて，他の治療法で管理困難な難

治性の痛みあるいは抑うつです．しかしながら，強力な麻酔作用，幻覚作用を有し，医療用麻薬にも指定されているケタミンの使用は慎重に考えなければなりません．また，ケタミンの使用に際しては，過鎮静，幻覚，分泌物亢進などの有害事象の出現に細心の注意を払う必要があります．そして，その使用量は低用量（100〜200 mg/日程度の持続静注）であるべきです．

まとめ
▶ケタミンはNMDA受容体拮抗作用を有する麻酔薬ですが，麻酔管理のみならず，癌疼痛治療を中心に痛みの緩和，抑うつの改善に有効性が示されています．

（山口重樹）

● 文献
1) Rudolph U, et al. Nat Rev Neurosci. 2004；5：709-720.
2) Price DD, et al. J Pain Symptom Manage. 2000；19：s7-s11.
3) Zarate CA Jr, et al. Arch Gen Psychiatry. 2006；63：856-864.

Question 85 オピオイド治療中の開腹術の麻酔はどうする？

わが国でのオピオイド治療

　日本人の2人に1人ががんに罹患するといわれています（2016年のがん罹患数予測は101万200例）．がん疾患は，以前は不治の病といわれてきましたが，がん検診の普及，診断能力の向上，がん治療の進歩などにより，がん全体の5年相対生存率は60％を超え，共存する疾患と考えられています．そのため，がん罹患によって生じたさまざまな痛みに対して，オピオイド治療を受ける患者さんが増えています．また，わが国においても一部のオピオイド鎮痛薬の非がん性慢性疼痛への処方が可能となり，非がん患者に対するオピオイド治療も普及しつつあります．その結果，オピオイド治療中の患者さんが手術および麻酔を受ける機会も増えつつあります．

各領域のオピオイド治療の考え方の違い（図1〜3）[1]

　オピオイド鎮痛薬は使用される領域によってその使用目的，使用方法，問題点などは全く異なるものです．領域ごとにオピオイドの呼び名を分けて使用することで，慢性疼痛に対するオピオイド治療の理解が進むはずです．

1）麻酔管理

　オピオイド**除痛薬**．「除」という漢字は「取り除く」，「取り去る」等を意味するもので，術中のすべての侵害刺激を取り除くという麻酔管理の目的に見合っています．手術麻酔でのオピオイド治療の考え方は，術中に予想されるさまざまな刺激すべてに対応するために必要な量のオピオイドを投与するということになります．

2）緩和ケア

　オピオイド**鎮痛薬**．「鎮」という漢字は，「鎮める」，「抑える」等を意味するもので，がん患者の身体的な痛みを鎮め，療養生活の質の向上に努めるという目的に見合っています．緩和ケアでのオピオイド治療の考え方は，眠気と痛みのバランスを評価しながら持続痛を十分に緩和し，突然に増強する痛みである突出痛にはレスキュー薬を使用して対応するというものです．

3）慢性疼痛

　オピオイド**和痛薬**．「和」という漢字は，「和らげる」，「穏やかにする」等を意味する

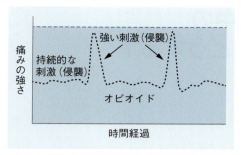

図1　手術麻酔におけるオピオイド治療のイメージ

手術中のすべての刺激（侵襲）を抑えるほどの大量のオピオイド鎮痛薬の投与が必要となる．しかし，手術中は人工呼吸器の装着，循環作動薬の投与により容易に対応できる．

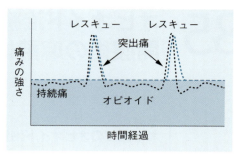

図2　がん疼痛に対するオピオイド治療のイメージ

持続的な痛みを十分に緩和することがオピオイド治療の基本である．そして，持続的に続く痛みの緩和にもかかわらず発生する一過性の痛みの増強（突出痛）に対しては，レスキュー薬とよばれる短時間作用性あるいは即効性オピオイド鎮痛薬を用いる．

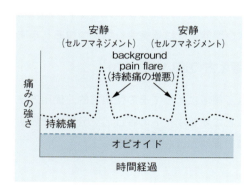

図3　慢性疼痛におけるオピオイド治療のイメージ

オピオイドの副作用によって生活の質（quality of life：QOL）や日常生活動作（activity of daily living：ADL）が決して低下してはならないため，痛みの緩和が自覚できる必要最小限の量のオピオイドにとどめなければならない．慢性疼痛といっても突出痛に似た痛みの一過性の増強が存在するが，安静（セルフマネジメント）にて対応するよう指導する．

もので，痛みを取り除くことではなく，和らげることが慢性疼痛にとって重要な目標であるということに見合っています．慢性疼痛に対するオピオイド治療の考え方で最も重要なことは，さまざまな問題が指摘されている長期処方に伴う諸問題による生活の質（quality of life：QOL）の低下を避けることであり，そのために重要なことが必要最小限のオピオイドの投与にとどめるということです．

オピオイド治療中の問題点

　オピオイド治療中の患者さんの麻酔管理では，下記に示すようなさまざまな問題点について考え，対応しなければなりません．

1）オピオイド誘発性便秘（オピオイド誘発性腸機能障害）[2]

【問題】オピオイド鎮痛薬は中枢神経系のオピオイド受容体に作用して強い鎮痛作用を示す一方，腸管のμ-オピオイド受容体に作用して腸管の活動を低下させて便秘を惹起します．オピオイド誘発性便秘の病態は，腸管通過の遅延に加えて，腸内での分泌物の減少，水分の過剰吸収，電解質吸収などがあります．オピオイド誘発性腸機能障害とは，排便回数の低下，残便感，硬便，排便時のいきみ，腹部の不快感・疼痛および膨満によって特徴づけられる消化器に対する一連の副作用で，長期オピオイド治療中の患者にしばしばみられます．

【対応】このような副作用がみられるオピオイド治療中の患者での麻酔管理では，術前の絶飲食時間について細心の注意が必要です．絶飲食時間の決定には術前診察時の注意深い診察が重要です．具体的には，腹部診察，視診（腹満の有無），触診（鼓腸の有無），聴診（蠕動運動の様子），腹部Ｘ線（麻痺性イレウスの有無），上腹部CT（胃内容物停滞の有無）などです．また，全身麻酔後の消化管運動回復も遷延している可能性が高く，経口摂取開始についても同様の注意が必要となります．長期オピオイド治療中の患者ではfull stomachと考えて管理するべきです．

2）オピオイド鎮痛薬への耐性（オピオイド誘発性痛覚過敏を含む）[3]

【問題】耐性とは，薬物の反復投与により，最初は著明な効果があった薬物が，同じ効果を得るために使用量を増加しなくてはならなくなる現象のことです．オピオイド鎮痛薬の慢性投与では，鎮痛耐性と呼ばれる鎮痛効果の減弱，必要量の増加といった現象がみられます．また，オピオイド鎮痛薬の繰り返しの投与により，侵害受容刺激に対する閾値が低下し，アロディニアや疼痛増強を起こす現象はオピオイド誘発性痛覚過敏と呼ばれています．

【対応】麻酔管理中に十分な侵害刺激を遮断するために必要なオピオイド鎮痛薬の投与量が増加している可能性があり，バイタルサインの変動を厳重に監視しながら用量調節を行う必要があります．もし，硬膜外麻酔，神経ブロック等の区域麻酔が可能であれば，術中・術後の併用が推奨されます．また，オピオイド鎮痛薬の鎮痛耐性が疑われる場合，その発生機序に重要な役割をしていると考えられているNMDA（N-methyl-D-aspartate）受容体拮抗作用のあるケタミンの投与を検討します．

3）周術期のオピオイド治療の継続[4]

【問題】基本的には周術期を通してオピオイド治療を継続しますが，オピオイド鎮痛薬の絶対量が不足した際には退薬症候（異常発汗，静座不能，瞳孔散大，関節痛，振戦，あくび，いらいら，鳥肌，鼻水，流涙，関節痛等）が出現しますし，過量投与になってしまった際には過鎮静，呼吸抑制（呼吸数減少，一回換気量の低下），循環抑制（徐

表1　オピオイド治療中の患者に対する周術期のオピオイド治療の考え方

【基本】
1. 術前のオピオイド治療は周術期全般にわたって継続する．

【術前】
1. 術前に経静脈（あるいは経皮下）的に投与されていたオピオイド鎮痛薬は，同量をそのまま継続する．
2. 術前に経口内服していたオピオイド鎮痛薬は，換算比を用いて手術前日より経静脈的な投与経路に変更する．

【術中】
1. 術中の鎮痛は可能な限り区域麻酔を併用する．
2. 術中にオピオイド鎮痛薬を使用する際には，調節性の優れたフェンタニルあるいはレミフェンタニルを使用する．
3. オピオイド鎮痛薬の使用耐性が疑われた際には，ケタミンの投与を検討する．

【術後】
1. 術後鎮痛は可能な限り区域麻酔を併用する．
2. 術後のオピオイド鎮痛薬の投与量は術前と同量で開始し，本来の痛みと術後痛に対する鎮痛効果，過量投与の兆候，退薬症候などを注意しながら適宜増減する．
3. レスキュードーズは持続静注量の1時間量を基本とし，ロックアウトタイムは10〜30分とする．

脈，低下血圧）などの致死的な副作用が出現します．

【対応】オピオイド治療中の患者さんが手術を受ける際には，オピオイド治療を行っている医師あるいはオピオイド治療に精通した医師と事前に相談のうえ，周術期全般にわたってオピオイド鎮痛薬の投与量，投与経路，オピオイド治療の中止の可否などについて検討し，計画的に実行する必要があります．対応法に関しては表1を参考にしてください．

まとめ
▶オピオイド治療中の周術期管理についての十分なエビデンスはないため，オピオイド治療に精通した医師と協力して，事前に個々の症例に合わせた麻酔管理およびオピオイド治療計画を立てて，十分な監視下に行うことが重要です．

（山口重樹）

●文献
1) 山口重樹ほか．臨床麻酔．2016：40：169-177．
2) Rauck RL, et al. Pain Pract. 2016：10：1111．
3) Fletcher D, et al. Br J Anaesth. 2016：116：447-479．
4) 橋口さおり．臨床麻酔．2014：38：775-779．

Question 86 顔面帯状疱疹になぜSGBが効くの？

帯状疱疹

　水痘帯状疱疹ウイルス（herpes zoster virus：HZV）の回帰感染である帯状疱疹は，わが国において年間で人口10万人当たり約500人に発症すると推測されている比較的罹患率の高い疾患です．初回HZV感染時に獲得した免疫が低下する50歳以上での発症が多く，罹患した一部の患者が重篤化し，激しい痛みを訴え，痛みの専門医に紹介されることも多い疾患です．

帯状疱疹関連痛[1]

　帯状疱疹関連痛（zoster associated pain：ZAP）とは帯状疱疹に関連した痛みの総称で，帯状疱疹による急性期の痛み，帯状疱疹の合併症による痛み，帯状疱疹後神経痛（post-herpetic neuralgia：PHN）が含まれ，皮膚疾患において最も強い痛みを自覚します．ZAPは患者の生活の質を著しく低下させるため，迅速な抗ウイルス薬の投与とともに適切な痛みの治療が必要となります．

帯状疱疹関連痛の治療[2,3]

　ZAPに対する治療は，発症時の迅速な抗ウイルス薬の投与，痛みの病態に合わせた薬物療法が一般的です．しかし，治療に難渋する症例では，神経ブロック治療が考慮されます．ZAPに対する神経ブロック治療では，罹患部位によって三叉神経末梢枝ブロック，肋間神経ブロック，腹直筋膜面ブロック，大腿神経ブロックなどの末梢神経ブロック，あるいは，星状神経節ブロック，硬膜外ブロック，交感神経節ブロックなどの交感神経ブロックが行われます．

星状神経節（図1）[4]

　頸部交感神経の一つである星状神経節は，下頸神経節と第1胸神経節（まれに第2胸神経節）が癒合したものです．頸部交感神経節に入る交感神経節前線維のすべてが星状神経節を通過します．そして，星状神経節は第1胸椎の高さで肋骨頸に接するように位置するものが多いといわれています．

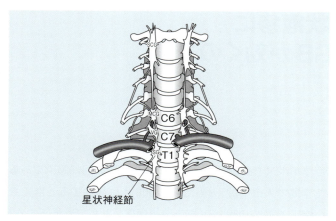

図1 星状神経節の解剖

星状神経節ブロック（stellate ganglion block：SGB）[4]

　SGBは頸部の交感神経節である星状神経節およびその周囲に局所麻酔薬を注入し，交感神経を遮断するコンパートメントブロックで，主に顔面，頸肩腕部，上胸部，上肢の有痛性疾患および血流障害が対象となります．SGBの手技には傍気管法（ランドマーク法）と超音波ガイド法とがあるが，何れの手技においても注入された薬液は頸長筋に沿って尾側への拡散，コンパートメントブロックを完成し，同程度の効果が得られることが立証されています．SGB後は，上肢から顔面にかけてのブロック側の血流増加，縮瞳，眼瞼下垂といったホルネル徴候などの効果がみられます．

SGBの合併症

　SGBの一般的な軽微な合併症には，一時的な反回神経遮断による嗄声，ホルネル徴候である眼瞼下垂，縮瞳，血流増加による結膜充血，鼻閉感などがあります．また，重篤なものとしては，硬膜外やくも膜注入に伴う低血圧，呼吸抑制，動脈内誤注入による急性局所麻酔薬中毒，血管穿刺（動脈，静脈いずれも）による血腫および気道閉塞，細菌感染による頸部および縦隔膿瘍（重篤例は気道閉塞），気胸などがあります．これらの合併症を考慮すると，SGBの適応は厳密に行わなければなりません．易感染性，出血傾向や凝固異常（抗血栓，抗凝固療法中の患者も含めます）を認める患者では，SGBは禁忌とされています．

SGBにより痛みが緩和する機序（図2）[5]

　顔面の痛みの治療に対してSGBがしばしば行われます．その理由としては，交感

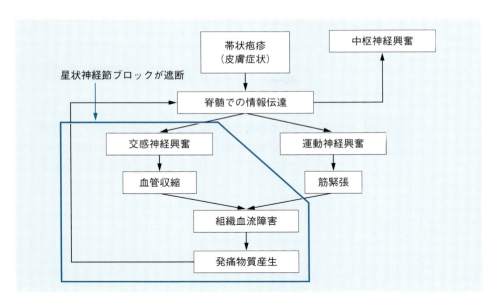

図2　急性期の帯状疱疹の痛みに対する星状神経節ブロックの効果

　神経遮断による血管拡張，血流改善によって炎症，発痛物質を洗い流すこと，炎症の抑制による神経変性の予防などが考えられています．また，侵害刺激による脊髄の興奮が交感神経，運動神経を興奮させ，組織の血流障害から発痛物質の発現を起こし，それらがまた侵害性入力として働き，いわゆる「痛みの悪循環」をSGBが断ち切る可能性も指摘されています．

帯状疱疹による急性期の痛みに対するSGBの効果[6]

　PHN移行前にSGBを開始することで，その治療成績が高いことが指摘されています．発症部が顔面，上肢領域で，薬物療法抵抗性の痛みを訴え，SGB施行禁忌でない症例では，SGBを早期に行うことで痛みの寛解が得られることが多くあります．SGBによって痛みの寛解が得られた症例では，継続的に行うことでさらなる安定した痛みの寛解が得られます．その試行回数，継続期間は症例によって異なりますが，10回程度を一つの目安として行うことが多いです．

PHNに対するSGBの効果

　神経障害性疼痛の発生には交感神経の興奮が大きく関与していることは実験的に証明されています．この遠心性インパルスを遮断することには意義があると考えられま

す．PHN に移行してしまった症例においても SGB により痛みの軽減が得られる症例があり，そのような症例では交感神経の活動が痛みの遷延に関与していると考えられます．しかしながら，SGB にはさまざまな合併症があり，無効例において不用意に継続することは避けるべきです．

 ▶顔面の ZAP を訴える症例において SGB が奏効する機序は，急性期では血流改善による発痛物質の洗い流し，慢性期では遠心性インパルスの遮断，いずれも交感神経ブロックによる効果が推測されています．

（山口重樹）

● 文献
1) Johnson RW. Herpes. 2007；14：S30-S34.
2) 日本ペインクリニック学会治療指針検討委員会編．ペインクリニック治療指針 改定 5 版．
3) 日本ペインクリニック学会神経障害性疼痛薬物療法ガイドライン作成ワーキンググループ編．神経障害性疼痛薬物療法 第 2 版．
4) 山口重樹ほか．ペインクリニック．2006；27：S519-S528.
5) Milligan NS et al. Pain. 1985；23：381-386.
6) Hardy D. Can J Anaesth. 2005；52：186-190.

Question 87 痛みの評価はどうしたらよい？

痛みとは

　痛みは「実質的または潜在的な組織損傷に結びつく，あるいはこのような損傷を表す言葉を使って述べられる不快な感覚・情動体験である」と定義され，その訴えは主観的な要素が強く，客観的に評価することは難しいといわれています．

痛みの数値化

　痛みを客観的に評価する方法としては，視覚的評価尺度（visual analogue scale：VAS）[1]，数値評価尺度（numeric rating scale：NRS）[2]，言語式評価尺度（verbal rating scale：VRS）[3]，表情評価スケール（face rating scale：FRS）[4]，プリンス・ヘンリー疼痛尺度（Prince Henry pain scale：PHPS）[5]，痛みの減少度スコア（pain relief scale：PRS）[6]などの痛みの強さを数値化する手法があります．

1）VAS（visual analogues scale）とは

　「0」を「無痛」とし，「100」を「これまでに経験した中で一番強い痛み」と定義した100 mmの直線（図1）上に，患者自身が痛みの程度に合わせて一点に印をつける痛みの強さの評価法．比較的客観性が高いといわれていますが，高齢者などでは理解が難しい場合があります．

2）NRS（numeric rating scale）とは

　無痛の状態を「0」，最悪の痛みを「10」と痛みを0から10の11段階に分け（図1），患者が今の痛みの点数を選択する方法です．高齢者などの患者さんを含め，理解しやすい評価法であるため，最も頻用されています．ただし，数値に対する好みが結果に影響を与えてしまう可能性があり，VASに比べ客観性は落ちます．

3）VRS（verbal rating scale）とは

　あらかじめ定めた痛みの強さのスコアを口頭で伝えて評価する方法です．一般的に，「0」痛みなし，「1」少し痛い，「2」かなり痛い，「3」耐えられないほど痛い，といった4段階で評価を行います．

4）FRS（face rating scale）とは

　図1に示したように笑顔から泣き顔までの顔を書いた尺度を用いて痛みの強さを評

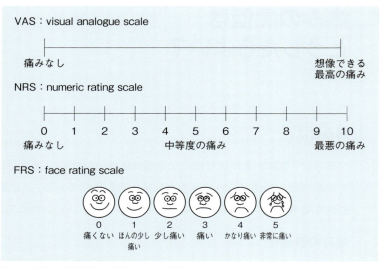

図1　痛みを簡易的に数値化する試み

価するものです．小児や高齢者に理解しやすい方法ですが，患者の感情が含まれてしまう可能性があります．

5) PHPS（Prince Henry pain scale）とは

　安静時と体動時の痛みを評価する多面的な方法で，0：咳をしても痛まない，1：咳をすると痛むが，深呼吸では痛まない，2：深呼吸をすると痛むが，安静にしていれば痛まない，3：多少，安静時に痛むが，鎮痛薬は必要でない，4：安静時に痛み，鎮痛薬が必要である，の4段階で評価することができます．

6) PRS（pain relief scale）とは

　痛みの治療効果の判定に使用される評価法で，治療開始前の痛みを「10」点，痛みが全くない状態を「0」点として評価する方法です．

機械を用いた客観的な痛みの数値化の試み

　痛みを定量化するための測定装置として知覚神経自動検査装置（ニューロメーター），知覚・痛覚定量分析装置（ペインビジョン）などの機器が開発され，電流知覚閾値の測定による痛みの客観的評価の試みがあります．

慢性疼痛患者での痛みの評価法

　急性疼痛と比較して慢性疼痛患者では，心理社会的背景が痛みの強さに影響を与えるため，上述した痛みの数値化の尺度は有効なものでありません．また，慢性疼痛の

治療の目的が単に痛みの緩和ではなく，生活の質の改善を目指したものであるため，急性疼痛とは別な指標で痛みの深刻度を評価します．痛みの破局化尺度（pain catastrophizing scale：PCS）[7]，疼痛生活障害尺度（pain disability assessment scale：PDAS）[8]，抑うつ・不安度（hospital anxiety and depression scale：HADS）[9]，健康関連QOL包括的評価尺度（EQ-5 D）[10]などがあります．

1）PCS（pain catastrophizing scale）とは

痛みの経験をネガティブにとらえる傾向を示す破局的思考の程度を評価するため開発された尺度で，13の評価項目により痛みの破局化を数値化することができます．

2）PDAS（pain disability assessment scale）とは

痛みによる生活の障害の程度を，慢性痛患者の身体運動，移動能力に関する障害を評価できるようにした20項目の質問で評価するものです．

3）HADS（hospital anxiety and depression scale）とは

身体症状を訴え医療機関を受診した患者用に作成された抑うつ，不安状態を測定する尺度です．HADSには身体症状に関する質問項目がなく，身体症状の影響を受けずに不安と抑うつ症状を測定できる点から，慢性疼痛患者にも広く使用されるようになっています．

4）EQ-5 Dとは

医療従事者でなくとも簡易に測定できる健康関連QOLの尺度として幅広く用いられている調査表です．移動の程度，身の回りの管理，ふだんの生活，痛み・不快感，不安・ふさぎ込みの5項目について，患者が3段階選択式回答法により健康状態を自己評価します．

まとめ ▶主観的な訴えである痛みの評価にさまざまな手法が用いられています．術後痛のような急性疼痛ではVAS，NRS，VRS，FRSなどが，慢性疼痛ではPCS，PDAS，HADS，EQ-5Dなどが使用されます．

（山口重樹）

文献

1) Keele KD. Lancet. 1948：2：6-8.
2) Collins SL, et al. Pain. 1997：72：95-97.
3) Ohnhaus EE, et al. Pain. 1975：1：379-384.
4) Wong DL, et al. Pediatr Nurs. 1988：14：9-17.
5) Pybus DA, et al. Br J Anaes. 1982：54：1259-1262.
6) Scott J, et al. Pain. 1976：2：175-184.
7) Osman A, et al. J Behav Med. 1997：20：589-605.
8) Yamashiro K, et al. Clin J Pain. 2011：27：338-343.
9) Zigmond AS, et al. Acta Psychiatr Scand. 1983：67：361-370.
10) Hurst NP, et al. Br J Rheumatol. 1997：36：551-559.

Question 88 オピオイドスイッチングって？

オピオイドスイッチングとは

　オピオイドスイッチングとは，投与中のオピオイド鎮痛薬から他のオピオイド鎮痛薬に変更することです．通常，副作用が強くオピオイド鎮痛薬の投与の継続や増量が困難な場合，オピオイド鎮痛の効果が不十分な場合，オピオイド鎮痛薬の投与経路の変更が必要な場合などが適応となります．

副作用が強くオピオイド鎮痛薬の投与の継続や増量が困難な場合

　眠気，せん妄，悪心・嘔吐，便秘，搔痒感，尿閉，口渇などのオピオイド鎮痛薬の一般的な副作用の程度や頻度は，オピオイド鎮痛薬の受容体の選択性によって異なります（表1, 2）．そのため，あるオピオイド鎮痛薬の投与中に副作用が次第に顕著となり，減量・中止が必要となる，あるいは，増量が困難となった際に，オピオイドスイッチングが検討されます．オピオイド鎮痛薬の変更によって副作用の軽減が得られ，管理が容易になることがしばしばみられます．

例1）高齢者においてモルヒネにてせん妄が出現した際，オキシコドンに変更することでせん妄が消失することがしばしばあります．

例2）モルヒネあるいはオキシコドンによる眠気あるいは便秘が問題になった際，フェンタニルに変更することでそれらの副作用が軽減されることがしばしばあります．

オピオイド鎮痛の効果が不十分な場合

　一つのオピオイド鎮痛薬の投与を続けた場合，耐性が生じることによって鎮痛効果が減弱し，増量しても十分な鎮痛効果が得られないことがあります．このような場合，オピオイドスイッチングが検討されます．他のオピオイド鎮痛薬への変更により，鎮痛効果が適切に発揮され，オピオイド鎮痛薬の投与量も減らすことができる場合もあります．これは，異なるオピオイド鎮痛薬間では交差耐性＊が不完全なため，あるいは，オピオイド鎮痛薬ごとに受容体の選択性が異なるためと考えられています．

＊交差耐性とは，一種類の薬物に対して耐性を獲得すると同時に，同じような構造をもつ別の種

表1 各種オピオイド鎮痛薬の各種オピオイド受容体の親和性とオピオイド受容体以外への作用

	μ受容体	β受容体	δ受容体	オピオイド受容体以外への作用
モルヒネ	＋＋＋	＋	＋	
オキシコドン	＋＋＋			
フェンタニル	＋＋＋＋			
タペンタドール	＋＋	＋	＋	＋ 3)
メサドン	＋＋＋	＋／－	＋／－	＋ 4)
コデイン	＋ 1)	＋／－	＋／－	
トラマドール	＋ 2)	＋／－	＋／－	＋ 5)

＋ 1)：代謝産物であるモルヒネが親和性を持つ
＋ 2)：代謝産物であるモノ-O-脱メチル体が親和性を持つ
＋ 3)：ノルアドレナリンの再取り込み阻害作用を有する
＋ 4)：NMDA（N-methyl-D-aspartate）型受容体拮抗作用を有する
＋ 5)：ノルアドレナリン・セロトニンの再取り込み阻害作用を有する

（文献1）より引用・改変）

表2 各種オピオイド受容体の薬理学的作用

	μ受容体	β受容体	δ受容体
鎮痛作用	＋＋	＋	＋＋
鎮静作用	＋＋	＋	＋＋
消化管運動抑制	＋＋	＋	＋
呼吸抑制	＋	－	－
咳嗽反射抑制	＋	－（悪化）	＋
情動性	＋	＋	－（嫌悪感）
徐脈	＋	－（徐脈）	＋
利尿作用	－（抗利尿）	－	＋

（文献1）より引用）

類の薬剤に対する耐性も獲得してしまうことです．異なるオピオイド鎮痛薬間では，この交差耐性が不完全であるため，あるオピオイド鎮痛薬に対して耐性が出現，鎮痛効果が低下した場合でも，他のオピオイド鎮痛薬の種類を変更することで鎮痛効果の回復が期待できます．

例1） フェンタニル投与中の患者が，その増量にも十分な鎮痛効果が得られなくなった際，モルヒネあるいはオキシコドンに変更することで再び安定した痛みの緩和が得られるようになります．

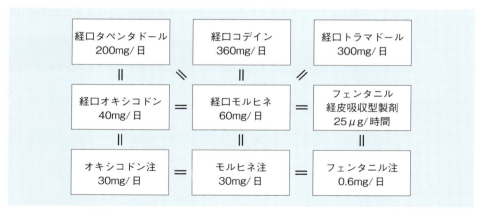

図1 オピオイド鎮痛薬の換算表

オピオイド鎮痛薬の投与経路の変更が必要な場合

オピオイド鎮痛薬の投与経路は，経口，経直腸，経静脈，経皮下，経口腔粘膜などがあります．また，投与可能な経路はオピオイド鎮痛薬ごとに異なります．そのため，患者の状態により投与経路の変更を余儀なくされた場合，時にオピオイドスイッチングを余儀なくされることがあります．

例1） 外来通院中の患者で，オキシコドン内服中の患者が抗がん薬の副作用に伴い経口摂取が困難となった際，フェンタニル経皮吸収型製剤に変更することがしばしばあります．

オピオイドスイッチングに必要な換算表[1]

オピオイド鎮痛薬の換算表に関しては，モルヒネとその他のオピオイド鎮痛薬の単回投与に基づいて算出されていますが，報告によってばらつきがあります．図1にモルヒネを中心とした換算表を示しますので，参考にしてください．実際の診療では，痛みの不安定な患者での変更が多く，換算表のみに頼った変更はするべきではないと思われます．換算表を目安に決定した変更後の投与量から，個々の患者の痛み程度，副作用を観察しながらきめ細かい調節をすることが要求されます．

オピオイドスイッチングのピットホール[2,3]

一般的に汎用されているオピオイド鎮痛薬の換算表は，添付文書上に記載されている情報を参考にしています．しかしながら添付文書上の換算比が，臨床治験の結果に

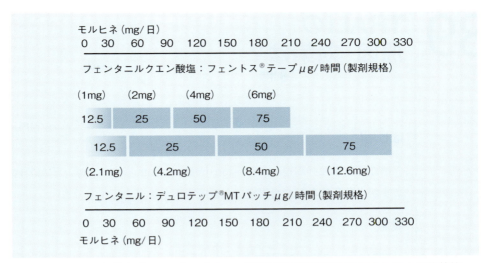

図2 フェンタニルおよびフェンタニルクエン酸塩経皮吸収型製剤のモルヒネとの換算比
（文献2, 3）より引用）

基づいて算出されたもので，同じオピオイド鎮痛薬であってもモルヒネとの換算比が異なっている場合もあります（図2）．高用量でのオピオイドスイッチングは細心の注意が必要と思われます．

▶オピオイドスイッチングとは，モルヒネを中心とした換算表を用いて，投与中のオピオイド鎮痛薬から他のオピオイド鎮痛薬に変更することです．

（山口重樹）

● 文献
1) 日本緩和医療学会・緩和医療ガイドライン委員会編．がん疼痛の薬物療法に関するガイドライン2014年版，II章 背景知識，4. 薬理学的知識，1）オピオイド，p42-73，金原出版，東京，2014．
2) フェンタニル経皮吸収型製剤「デュロテップ®MTパッチ」添付文書
3) フェンタニルクエン酸塩経皮吸収型製剤「フェントス®テープ」添付文書

Question 89 TRALIの原因・対策は？

はじめに

輸血関連急性肺障害（transfusion-related acute lung injury：TRALI）はまれではありますが，**致死的な輸血合併症**で急性呼吸不全を呈する疾患です．

概念

TRALIは，急性呼吸促迫症候群（acute respiratory distress syndrome：ARDS）の概念に含まれる**非心原性肺水腫**です．**輸血中もしくは輸血6時間以内に発症するARDS**と定義されています[1]．最近の研究では，発症率は輸血を受ける患者の0.008～0.026％で，致死率は15％前後といわれています．

病態

原因には2つの説があり，ドナー血液中の白血球抗体が原因であるというものと，長期に保存した赤血球製剤もしくは血小板製剤中の活性物質が原因ではないかという説があります．

症状[2]

典型的なTRALIは，**輸血後数分以内もしくは1～2時間以内**に発症します．低酸素血症，胸部X線上の肺浸潤陰影，ピンクの泡沫状痰が半数以上にみられ，発熱，低血圧，チアノーゼがみられることもあると報告されています．

危険因子

患者側では，肝移植術，慢性アルコール中毒，ショック，人工呼吸管理における気道内圧高値，現喫煙者，IL-8高値，輸液過剰などがあげられています．

製剤側では，すべての血液製剤で発症しますが，新鮮凍結血漿（fresh frozen plasma：FFP）や血小板製剤，女性ドナーからの血小板製剤もしくは全血輸血，HLA（human leukocyte antigen）class II抗体陽性製剤の投与，顆粒球抗体陽性製剤の投与で多いといわれています．

表1 TRALIの診断基準

	TRALI	possible TRALI
ALI/ARDS	急性発症 低酸素血症 胸部X線で両肺浸潤影 循環不可/左室圧上昇なし 輸血前にALI/ARDSなし	TRALIと同じ
輸血時に他のALI/ARDSのリスクファクター	存在しない	存在しうる

診断

TRALIの診断基準を表1に示します．possible TRALIというのは，輸血以外に**急性肺障害（acute lung injury：ALI）**もしくは**ARDS**をきたす原因がある場合をいいます．

鑑別診断

1）輸血関連循環過負荷（transfusion associated circulatory overload：TACO）

輸血後に循環が過負荷になり，急性心不全をきたす状態です．輸血患者の約6％に生じたと報告されています．これは輸液制限や利尿薬の使用で軽快します．

2）アナフィラキシー輸血

輸血によるアナフィラキシーにより呼吸困難を呈することもあります．これは喘鳴や咳嗽などの気道狭窄症状を呈することが多いです．治療はアナフィラキシーショックに準じたものとなります．

治療

概して対症療法になります．

TRALIを疑ったら，すぐに**輸血を中止**し，酸素化障害に対して酸素療法を行います．およそ70～80％のTRALIもしくはpossible TRALIにおいて**人工呼吸管理**が必要となるほど，**低酸素血症は重度**です．なお，最後で構いませんが輸血センターにTRALIの発症を報告する必要があります．人工呼吸管理は，一般的なARDSの管理に準じる形でよいといわれています．

なお，TRALIにてきめんに効く薬というものは存在しません．ステロイドの有効性

を示唆する症例報告は存在しますが，無作為化比較試験は行われておらず，TRALIにおけるルーチンのステロイド使用は勧められないようです．

経過

多くの患者は，24〜48時間で低酸素血症は自然に改善します．呼吸機能も正常に回復し，輸血も問題なく行うことができます．ただし，致死的となる患者も存在することは理解しておく必要があります．米国における輸血関連死亡報告（2007〜2011年）の中では最も多い死亡原因となっています．

予防

日本では，2004年半ばよりTRALIに関与した白血球抗体陽性のドナー血液は輸血用には用いないことになりました．女性ドナーからの血液でTRALIの頻度は高いため，特にFFPにおいては男性ドナーのものを利用するという方法があります．

▶TRALIは頻度は低いものですが，致命的となることを知っておく必要があります．

（木村慶信）

文献
1) Popovsky MA, et al. Crit Care Med. 2005：721-726.
2) Stein D, et al. Transfusion. 2010：213-220.

Question 90 術後感染を防ぐにはどうしたらよい？

はじめに

手術部位感染（surgical site infection：**SSI**）を減らす知識を持ち，予防抗菌薬を適切に使うことが重要です．

SSIとは

切開部感染と**臓器/腔感染**のことをさしています．「創外感染（手術部位以外の感染）」または「遠隔臓器感染症」とは呼吸器感染，尿路感染，カテーテル感染を含みます．挿管による誤嚥や，尿道カテーテル留置などの手術補助療法によって発症してくる感染症のことです．

SSIを起こしやすい患者側の要因として，**表1**のようなものがあります[1]．これらは重なると，**さらに大きなリスク**となります．

手術創の分類[2]

表2のように4つに分けることができます．class Iの手術創では本来SSIの発生率が低く，予防抗菌薬の有用性がわからないほどです．それでも**起きると致死的となる**SSIもありますから，侮ることはできません．

予防抗菌薬の選び方

原則として手術部位の常在細菌叢に抗菌活性をもつ薬を使います．セファロスポリン系抗菌薬（例：セファゾリン）が用いられることが多いです．

術後感染の原因細菌をターゲットにはしません．手術操作が及ぶ部位から常在菌以外の細菌（例：MRSA）が検出されている場合は，その細菌に活性を有する抗菌薬を使います（例：バンコマイシン）．また手術創の分類のクラスが上がっていくと，予防ではなく治療的な意味合いを持つ抗菌薬を投与することがあります（例 カルバペネム系）．

①class I：一部で抗菌薬の使用は必要ありません．
②class II：予防抗菌薬の適応となります．

表1 患者側のリスク

①米国麻酔学会術前状態分類（ASA-PS）≧3
②創 class 3（4は予防抗菌薬適応外）
③長時間手術
④body mass index（BMI）≧25
⑤術後血糖コントロール不良（＞200 mg/dL）
⑥術中低体温（＜36℃）
⑦緊急手術
⑧ステロイド・免疫抑制剤の使用
⑨術前癌化学療法施行
⑩高齢者

（文献1）より引用）

表2 手術創の分類

class Ⅰ／清潔：炎症がなく，気道・消化器・生殖器・未感染尿路に到達しない非感染手術創．

class Ⅱ／準清潔：管理された状態で気道・消化器・生殖器・尿路に達した異常な汚染のない手術創．

class Ⅲ／不潔：偶発的新鮮開放創．無菌手技に重大な過失のある手術創．あるいは胃・腸管からの著しい腸液の漏れ，内部に非化膿性の急性炎症のある切開創．

class Ⅳ／汚染－感染：壊死組織が残る古い外傷，感染状態または内臓穿孔のある手術創．

③class Ⅲ：症例ごとに予防抗菌薬または治療抗菌薬の選択をします．
④class Ⅳ：予防でなく，治療的に抗菌薬を使用します．

予防抗菌薬の投与の仕方

切開の30～60分以内に投与を開始します．整形外科領域などで駆血のためにターニケットを使用する場合は，少なくとも加圧する5～10分前に抗菌薬の投与を終了します．バンコマイシンとフルオロキノロン系薬は副作用軽減のため，120分前以内に投与を開始します．

術中再投与は予防抗菌薬血中濃度の維持に欠かせません．セファゾリンの場合は3～4時間おきに追加投与しましょう．なお，短時間に1,500 mL以上の大量出血が認められた場合は，**決められた再投与間隔を待たず**に追加投与をしなくてはなりません．外科医は出血していて止血で頭がいっぱい．抗菌薬どころではなくなっていますので，麻酔科から言ってあげることが重要です．

その他の知識

①濡れた手は乾いた手より**100倍菌を運ぶ力があります**．濡れ手で粟，と同じ理屈ですね．
②手術前の剃毛は以前，常識的に行われていましたが，いかなる方法でもSSI発症率増加に結びつくといわれており，**病棟での除毛はもう行われていません．**
③患者皮膚消毒にはグルコン酸クロルヘキシジン（＋高濃度アルコール）もヨードホールも有効です．クロルヘキシジンのほうが皮膚菌数の減少が顕著で，一回の使用でも持続効果が大きいのが特徴です．

④クロルヘキシジンは血液や血清蛋白で不活化されませんが，ヨードホールは不活化されてしまいます．

⑤クロルヘキシジンアルコール製剤は，使用する際にはアルコールの引火性に注意をはらう必要があります．またクロルヘキシジンは毒性のため，頭部の消毒に用いることはできません．

▶感染対策に知識を持ち，予防抗菌薬投与を適切に行うことで，SSIを防ぐよう努めましょう．

（木村慶信）

● 文献
1) Sandra IB, et al. Centers for Disease Control and Prevention. 2014：1-89.
2) Bratzler DW, et al. Am J Health Syst Pharm. 2013：195-283.

索 引

和文索引

あ行

亜酸化窒素　28
アミノステロイド系筋弛緩薬　37
αスタット　210
痛み　249
痛みの破局化尺度　251
1回換気量　59
1回拍出量変化　97
一側肺換気　143, 147, 150
医療用麻薬　237
陰圧性肺水腫　22, 92
咽頭痛　24
運動負荷能力　66
エピネフリン　193
鉛管現象　89
オキシコドン　252, 253, 254
オピオイド感受性　89
オピオイドスイッチング　252, 255
オピオイド鎮痛薬　238, 239, 241, 242, 243, 244, 252, 253, 254
オピオイド誘発性腸機能障害　243
温風ブランケット　174

か行

開胸手術　11
回収血輸血　127
回旋枝　199
開腹手術　11
解離　205
覚醒下挿管　140
下大静脈径　98
カフ圧　164
カフ付きチューブ　163
カフなしチューブ　163
カフリークテスト　22
過量投与　243
換気困難　161
がん疼痛　242
緩和ケア　241
奇異性空気塞栓　166
気化器　13
気管支鏡　159
気管支ブロッカー　143
気管挿管　31
気道異物　159
吸気時間　59
急性疼痛　250
吸入麻酔薬　4, 8
胸腔鏡手術　11
局所麻酔薬　5, 43
虚血　118
筋強直　89
筋弛緩モニタリング　39
筋弛緩薬　5, 58
筋電活動　120
区域麻酔　243, 244
グルタミン酸　239

クロニジン　155
頚椎用手水平固定　134
頚動脈狭窄症　202
ケタミン　12, 237, 238, 239, 240, 244
血液ガス分析　61
血液/ガス分配係数　9, 28
血行力学性脳梗塞　203
血栓塞栓性脳梗塞　203
血糖コントロール　71
健康関連QOL包括的評価尺度　251
言語式評価尺度　249
顕在記憶　154
研修　99
後下行枝　199
交感神経節ブロック　245
交感神経ブロック　248
膠質液　97
硬性気管支鏡　160
抗せん妄作用　106
高体温　174
喉頭形状　162
喉頭痙攣　57, 92, 171
喉頭展開　32
喉頭浮腫　22
高熱　74
硬膜外腔の確認　166
硬膜外鎮痛　48
硬膜外ブロック　245
硬膜外麻酔　46, 243

交連部像　192
呼吸仕事量　58
呼吸停止　21
呼吸抑制作用　88

さ行

細小血管症　71
最小肺胞濃度　28, 86
再鎮静　21, 22, 40
坐骨神経ブロック　222
嗄声　24
三叉神経末梢枝ブロック　245
酸素化　61, 62
酸素解離曲線　148
酸素消費量　58
酸素療法　62
残存筋弛緩　94
ジアゼパム　155
ジェット換気　160
視覚的評価尺度　249
弛緩出血　183
シクロプロパン　28
持続末梢神経ブロック　225
修正型電気痙攣療法　92
手術部位感染　259
術後痛対策　41
術中覚醒　187
循環血液量減少　99
笑気　28
上気道感染　74
上気道閉塞　21
晶質液　97, 99
小児鎮静ガイドライン　157
小児の挿管困難　168
小児の発熱時　74
静脈麻酔薬　9
食道四腔像　191
食道閉鎖式エアウェイ　137
ショートベベル針　234

徐波　118
神経障害性疼痛　238, 239
神経ブロック　219
人工呼吸管理　100
新鮮凍結血漿製剤　129
新専門医制度　60
迅速導入　91
心房細動　213
心房性ナトリウムペプチド　110
心理的準備　153
水痘帯状疱疹ウイルス　245
睡眠時無呼吸　168
数値評価尺度　249
スガマデクス　36, 91
スキサメトニウムの筋肉内投与　93
スクリーニング検査　66
ステロイド　228
スニッフィングポジション　31
生活の質　242
成功率　51
星状神経節　245
星状神経節ブロック　245, 246
正中アプローチ　18
声門上器具　55, 137, 171
声門閉鎖　38
脊椎くも膜下麻酔　18
絶飲食時間　243
舌根沈下　21
セボフルラン　80, 83
仙骨裂孔　165
潜在記憶　154
潜在性二分脊椎　165
穿刺　53
前投薬　153
せん妄　101
挿入困難　51
僧帽弁逆流　192
僧帽弁狭窄　192

た行

体温　75
体温調節機構　173
大血管症　71
胎児徐脈　185
帯状疱疹　245, 247
帯状疱疹関連痛　245
帯状疱疹後神経痛　245
大腿神経ブロック　245
大動脈弁狭窄　188
体肺側副血流　211
退薬症候　243, 244
脱分極性筋弛緩薬　91
ダブルルーメンチューブ　143
短軸像　191
知覚神経自動検査装置　250
知覚・痛覚定量分析装置　250
中枢性α_2アドレナリン受容体　16, 105
中部食道長軸像　191
中部食道二腔像　191
超音波ガイド法　246
長軸像　191
超低体温循環停止　212
鎮静　15, 53
鎮静下挿管　140
鎮静度　121
鎮静法　102
鎮静薬　15
鎮静レベル　156
鎮痛　102, 121
鎮痛耐性　238, 239
鎮痛補助薬　237
鎮痛薬　10
抵抗消失法　166
低酸素血症　147
低体温　173
低体温麻酔　175

低流量麻酔　77
テキストロフェトルファン　238
適切なカフ量　132
デクスメデトミジン　16, 100, 105, 158
デスフルラン　80, 83
テーパリング　40
トーイ針　13
頭頚部後屈制限　134
疼痛生活障害尺度　251
糖尿病ケトアシドーシス　72
ドブタミン　193

な行

ニコランジル　195
二次ガス効果　28
ニードルガイド　63
ニトログリセリン　195
日本麻酔科学会　2, 96
脳SPECT　203
脳血流量　118

は行

肺血管閉塞性病変　176
肺高血圧危機　176
排泄クリアランス　109
肺切除術　143
バイタルサイン　99
肺動脈圧　178
肺動脈カテーテル　103, 178
肺胞の虚脱　59
肺保護戦略　150
抜管後喘鳴　162
発熱　75
非ST上昇型急性冠症候群　197
膝関節全置換術　222
微弱陣痛　183
非ステロイド性消炎鎮痛薬　5
非脱分極性筋弛緩薬　37

ビデオ喉頭鏡　33
皮膚の緊張　53
肥満　180
ヒューバーポイント針　235
表情評価スケール　249
貧困灌流　203
フェンタニル　40, 101, 188, 244, 252, 253, 254, 255
腹腔鏡手術　11
腹直筋膜面ブロック　245
プリンス・ヘンリー疼痛尺度　249
フルマゼニル　16
プレドニゾロン　228
プロポフォール　4, 15, 100, 158, 188
分離肺換気　143
平坦脳波　118
扁桃腺摘出　168
傍正中アプローチ　18, 19
ポストテタニック・カウント　38, 94
発作性心房細動　213
ホルネル徴候　246

ま行

マイクロカフ　164
麻酔維持薬　8
麻酔科　99
麻酔科学　2
麻酔科専門医研修プログラム　76
麻酔関連偶発症　7
麻酔術前診察　6
麻酔導入薬　8
マッキントッシュ型喉頭鏡　31, 33
末梢神経ブロック　231, 245
末梢穿刺静脈カテーテル　64

麻薬性鎮痛薬　5
慢性腎疾患　94
慢性疼痛　238, 241, 242, 250
ミダゾラム　15, 101, 155, 188
脈波変動指標　98
ミルリノン　194
無痛分娩　181
目標指向型術中輸液　34, 109, 217
モルヒネ　252, 253, 254, 255

や行

薬液漏出　166
薬物動態学　94
薬力学　94
誘発性痛覚過敏　243
輸血関連急性肺障害　256
抑うつ・不安定　251
四連反応比　38

ら行

ラリンジアルマスク　131
ランドマーク法　246
リーク圧　131
リスク評価　69
輪状軟骨　162
レギュラーベベル針　234
レミフェンタニル　26, 188, 237, 244
ロクロニウム　36, 188
ロクロニウム・スガマデクス複合体　95
肋間神経ブロック　245
ロピバカイン　167

わ行

腕頭動脈　205

欧文索引

A
acceleromyography 38
ARDS 62
AS 188

B
BB 143
BISモニタ 122
bronchial blocker 143
burst suppression 118

C
cGMP 195
context-sensitive half-time 90
COPD 207
CSHT 90
CVC留置 114

D
DLT 143
double lumen tube 143

E
ECMO 161
EMG 120
EMGレベル 122
EQ-5D 251
Euroスコア 70
EVAR 207

F
face rating scale 250
FFP 129
FRS 250, 251
full stomach 243

G
GABA$_A$ 237
GABA$_A$受容体 16
GDT 34, 217
guanylate cyclase 195

H
HADS 251
HbA1c 71
HES製剤 34, 98

I
IABP 201
INVOS 111
IV-PCA 116

J
Japanスコア 70

L
LEDライト 52
LEMONの法則 69
LIA 223
lung protective strategy 150

M
MAC 9, 28, 86
minimum alveolar concentration 28, 86
MRI検査 156
MRIの共同提言 157

N
NIRO 111
NMDA 237, 238, 239, 243
NO 195
NO吸入療法 176
NRS 250, 251
numeric rating scale 250

O
OLV 150
one lung ventilation 150
OPCAB 199, 202

P
P/F ratio 61, 62
PAC 103
pain relief scale 250
PCS 251
PCV 151
PCV-VG 151
PCV-volume guaranteed 151
PDAS 251
PEEP 62, 150
PET 203
PH crisis 176
pharmacodynamics 94
pharmacokinetics 94
pHスタット 210
PICC 64
PKG 195
PONV 24
post-tetanic count 38
pressure-control ventilation 151
Prince Henry pain scale 250
PTC 38
PVI 35

Q
QOL 242

quality of life 242

R

recurarization 96
revised cardiac risk index 69

S

selective relaxant binding agent 38
SGA 55, 171
SGB 247, 248
SR 119
SRBA 38
ST上昇型心筋梗塞 197
STEMI 197
STSスコア 70
supraglottic airway devices 55, 171
SVV 35, 216

T

TEE 190
TIVA trainer 89
TKA 222
train-of-four 38
TRALI 256
transitional opioid 42
Tuohy針 13, 234

V

VAS 250, 251
VCV 151
visual analogue scale 250
volume-control ventilation 151
VRS 251

Z

ZAP 248

検印省略

今さら聞けない
麻酔科の疑問 108
基本事項から専門医が知っておきたい知識・テクニックまで

定価（本体 5,000 円＋税）

2017 年 2 月 13 日　第 1 版　第 1 刷発行
2020 年 7 月 15 日　　同　　　第 5 刷発行

監修者　山蔭　道明（やまかげ　みちあき）
発行者　浅井　麻紀
発行所　株式会社 文光堂
　　　　〒113-0033　東京都文京区本郷 7-2-7
　　　　TEL（03）3813-5478（営業）
　　　　　　（03）3813-5411（編集）

© 山蔭道明，2017　　　　　　　印刷・製本：広研印刷

ISBN978-4-8306-2842-9　　　　　　　Printed in Japan

・本書の複製権，翻訳権・翻案権，上映権，譲渡権，公衆送信権（送信可能化権を含む），二次的著作物の利用に関する原著作者の権利は，株式会社文光堂が保有します．
・本書を無断で複製する行為（コピー，スキャン，デジタルデータ化など）は，私的使用のための複製など著作権法上の限られた例外を除き禁じられています．大学，病院，企業などにおいて，業務上使用する目的で上記の行為を行うことは，使用範囲が内部に限られるものであっても私的使用には該当せず，違法です．また私的使用に該当する場合であっても，代行業者等の第三者に依頼して上記の行為を行うことは違法となります．
・JCOPY〈出版者著作権管理機構 委託出版物〉
本書を複製される場合は，そのつど事前に出版者著作権管理機構（電話 03-5244-5088，FAX 03-5244-5089，e-mail：info@jcopy.or.jp）の許諾を得てください．